Frank Lipman
mit Amely Greeven

Gesund Leben

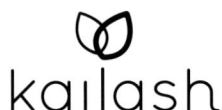

kailash

Die englische Originalausgabe erschien 2018 unter dem Titel
»How to be well, The 6 Keys to a Happy and Healthy Life«
bei Houghton Mifflin Harcourt Publishing Company

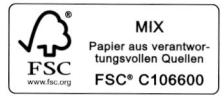

Verlagsgruppe Random House FSC® N001967

1. Auflage
Deutsche Erstausgabe
© 2019 der deutschsprachigen Ausgabe
Kailash Verlag, München
in der Verlagsgruppe Random House GmbH
Neumarkter Str. 28, 81673 München,
Übersetzung: Andrea Panster
Lektorat: Judith Mark
Umschlaggestaltung: ki 36,
Sabine Krohberger Editorial Design, München
Satz: Satzwerk Huber, Germering
Druck und Bindung: DZS Grafik, Ljubljana
Printed in Slovenia
ISBN 978-3-424-63189-0
www.kailash-verlag.de

FRANK LIPMAN
MIT AMELY GREEVEN

GESUND
LEBEN

DIE 6 SCHLÜSSEL FÜR
GANZHEITLICHES WOHLBEFINDEN

Aus dem Englischen von
Andrea Panster

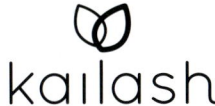

kailash

INHALT

ENTSPANNUNG

VERBUNDENHEIT

WAS TUN ...

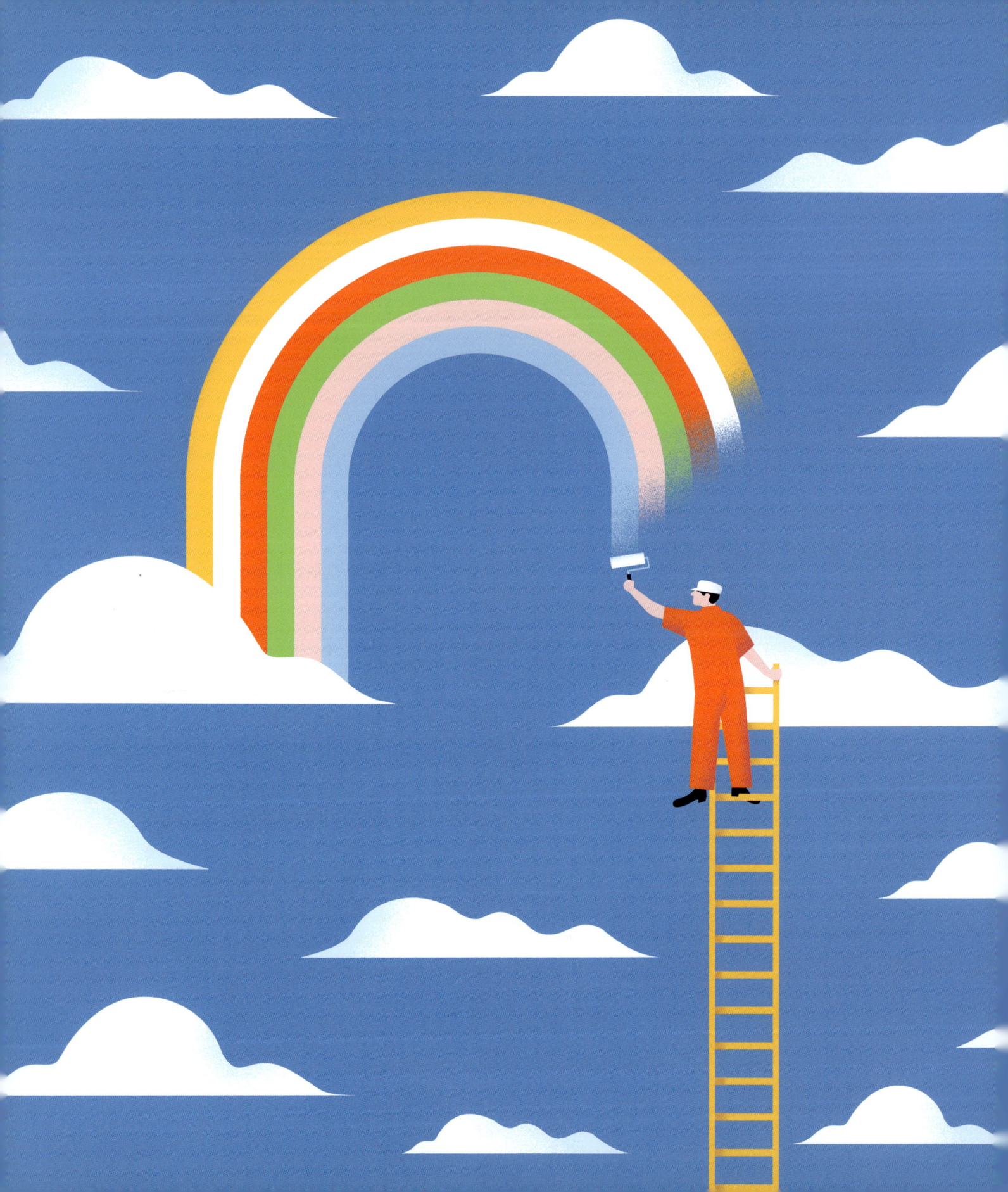

EINFÜHRUNG

SIE HALTEN DIE ANLEITUNG FÜR EIN GESUNDES LEBEN IN EINER ZUNEHMEND UNGESÜNDEREN WELT IN IHREN HÄNDEN. DIESES BUCH IST NICHT WIE ANDERE GESUNDHEITSRATGEBER. SIE FINDEN DARIN WEDER STRENGE ERNÄHRUNGSREGELN NOCH EIN SPARTANISCHES DREI-WOCHEN-PROGRAMM ZUR SOFORTIGEN

TRANSFORMATION. ES IST EHER EIN LEITFADEN, DER neue Gewohnheiten und Möglichkeiten präsentiert, wie Sie einen gesunden Lebensstil entwickeln, beibehalten oder gar meistern können – je nachdem, wo Sie anfangen und wie viel Sie bereits wissen. Ein guter Outdoor-Ratgeber hilft Neulingen und erfahrenen Naturliebhabern gleichermaßen: Der blutige Anfänger braucht Tipps zum Aufbau eines Zelts, der Profi eine Einführung ins Abseilen. Und auch dieses Buch vermittelt die grundlegenden Fähigkeiten, mit deren Hilfe sich jeder gefahr- und problemlos im unwegsamen Terrain der modernen Welt von Gesundheit und Wohlbefinden zurechtfindet. Es soll Sie durchs Leben begleiten und vom häufigen Gebrauch Eselsohren bekommen.

Wir befinden uns *tatsächlich* in einer Art Wildnis. Ich bin seit über 35 Jahren Arzt, und noch nie waren die Menschen in so jungen Jahren so müde und krank wie heute. Noch nie hatte ich das Gefühl, dass unsere Art zu essen und zu trinken, unser Umgang mit Körper und Geist derart von Profitinteressen – von Big Food, Big Pharma, Big Tech – geprägt sind. Angesichts der unzähligen Produkte, die eine bessere Gesundheit versprechen, kann einem schwindelig werden. Wenn Sie gesund leben wollen, kann es Ihnen schwerfallen, sich Ihren Weg durch diese von Informationen, Fehlinformationen und schillernden Versprechen überwucherte Landschaft zu bahnen. Vielleicht möchten Sie das Richtige tun, um gesund und energiegeladen zu bleiben und dem vermeintlich unvermeidlichen altersbedingten Verfall zu entgehen. Vielleicht möchten Sie chro-

nische Symptome beseitigen, Gewichtsprobleme in den Griff kriegen oder Ihre Gemütslage verbessern. Doch welche Richtung sollen Sie einschlagen – und wer hat angesichts eines vollen Terminkalenders schon die Zeit oder Energie, das herauszufinden? Meine Patientinnen und Patienten wünschen sich immer weniger theoretisches Wissen und immer mehr praktische Hilfe: »Sagen Sie mir einfach, was ich tun muss!«

Ich beobachte Folgendes: Diejenigen, denen es am besten gelingt, einen gesunden Lebensstil zu entwickeln (und beizubehalten), die besonders vital, widerstandsfähig und langlebig sind, haben dies zwei Faktoren zu verdanken: Sie haben Führer und Mentoren, die sie informieren und dazu inspirieren, kleine, aber entscheidende Gewohnheiten zu schaffen. Und sie nehmen Veränderungen vor – um nach ihren persönlichen Bedürfnissen, Interessen und Veranlagungen Stein um Stein ein Haus unverwüstlicher Gesundheit zu bauen.

Dieses Buch soll diese stete Führung geben. Es dient einem einfachen Zweck: Es soll Ihnen helfen, das Haus Ihrer Gesundheit widerstandsfähig zu machen, damit es den Stürmen des modernen Lebens trotzen kann, Sie gern darin wohnen und es Ihren ganz persönlichen Wünschen entspricht. In einer Zeit, in der viele Menschen sagen, ihr Hausarzt würde sie auf der Straße nicht wiedererkennen, will es die Macht und die Verantwortung in Ihre Hände legen. Heute sind Sie selbst – mehr als je zuvor – die erste Anlaufstelle in Gesundheitsdingen.

DIE PHILOSOPHIE DER GUTEN MEDIZIN

EHE WIR FORTFAHREN, SOLLTEN WIR POSITIV DENKEN. TROTZ DER BESORGNISERREGENDEN ZUNAHME CHRONISCHER ERKRANKUNGEN IN DEN WESTLICHEN INDUSTRIELÄNDERN, TROTZ DER PROBLEME IM GESUNDHEITSWESEN UND DER – RUINÖSEN – HERRSCHENDEN MEINUNG, »VIEL HILFT VIEL« BEI DER MEDIKATION, ERLEBEN WIR

GERADE EINE REVOLUTION. WIR WACHEN AUF UND gewinnen eine deutlich umfassendere Sicht auf Gesundheit, die Sie auch in diesem Buch finden werden. Meine Karriere begann mit einem klassischen Medizinstudium in meiner Heimat Südafrika. Anschließend studierte ich Traditionelle Chinesische Medizin (TCM) in den USA. Ich entschied mich für die funktionelle Medizin und kämpfte als einer der Ersten mit Darmsanierung und Entgiftung gegen zwei Krankheitsursachen, die häufig übersehen wurden. Heute ist all das unter einem Dach vereint, das ich offiziell als »ganzheitliche Medizin« bezeichne. Meist aber sage ich nur *Gute Medizin*.

Eine Gute Medizin betrachtet die körperliche und geistige Gesundheit durch eine große Blende. Sie sucht nach den Ursachen für die Schwäche und das Ungleichgewicht, ehe sie mit Medikamenten und Eingriffen auf ein Problem losgeht. Sie stellt viele Fragen: Was essen Sie? Wie schlafen Sie? Können Sie es beim Aufwachen kaum erwarten, dass der Tag beginnt? Wie lange sitzen Sie bei der Arbeit? Wer hat Sie gern, und wie geht es Ihnen, wenn Sie allein sind? Es sind vor allem die ganz normalen Aspekte des Lebens – Ernährung, Rhythmik, Umwelt und Beziehungen –, die Gesundheit schaffen oder schmälern, und sie befinden sich im ständigen Wechselspiel. Gesundheit und Krankheit haben fast immer mehrere Ursachen und sind oft die Folge kleiner Alltagsentscheidungen. Sie können sich noch so gut ernähren: Wenn Sie sehr angespannt sind oder sich nicht unterstützt fühlen oder jeden Tag bis zum Umfallen trainieren, bleibt Ihnen das ersehnte Wohlbefinden verwehrt.

Eine Gute Medizin betrachtet Gesundheit als fließend, nicht als unabänderlich. Wenn etwas heute funktioniert, muss das in fünf oder zehn Jahren keineswegs mehr so sein. Körperliche und geistige Verfassung sind immer im Fluss, und um die Veränderungen zu bewältigen und sich wirklich wohlzufühlen, müssen Sie sich kennen. Eine Gute Medizin betrachtet Sie als Individuum mit einzigartigem Stoffwechsel, einzigartiger psychischer und emotionaler Konstitution – nicht als eine von vielen gleichen Maschinen, die nach allgemeingültigen Regeln funktionieren. Es gibt zwar Regeln, die für alle menschlichen Wesen gelten – ein üppiger Gemüseverzehr ist für Nährstoffversorgung, Entgiftung und Krankheitsvorbeugung, guter Schlaf für Heilungs- und Reparaturprozesse unabdingbar. Doch in *welche* Gewohnheiten Sie sie verpacken, bleibt Ihnen überlassen. Ob Spinat oder Blumenkohl, Eule oder Lerche, Klettern oder Schwimmen – Sie entscheiden, was Ihren Bedürfnissen, Neigungen und Verträglichkeiten entspricht. Nur so können Sie Gewohnheiten bilden, die zu Ihnen passen, und erfolgreich daran festhalten. Hinzu kommt, dass sich psychische Bedürfnisse und persönliche Vorlieben mit den Lebensphasen oder Umständen wandeln.

Um sich wirklich wohlzufühlen, müssen Sie sich kennen. Mit diesem Buch schreiben Sie Ihre eigene Gesundheitsgeschichte. Es verzichtet auf einen linearen Ansatz, also ein Programm, das von allen Teilnehmern verlangt, die Schritte A, B und C in der gleichen Reihenfolge auszuführen, und das nur einen Gesundheitsaspekt herausgreift. Stattdessen bietet es ein neues Verständnis von Medizin, das nicht linear ist, sondern zirkulär.

GUTE MEDIZIN UNTER DER LUPE

DIE GUTE MEDIZIN VERFOLGT DREI GROSSE ZIELE. DIESE BILDEN AUCH DIE PHILOSOPHISCHE GRUNDlage sämtlicher Ratschläge im vorliegenden Buch.

WIDERSTANDSKRAFT

Es gibt keine Garantie, dass Sie es nie mit Bazillen, Viren, Giften, niederträchtigen Menschen und schweren Zeiten zu tun bekommen werden. Ihre Widerstandskraft entscheidet, wie gut Sie damit fertigwerden und wie leicht Sie sich davon erholen. Sie macht Ihr Schiff seetüchtig, damit Sie nicht untergehen, wenn ein Sturm aufzieht. Bei optimaler Widerstandsfähigkeit können Sie unerwartete, vorübergehende Veränderungen besser bewältigen. Ist sie erschöpft, sind Sie deutlich anfälliger: Eine Erkältung setzt Sie außer Gefecht, und psychische Stressoren bringen Sie ins Wanken. Es ist ein Summenspiel: Fehlt ein Puzzleteil wie Schlaf oder gesunde Ernährung, können Sie aus der Bahn geraten. Die Widerstandskraft lässt sich mit einfachen Maßnahmen stärken.

FUNKTIONALITÄT

In der Schulmedizin herrscht oft die Auffassung: »Man ist so lange gesund, bis man es nicht mehr ist.« Die Gute Medizin betrachtet »Gesundheit« und »Krankheit« nicht als Gegensätze, sondern arbeitet mit einem Spektrum von suboptimal bis hochoptimal. Je nachdem, wo Sie sich befinden, nehmen Vitalität, Widerstandskraft und eine positive Einstellung zu oder ab. Wenn Sie die Funktion Ihrer Organe und Systeme verbessern, bevor eine Schwäche sich ausweitet, und Rückfälle rechtzeitig bemerken, können Sie Ungleichgewichte korrigieren, ehe sie sich zu Krankheiten auswachsen. Um die Funktion zu optimieren, dürfen Sie auftretende Veränderungen nicht ignorieren und müssen bereit sein, die tieferen Ursachen der Symptome zu erforschen, statt sie automatisch mit Medikamenten zu unterdrücken. Ein solches Spektrum ist ein beruhigender gesundheitlicher Rahmen. Selbst wenn Sie mehrere schlechte Jahre hatten, können Sie Ihre Kräfte mobilisieren, um wieder auf die Sonnenseite zu gelangen.

SYNERGIE

Der Begriff Synergie bezieht sich auf den »Bonus«, den Sie bekommen, wenn verschiedene Elemente, wie Organe und Körpersysteme, zusammenarbeiten. Es gibt positive Synergie. Das heißt, dass jede positive Veränderung weitere Verbesserungen nach sich zieht. Und es gibt negative Synergie. Das heißt, dass jede Störung noch mehr Störungen verursacht. Wenn Sie mit bescheidenen Mitteln und guten Gewohnheiten die Macht positiver Synergieeffekte nutzen, entsteht Gesundheit. Wenn Sie Ihren Schlafrhythmus korrigieren und Zeit im Freien sowie mit einem Freund verbringen, der Ihnen zuhört, können Sie den stressbedingten Cortisolausstoß dämpfen. Sie gönnen Nebennieren und Schilddrüse eine Pause und verbessern so die Verdauung, lindern Konzentrationsstörungen, regulieren Menstruationszyklus oder Sexualtrieb, sorgen für eine effiziente Kalorienverbrennung und wecken den Wunsch, mit dem Krafttraining zu beginnen. Die positive Wirkung breitet sich wellenförmig aus. Synergie ist der Grund, weshalb kleine, alltägliche Dinge zum Katalysator für außergewöhnliche Verbesserungen beim Glück und der Gesundheit werden können. Dieses Buch basiert auf dem Konzept dieses Effekts, und die Sechs Ringe der Guten Medizin haben Ähnlichkeit mit den Wellen auf der Oberfläche eines Teichs.

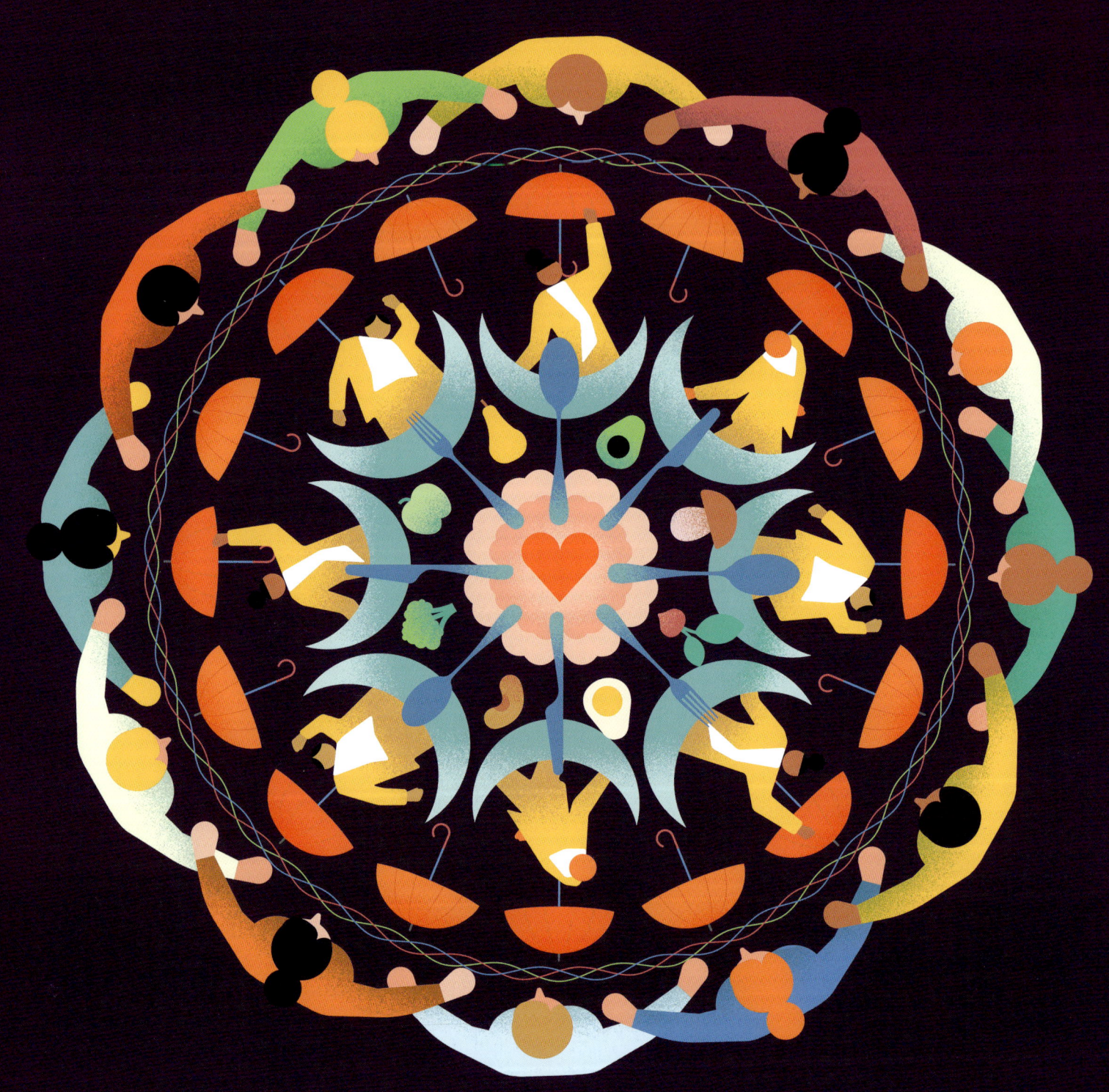

DAS MANDALA DER GUTEN MEDIZIN

ES HANDELT SICH UM EIN RINGFÖRMIGES SYSTEM, UND IN DER MITTE STEHEN SIE – KEIN ARZT, KEINE AUTORITÄTSFIGUR. SIE SIND VON SECHS RINGEN UMGEBEN. DIESE STEHEN FÜR DIE LEBENSBEREICHE, DIE ICH FÜR DIE SÄULEN DAUERHAFTER GESUNDHEIT HALTE. WENN SIE MÄNGEL IN DIESEN BEREICHEN BEHEBEN ODER SIE OPTIMIEREN, HABEN SIE BEI GESUNDHEIT UND LEBENSFREUDE DIE NASE VORN.

Die Sechs Ringe der Guten Medizin breiten sich vom materiellsten zum subtilsten Aspekt der Gesundheit aus – von der Nahrung, die Sie verzehren, bis zu Ihrem Gefühl der Verbundenheit mit der Welt.

DIE SECHS RINGE VON INNEN NACH AUSSEN:

ERNÄHRUNG	SIE MEISTERN DIE GRUNDBAUSTEINE DES LEBENS – DIE NAHRUNG.
SCHLAF	SIE RÄUMEN EINEM GRUNDBEDÜRFNIS WIEDER PRIORITÄT EIN UND BRINGEN DIESEN BEREICH IN ORDNUNG.
BEWEGUNG	SIE BEWEGEN DEN KÖRPER WIE VON DER NATUR VORGESEHEN.
SCHUTZ	SIE VERHINDERN UND LINDERN DIE ANGRIFFE UNSICHTBARER ALLTAGSGIFTE.
ENTSPANNUNG	SIE SCHALTEN BEWUSST AB, UM SICH KOMPLETTE KÖRPERLICHE UND GEISTIGE VERSCHNAUFPAUSEN ZU GÖNNEN.
VERBUNDENHEIT	SIE ENTWICKELN EIN GEFÜHL VON ZUGEHÖRIGKEIT UND SINN.

Jeder Ring enthält die Pläne und Anweisungen für eine Reihe von kleinen Schritten, um die Widerstandskraft zu stärken und das Funktionsniveau zu erhöhen. Manche Anleitungen sind lang, weil es um wichtige neue Gewohnheiten geht, zum Beispiel, wie man körperliche Kraft aufbaut oder den Schlafrhythmus wiederherstellt. Andere sind nur kleine Tipps, die Sie sich ansehen und ausprobieren können, wenn Sie ein wenig Zeit haben.

Sie entscheiden, was Sie ausprobieren – je nachdem, was am besten für Sie ist und wie viel Zeit, Energie oder Kapazitäten Sie haben. Manche Menschen stürzen sich auf einen Bereich wie die Ernährung und räumen gründlich auf, ehe sie sich um andere Dinge wie körperliche Fitness oder Stressabbau kümmern. Wenn Sie dazugehören, sollten Sie mit dem Ernährungsring beginnen, sich intensiv damit beschäftigen, die gewünschten Maßnahmen auswählen (siehe »So arbeiten Sie mit diesem Buch«) und so viele davon durcharbeiten, wie Sie für nötig halten. Wenn Sie anders ticken, nutzen Sie das Buch spontaner: Bleibt Ihr Blick an einer Anregung hängen, sollten Sie sie aufgreifen und eine gewisse Routine damit entwickeln, ehe Sie das Buch erneut aufschlagen. Es spielt keine Rolle, wo Sie anfangen und wie Sie vorgehen, da sich die Maßnahmen positiv beeinflussen – die Meditation hilft oft beim Einschlafen, und ein besserer Schlaf hilft dabei, die Gier nach Zucker zu zügeln. Nehmen Sie sich so viel Zeit wie nötig: ein paar Wochen oder (im Idealfall) Monate! Versuchen Sie nicht, zu viel auf einmal zu verändern. Wenn meine Patienten etwas für ihre Gesundheit tun, beobachte ich oft folgendes Muster: Ein kleiner Erfolg, eine erfolgreich verankerte Gewohnheit bereitet den Weg für die nächste. Eile mit Weile – denn jede Verbesserung schenkt Ihnen Energie und Klarheit sowie Vertrauen in Ihre Fähigkeiten und Ihre Begeisterung, und das drängt Sie zum nächsten gesunden Schritt. Wissenschaftlern zufolge funktionieren einmal gebildete Gewohnheiten auch deshalb mühelos, weil das Gehirn sie *liebt*. Wenn gesunde Entscheidungen zur Gewohnheit werden, passieren sie automatisch. Energie wird frei, das Gehirn kann sich Wichtigerem widmen, und schlechte Gewohnheiten verlieren ihren Reiz.

Die Inspiration zu diesem Mandala kam von der klinischen Arbeit mit meinen Patienten und der Beobachtung, was ihnen hilft, positive Veränderungen vorzunehmen – und beizubehalten. Ihr Erfolg ist zum Teil dem Engagement der wunderbaren Gesundheits-Coaches in meiner Praxis geschuldet. Sie zeigen ihnen, wie sie meine Empfehlungen umsetzen können. Sie drängen, nötigen und verurteilen sie nicht und setzen keine unrealistischen Ziele. Sie fragen einfach: »Was können *Sie* Ihrer Ansicht nach heute tun?«, um das große Ziel einer besseren Gesundheit in »mundgerechte« Häppchen zu zerlegen: *Essen Sie morgens ein paar Eier statt Müsli. Gehen Sie zehn Minuten spazieren. Atmen Sie vor dem Aufstehen dreimal tief durch. Besuchen Sie das Treffen eines Frauenkreises.* Die starke Individualisierung und gute Machbarkeit führen zum Erfolg, weil neue Gewohnheiten meist ein umfassendes Upgrade der Lebensführung bewirken.

Falls Sie sich fragen, was ein Mandala ist: Ein Mandala ist eine Meditationshilfe und soll Sie dabei unterstützen, sich geistig zu sammeln und Körper, Geist und Seele Gewahrsein und Ordnung zu schenken. Es dient mir als ordnendes Prinzip für eine Reihe einfacher Gewohnheiten, Schritte und Maßnahmen, mit denen Sie Ihr Wohlbefinden steigern und erhalten können. Das Symbol soll Sie auch daran erinnern, dass Sie sich aufgrund der Dinge, die Sie über Ihre Gesundheit lernen, letztlich *selbst* besser kennenlernen. Deshalb stehen Sie im Mittelpunkt der sechs Ringe.

Vielleicht hat das Mandala für Sie auch Ähnlichkeit mit der Zielscheibe beim Bogenschießen. Kein schlechter Vergleich, denn eine Zielscheibe hilft beim Training. Ihr Pfeil kann heute diesen, morgen jenen Ring treffen. Sie entscheiden, worauf Sie zielen. Vielleicht sehen Sie in dem Mandala die Wachstumsringe eines Baumes. Wenn Sie älter werden, gewinnen Ihre Gesundheitsbemühungen an Tiefe und Bedeutung, und oft erlangen wir durch die Herausforderungen, denen wir uns stellen müssen, Weisheit und innere Stärke. Vielleicht erkennen Sie in dem Mandala die Wellen auf einem Teich, in den ein Kieselstein geworfen wurde – die erst einen, dann den nächsten Ring erfassen, um sich auf Ihr weiteres Umfeld auszubreiten. Sie wissen bereits, dass dies ein wunderbares Bild für die Ziele dieses Buches ist.

Ähnlichkeiten mit einem Spiel sind ebenfalls Absicht. Einige der weltweit besten Heiler arbeiten eher spielerisch. Es hilft, Ängste zu überwinden und den Glauben an die Selbstheilungskräfte des Körpers zu entfachen.

>> Gesundheit ergibt sich aus den kleinen Entscheidungen, die Sie tagtäglich treffen. <<

SO ARBEITEN SIE MIT DIESEM BUCH

Sie können anfangen, wo Sie möchten. Wenn Ihnen konkrete Schritte wie mehr Gemüse zu essen (Seite 58) anfangs leichter fallen, als Freundschaften zu pflegen (Seite 230), beginnen Sie mit dem ersten Ring und greifen Sie einige Anregungen auf. Manche nehmen nur ein paar Tage oder eine Woche in Anspruch; bei anderen Veränderungen wie dem Abschied vom Zucker oder der Umstellung auf eine kohlenhydrat-arme Ernährung dauert es länger, bis sie in Fleisch und Blut übergehen. Wenn Sie bereit für etwas Neues sind, gehen Sie weiter. Haben Sie die gewünschten Hinweise zur Ernährung umgesetzt, springen Sie zum nächsten Ring. Wählen Sie nun einige Tipps für gesunden Schlaf, die Ihren Bedürfnissen entsprechen. Arbeiten Sie sich Ring für Ring in die subtileren Bereiche von Verbundenheit, Kreativität und Sinn vor.

Wenn Sie Ihr Abenteuer selbst gestalten möchten, blättern Sie im Buch und beginnen Sie mit dem, was Ihnen zuerst ins Auge sticht. Meistern Sie den Schritt (notieren Sie gegebenenfalls, wie Sie es gemacht haben) und gehen Sie weiter. Es gibt kein Minimum oder Maximum. Sie werden auch dann profitieren, wenn Sie pro Ring nur eine Anregung umsetzen. Ich hoffe jedoch, Sie werden sich Zeit lassen, um sich in allen Bereichen an viele Neuerungen zu gewöhnen; dass Sie langfristig mit diesem Buch arbeiten und nach und nach neue Gewohnheiten bilden, wie es Ihre Lebensumstände erlauben.

Um den Überblick zu behalten, können Sie Ihre Pläne schriftlich festhalten. Anhand von Listen können Sie planen, was Sie in den nächsten ein, zwei, drei oder mehr Monaten probieren möchten, um Verbindlich-keit zu schaffen und Ihren Vorsatz zu stärken. Sie können mithilfe des Mandalas sogar mit anderen einen Plan erarbeiten, um ihn gemeinsam umzusetzen. Aber unabhängig von Ihrem Ansatz werden Sie in das Kontinuum eines Fortschritts eintreten, der Spaß macht, machbar ist und einen tiefen Sinn hat.

Neben den Checklisten finden Sie auf drfranklipman.com auch weitere Inhalte, um die Anweisungen im Buch zum Leben zu erwecken. Halten Sie beim Lesen Ausschau nach Hinweisen auf Videos, Grafiken und zusätzliche weiterführende Materialien.

DIE WELLNESS-PROFIS

BEI DER ERFORSCHUNG DER EINZELNEN RINGE DES MANDALAS WERDEN SIE AUF DIE Einsichten und den Rat der Spezialisten stoßen, denen ich meine Patienten in den Bereichen anvertraue, die meine Kompetenzen überschreiten. Sie tragen keine weißen Kittel (obwohl ich mich im Notfall bedenkenlos an sie wenden würde). Sie sind führend auf den Gebieten Fitness, Meditation, Clean Eating, Selbstverwirklichung und mehr. Ich bezeichne sie als Well-ness-Profis, und ihre Strategien werden Ihnen nicht nur helfen, einen neuen Normalzustand herzustellen, sondern tatsächlich in Bestform zu kommen.

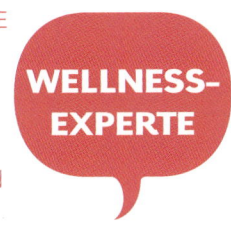

WELLNESS-EXPERTE

DIE VIER GESUNDHEITSFAKTOREN

BEI DER ENTWICKLUNG DES MANDALAS HATTE ICH VIER KONKRETE GESUNDHEITSFAKTOREN IM SINN. ÄHNLICH DEN HIMMELSRICHTUNGEN SIND SIE DIE GRUNDLAGE UND DAS VERBINDENDE PRINZIP VIELER EMPFEHLUNGEN. ICH MÖCHTE, DASS SIE SICH DIESER FAKTOREN BEWUSST SIND, WENN SIE ENTSCHEIDEN,

WIE SIE ESSEN, SCHLAFEN UND FÜR SICH SORGEN, denn sie haben Einfluss auf Befinden, Leistung, Heilung und Alterung. Sie werden bei der Arbeit mit den Ringen viele Hinweise darauf finden. Nachdem Sie sich eine Weile mit dem Buch beschäftigt haben, werden Sie wissen, wie und wo Sie aus dem Gleichgewicht geraten sind und warum sich das so stark auf Ihre Gesundheit auswirkt.

Dank dieser vier Faktoren werden Sie auch besser wissen, *warum* Sie positive Veränderungen vornehmen. Das kann sehr motivierend sein, denn diese kleinen, aber feinen Verbesserungen erzeugen nicht immer dramatische Aha-Erlebnisse. Änderungen vollziehen sich meist schrittweise und in einem realistischen, aber mäßigen Tempo. Wenn Sie diese Grundprinzipien verstehen, bleiben Sie eher auf Kurs, wenn Sie den Drang verspüren, die Energiespeicher mit einer mit Glukose-Fruktose-Sirup gesüßten Limo aufzufüllen oder bis in die Puppen im Internet zu surfen, statt zu schlafen.

DIE VIER GESUNDHEITS-FAKTOREN SIND:

IHR MIKROBIOM Die Gemeinschaften aus Viren, Bakterien, Pilzen und Protozoen, die das Mikrobiom bilden, sind das derzeit wohl am häufigsten untersuchte und diskutierte Element der Gesundheit. Diese Organismen tummeln sich in großer Zahl im Darm, auf der Haut, im Mund und anderen Körperregionen. Als ich anfing zu praktizieren, war man der Ansicht, das Mikrobiom bestünde ausschließlich aus verdauungsfördernden Organismen. Jahrzehnte später wissen wir, dass es deutlich komplexer ist und nahezu die gesamte Gesundheit beeinflussen kann – unter anderem Immunsystem, Stressreaktion, Schlaf, Stimmung, Verhalten, Stoffwechsel, Gewicht.

Dieses äußerst vielfältige Ökosystem unterstützt die Aufspaltung der Nahrung und die Gewinnung essentieller Nährstoffe; produziert Vitamine und Neurotransmitter; wehrt mikrobielle Eindringlinge ab, indem es die natürlichen Killerzellen »auffordert«, Sie vor Krankheiten zu schützen. Das Mikrobiom beeinflusst viele wichtige Stoffwechselfunktionen. Vielfalt und Gesundheit dieser winzigen Biota bestimmen, wie Sie Energie nutzen oder in Form von Übergewicht horten. Ein geschädigtes Mikrobiom kann unkontrollierbare Entzündungsprozesse auslösen, die von der Darmwand ausgehend zu einer erhöhten Durchlässigkeit der Darmschleimhaut und in der Folge auch zu Insulinresistenz und Übergewicht führen. (Neue Forschungen deuten an, dass ein geschädigtes Darmmikrobiom die Sättigungssignale des Gehirns verändert.) Es kommt zu einer systemischen Entzündung, die überall im Körper Symptome erzeugen kann.

Das ist erst der Anfang. Ihr Mikrobiom erledigt unzählige Aufgaben, damit die Systeme Ihres Körpers optimal funktionieren. Es unterstützt die Synchronisation mit dem natürlichen Tag-Nacht-Rhythmus, hilft beim Einschlafen und lässt das Gehirn reibungslos und angstfrei arbeiten. Leider ist das Mikrobiom bei fast keinem Erwachsenen in einwandfreiem Zustand. Im Laufe der Entwicklung bekommt es aufgrund von darmschädigenden Substanzen wie Medikamenten und Antibiotika, Junkfood, genetisch veränderten Organismen, Fleisch aus konventioneller Landwirtschaft oder Massentierhaltung sowie anderen Angriffen auf das innere Ökosystem den einen oder anderen Knacks. Damit Immunsystem, Stoffwechsel, Entzündungsreaktion, Schlaf und Gehirn gut funktionieren, müssen Sie Ihr Mikrobiom schützen – und gegebenenfalls ein gestörtes Gleichgewicht wiederherstellen.

IHRE ENTZÜNDUNGSREAKTION Das Immunsystem ist eines der genialsten Systeme des Körpers. Sobald es eine Gefahr entdeckt – einen Krankheitserreger oder eine körperfremde Substanz –, leitet es Maßnahmen ein, um sie zu bekämpfen und zu bannen; unter anderem Entzündungsprozesse. Werden sie nur gelegentlich zur Verteidigung eingesetzt, sind sie von großem Nutzen. Leider ist unser Körper heute vielen kleinen Angriffen ausgesetzt – von unnatürlicher Nahrung über Giftstoffe und Medikamente bis hin zu Stress und Schlafmangel. Da schrillen ständig die Alarmglocken, wenn wir nicht dafür sorgen, dass Eindringlinge bestmöglich abgewehrt werden. Chronische, durch den Lebensstil bedingte Entzündungsprozesse sind oft Ausgangspunkt für inzwischen gehäuft auftretende Krankheiten wie Herzerkrankungen, Krebs, Übergewicht, Arthritis und viele Formen der Demenz einschließlich der Alzheimer-Krankheit. Doch sie lassen sich zügeln: indem man Zucker, industriell hergestellte Öle und Nahrungsmittel sowie Fleisch aus Massentierhaltung durch echte, vollwertige Lebensmittel ersetzt – ein Schwerpunkt des ersten Rings; indem man sich um das Darmmikrobiom kümmert; und indem man viele weitere Anregungen aus den übrigen fünf Ringen des Mandalas umsetzt.

IHRE RHYTHMEN Sie sind ein rhythmisches Geschöpf und leben in einer rhythmischen Welt. Ihr Körper wird von Rhythmen gesteuert, die Ihnen kaum bewusst sind. Er ist für Tag, Nacht und die Jahreszeiten gemacht. Die meisten Menschen sind mit der zirkadianen Rhythmik vertraut –

einer unserer inneren Uhren. Doch diese Vertrautheit erzeugt nicht unbedingt Respekt! Mit unserer Art zu leben versuchen wir, diese Rhythmen auszuhebeln. Wir stören sie mit Mahlzeiten zu jeder Tages- und Nachtzeit, dem Überqueren von Zeitzonen, Klimaanlagen, Heizung, künstlicher Beleuchtung, Nahrungsmitteln von der anderen Erdhalbkugel und mehr. Dinge, die für unsere Eltern und Großeltern selbstverständlich waren – etwa, dass die tägliche Planung und Zubereitung von Mahlzeiten zum Leben gehört –, stellt unsere nie zur Ruhe kommende serviceorientierte Kultur in Frage. Man verkauft uns Spontaneität, Neuheit und Unberechenbarkeit als hohe Werte, die zeigen sollen, wie kreativ und innovativ wir sind. Doch der Körper braucht Rhythmus und Balance.

Wenn Sie mit den Mikro- und Makrorhythmen des Lebens nicht in Einklang sind, fühlt es sich an, wie gegen den Strom zu schwimmen, denn viele körperliche Systeme sind darauf angewiesen. Aber Sie können die inneren Uhren neu ein- und Ihre Rhythmen wiederherstellen. Wie das geht, mag Sie überraschen (Seite 98).

IHR GLEICHGEWICHT Wir ignorieren mutwillig das Prinzip des Gleichgewichts. Wir haben vergessen, was TCM und Ayurveda wussten: Ein Symptom ist keine lästige Störung, die um jeden Preis beseitigt werden muss, sondern ein Hinweis darauf, dass irgendetwas im Körper aus dem Gleichgewicht geraten ist. Damit es verschwindet, müssen wir das Gleichgewicht wiederherstellen – üblicherweise, indem wir wegnehmen, was schadet, und hinzufügen, was

Wir müssen den Körper als Ganzes begreifen – nicht als Maschine mit einzelnen Teilen, die man unabhängig voneinander behandeln kann.

fehlt. Wenn Sie das Symptom medikamentös unterdrücken, wird das Ungleichgewicht wahrscheinlich anderswo im Körper auftauchen und auf andere Weise versuchen, Ihre Aufmerksamkeit zu erregen. Es kann eine Abwärtsspirale aus Nebenwirkungen entstehen, gegen die Sie immer mehr Medikamente verschrieben bekommen.

Diese Entwicklung ist nicht überraschend. Unsere gesamte Kultur ist aus dem Gleichgewicht geraten. Aus Sicht der TCM dominiert das »Yang« – der Impuls, mehr zu tun, schneller zu sein und ständig neue Dinge zu produzieren. Dies trägt zu einem Maß an Erschöpfung, einer übermäßigen Identifikation mit »äußeren« materiellen Dingen und einem Aggressionsniveau bei, die untragbar sind (klingt ziemlich entzündet, oder?). Sie müssen den ergänzenden »Yin«-Impuls – das Ruhige, nach innen Gewandte, Tiefe, Stille – verstehen und annehmen, um wieder in Ihre Mitte zu finden, wo Sie stabil und nicht so leicht durch äußere Ereignisse zu erschüttern sind.

Die Wissenschaft offenbart immer neue Beziehungen zwischen den vier Faktoren. Ursache und Wirkung sind nicht immer sonnenklar, aber die Zusammenhänge stehen außer Frage. Der Zustand des Mikrobioms zum Beispiel beeinflusst das Entzündungsniveau; wie man weiß, wirkt er sich auch auf die zirkadiane Rhythmik und damit (unter anderem) den Schlaf aus. Gerät man umgekehrt aus dem Rhythmus, weil man mit Schlaf geizt, kommt die Hormonproduktion durcheinander – deren Gleichgewicht einen gesunden Stoffwechsel und eine gesunde Immunfunktion bewahren und damit Krankheiten vorbeugen soll –, was wiederum negative Folgen für die Funktion des Mikrobioms hat. Entzündungen, die das Ökosystem des Darms verändern, können indes hinter dem Anstieg an Darmkrebserkrankungen stecken, da krebserregende Substanzen in bislang abgeriegelte Bereiche vordringen. Zwischen den vier Faktoren herrscht positive oder negative Synergie. Man könnte das Verhältnis auch als Dominoeffekt beschreiben: Eine Verbesserung oder Verschlechterung bei einem der Faktoren kann die anderen beeinflussen, obwohl Sie diese Entwicklung nicht vorsätzlich herbeigeführt haben.

Der Schutz des Mikrobioms – und die Wiederherstellung eines gestörten Gleichgewichts – ist eine der wichtigsten Maßnahmen zum Erhalt der Gesundheit.

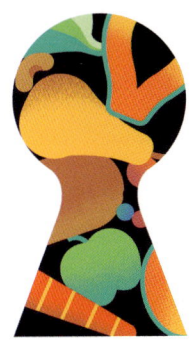

DAS PROBLEMLÖSUNGSKAPITEL

DER SYNERGIEGEDANKE KOMMT IN DEM ABSCHNITT MIT DER ÜBERSCHRIFT »WAS TUN …« NOCH STÄRKER ZUM TRAGEN. HIER LESEN SIE, WIE SIE DIE ZWÖLF PROBLEME LÖSEN KÖNNEN, DIE MIR IN DER PRAXIS AM HÄUFIGSTEN BEGEGNEN UND DIE MÖGLICHERWEISE AUCH SIE QUÄLEN, WEIL SIE UNTER ANDEREM:

… TRÄGE SIND UND NEUEN SCHWUNG BRAUCHEN

… ABNEHMEN MÖCHTEN

… SICH OFT ÜBERFORDERT UND ÄNGSTLICH FÜHLEN

… STÄNDIG MÜDE SIND

UND SO WEITER.

Sie werden lernen, diese Symptome mit Guter Medizin anzugehen und mit Maßnahmen aus allen Mandala-Ringen auf einer tieferen Ebene zu beseitigen, als es bei kurzen Arztbesuchen meist möglich ist. Die Maßnahmen dazu sind keine »Wundermittel«, sondern beruhen auf Empfehlungen in diesem Buch. Vielleicht müssen Sie etwas nachjustieren, um Ihre Ziele zu erreichen. Aber die einfachen Strategien ermöglichen den »Durchbruch« und haben unzähligen Menschen geholfen, lästige Probleme loszuwerden und die Kontrolle über ihr Wohlbefinden wiederzugewinnen.

Wenn Sie in diesem Abschnitt nachschlagen, sobald etwas nicht in Ordnung ist, werden Sie hoffentlich meine Vorstellung von der »Wurzel« der Gesundheit übernehmen, die Basis meiner Philosophie ist. Sie werden anfangen, »Ihren Garten zu pflegen«, wie Harriet Beinfield sagt, die mich in TCM unterwies und als Mentorin unterstützte. Wenn Sie ein Symptom bemerken, besprühen Sie die Blätter Ihres Baumes nicht einfach mit Insektenvertilgungsmittel, um es zu beseitigen. Sondern betrachten Sie ihn mit etwas mehr Ruhe und blicken etwas tiefer, um zuerst das Ungleichgewicht im Stamm und dann seine Ursache im Wurzelstock aufzuspüren. Sie gießen den Baum, düngen ihn mit Supernährstoffen, achten darauf, dass er die richtige Menge Sonne bekommt, und kümmern sich klug um die ganze Pflanze. Jeder von uns kann ein guter Gärtner werden. Und gute Gärtner handeln erstaunlich ähnlich – weshalb die Behandlung der unterschiedlichsten Leiden letztlich auf die gleichen allgemeinen Korrekturen auf der »Wurzelebene« hinausläuft.

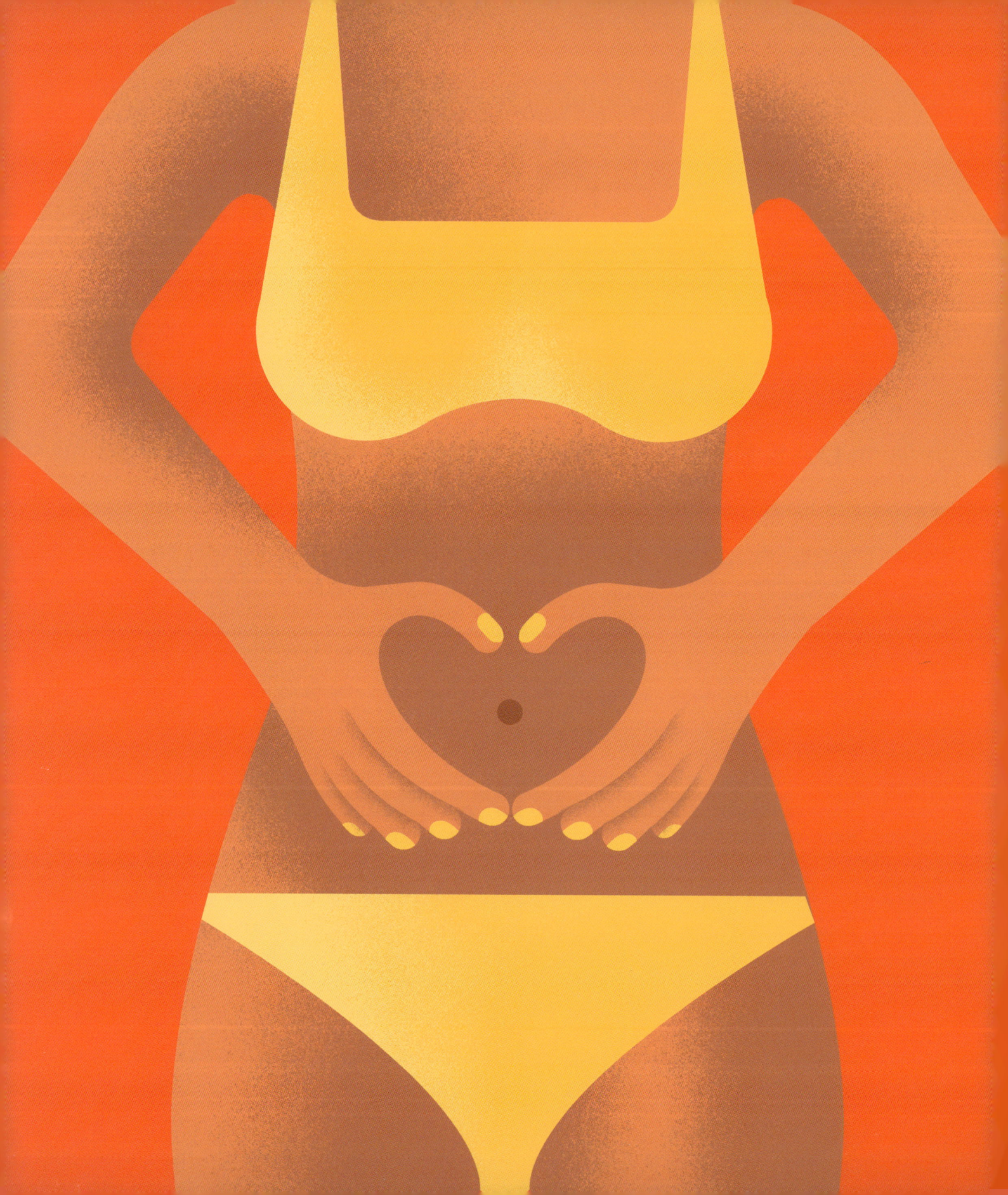

ALLES BEGINNT MIT IHNEN

DIE ERFAHRUNG HAT MICH GELEHRT, DASS ES DEN »WAHREN« WEG ZUM WOHLBEFINDEN NICHT GIBT. EIN ARZT ODER WELLNESS-SPEZIALIST KANN IHNEN SAGEN, WELCHE ERNÄHRUNG, ROUTINE, LEBENSFÜHRUNG UND EINSTELLUNG SEINER MEINUNG NACH AM BESTEN FÜR SIE IST. SIE ABER INTERPRETIEREN DIE

INFORMATIONEN UND SETZEN SIE UM. DAMIT GIBT es letztlich nur *Ihren* Weg.

Für jeden von uns hat es Priorität, den eigenen Weg zu finden. Aber Selbsterkenntnis heißt auch zu erkennen, dass wir in einer kaputten Welt leben. Wir leben fast alle mit Druck, Raubbau und Stress. Diese Probleme sind real und nehmen immer mehr zu. Ein klarer Blick in die Zukunft verrät, dass sich das so schnell nicht ändern wird. Eine schlechte Nahrungsqualität, beruflicher Druck, zu viele Medikamente, toxische Belastung, sozialer und familiärer Stress und vieles mehr sind Realität. Wenn Sie wissen, wie Sie ticken und was Sie krank macht, können Sie den Herausforderungen besser begegnen und das Leben genießen. Dazu müssen Sie den Umgang mit einigen Werkzeugen erlernen und versprechen, sie auch zu nutzen, um eine starke Widerstandskraft und optimale Funktion aufzubauen.

Es ist wichtig, dass Sie sich Ihren Weg in die Zukunft bahnen. Aber bleiben Sie locker! Gut Ding will Weile haben – das gilt auch für die Gesundheit. Der Weg beginnt mit dem ersten Schritt, der dann zum nächsten führt, und so weiter.

Eine meiner TCM-Mentorinnen sagt gern, eine Heilkrise berge Gefahren *und* Chancen. Ich glaube, wir befinden uns in einer kollektiven Heilkrise. Obwohl das Gesundheitsniveau Schätzungen zufolge sinkt (zumindest in den USA), waren Neugier, Leidenschaft und Motivation für eine andere Art zu leben nie größer. Hochwertige Nahrungsmittel sind leichter zu finden denn je – genau wie Gemeinschaften, die ein gesundes Leben zum Ziel haben. Es waren auch noch nie so viele verlässliche Informationen aus glaubwürdigen Quellen im Umlauf. Betrachten Sie dieses Buch als Leitfaden für diese Zeit des Wandels. Es enthält alles, was Sie wissen müssen, damit Sie die Gelegenheit beim Schopf packen, endlich den Punkt »Gesundheitsvorsorge« angehen und noch heute anfangen können.

Was hindert Sie daran? Wenn Sie auch nur die kleinste gesundheitliche Verbesserung vornehmen, entsteht eine Welle, die bald auch andere Menschen erfasst, sie inspiriert und ihnen hilft, ebenfalls etwas zu verändern. Das Handeln eines Einzelnen kann viel bewirken: Multiplizieren Sie es mit zehn, mit hundert, mit tausend Menschen, und es bekommt die Macht, die Welt zu verändern.

Profitorientierte Branchen wie Big Food, Big Pharma und Big Tech prägen unsere Art zu essen und zu trinken, unseren Umgang mit Körper und Geist. Holen Sie sich Ihre Gesundheit zurück.

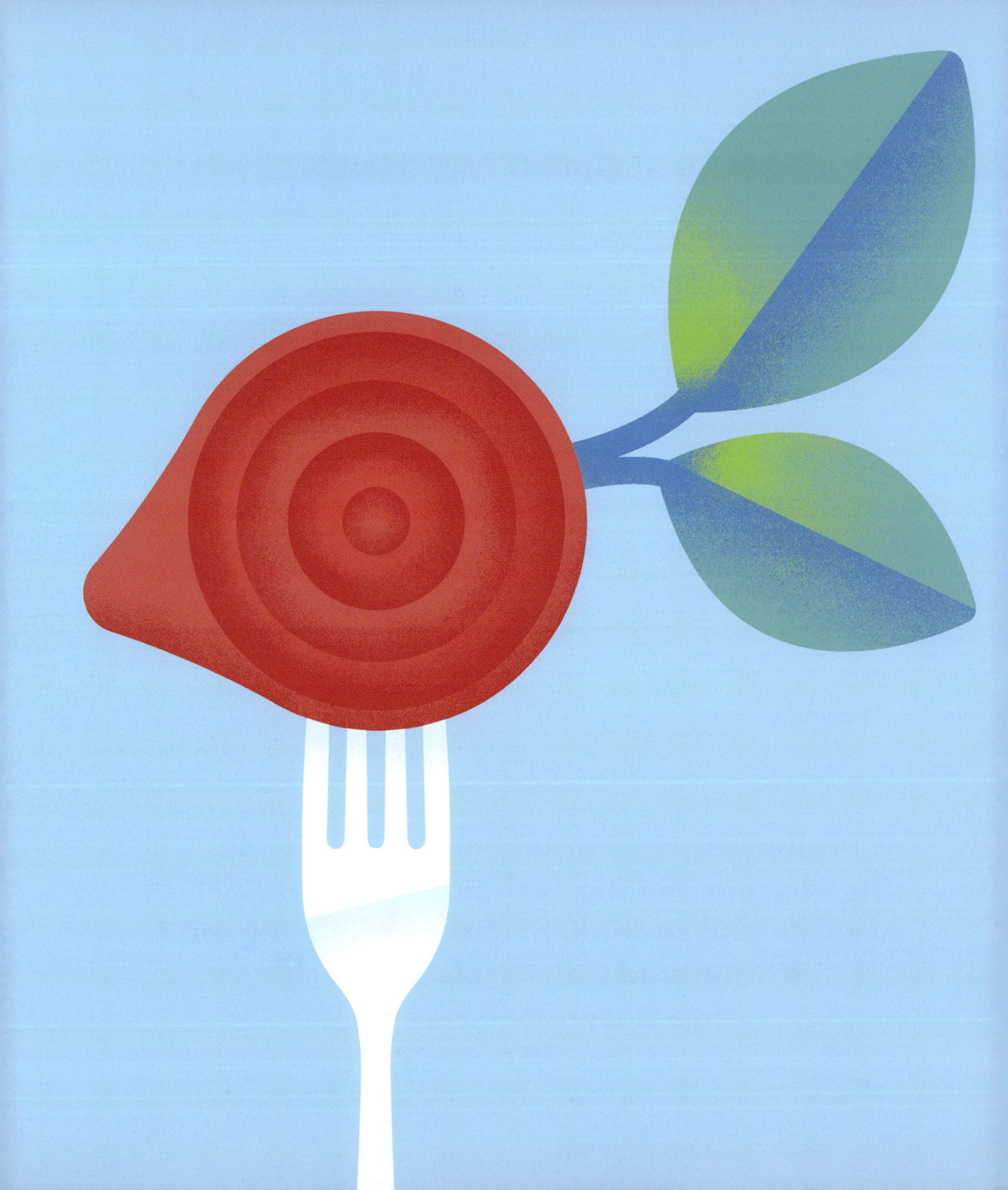

ERNÄHRUNG

DER US-AUTOR UND LANDWIRT WENDELL BERRY schrieb: »Die Menschen werden von der Nahrungsmittelindustrie versorgt, die nicht auf die Gesundheit achtet, und von der Gesundheitsindustrie behandelt, die nicht auf die Ernährung achtet.« Die meisten von uns würden zustimmen, dass dies katastrophale Folgen hat. Zum Glück gibt es Alternativen. Sie können sich *eingehender* mit der Ernährung befassen, *Integrität* einfordern und damit Ihre Gesundheit umkrempeln: All das kann Nahrung bewirken.

Die Maßnahmen dieser Ebene unterstützen eine solche eingehende Beschäftigung. Erkundigen Sie sich, wo Ihre Nahrung herkommt und was zwischen Feld und Teller damit passiert. Finden Sie heraus, ob sie Ihnen guttut (oder Profit für ein Unternehmen erwirtschaften soll!). Und bereiten Sie Ihre Mahlzeiten möglichst eigenhändig zu und genießen sie mit allen Sinnen. Werden Sie Teil einer neuen Ernährungskultur, in der das Einkaufen und Zubereiten von Mahlzeiten kein Stressfaktor ist, sondern zum natürlichen Rhythmus des Lebens gehört.

Vielleicht sind Sie bei industriell verarbeiteter Nahrung vorsichtig geworden – aus gutem Grund: Eine allzu ungesunde Ernährung kann Entzündungen, Irritationen, Erschöpfung verursachen; sie kann Fühlen und Denken, Leistung und Heilung stören. Bekämpfen Sie Ihre Angst mit Wissen (verdauen Sie neue Informationen häppchenweise), gesteigertem Bewusstsein (passen Sie auf, wie Sie sich nach dem Essen fühlen) und neuen Gewohnheiten (nehmen Sie selbst gemachte Mahlzeiten ins Büro mit). Wenn Sie mit Ihrem Essen vertrauter sind, werden Sie es nicht nur als sättigend, sondern auch als Verbündeten sehen und vor jeder Mahlzeit fragen: »Was kannst du heute für mich tun?«

DER PERFEKTE TELLER

FALLS SIE FIEBERHAFT KALORIEN ZÄHLEN, KÖNNEN SIE DAMIT AUFHÖREN. STECKEN SIE IHRE ENERGIE LIEBER IN EIN EINFACHES SYSTEM, DAS ICH DEN PERFEKTEN TELLER NENNE. DAS KREISDIAGRAMM ZEIGT, WIE'S GEHT. WÄHLEN SIE DIE VOLLWERTIGSTEN LEBENSMITTEL, DIE SIE KRIEGEN KÖNNEN. FÜLLEN SIE DEN GRÖSSTEN

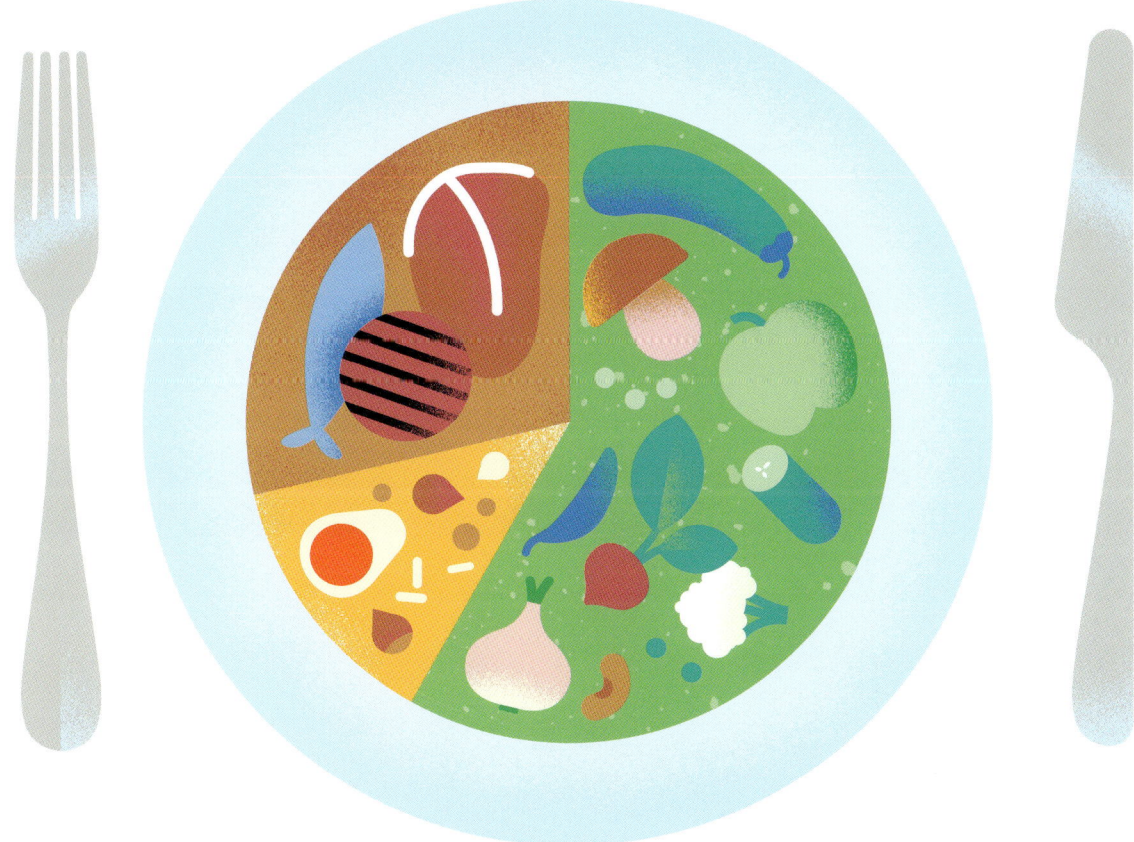

TEIL DES TELLERS (ODER DER SCHALE) MIT GEMÜSE. Fügen Sie Protein als handtellergroße Beilage und ein wenig gutes Fett – als weitere Zutat oder in Form einer fetthaltigen Proteinquelle – hinzu. Sie sollten (dank des vielen Gemüses) eine ordentliche Portion vor sich haben. Trotzdem ist es bei dieser Zusammensetzung unwahrscheinlich, dass Sie zu viel essen oder die Proportionen

aus den Augen verlieren. Der Perfekte Teller funktioniert, weil es um *Klasse*, nicht Masse geht. Ungesunde Nahrungsmittel werden von gesunden »verdrängt« und die wahren Ursachen einer Fehlsteuerung des Gewichts bekämpft: zu viele Kohlenhydrate, Zucker und entzündungsfördernde Stoffe aus Nahrungsmitteln, die industriell verarbeitet wurden oder aus Massentierhaltung stammen.

Mit dieser Vorlage können Sie kinderleicht ein tolles Frühstück, Mittag- und Abendessen zusammenstellen. (Es gibt keine Regeln: Sie können morgens deftige Reste und abends Eier auftischen.) Denken Sie auch im Restaurant an den Perfekten Teller: Es wird Ihnen helfen, bessere Mahlzeiten zu ordern, und Sie daran erinnern, sich einen Teil einer riesengroßen Proteinportion einpacken zu lassen. Diese einfache Methode lehrt Sie, auf sich selbst statt auf Ihre Kalorientabelle zu vertrauen, um jede Mahlzeit zu einer Wohltat für Ihren Körper zu machen. Wer sich kohlenhydratarm ernährt (Seite 85), sollte vorzugsweise stärkearmes Gemüse wählen. Allen anderen empfehle ich, Hülsenfrüchte in kleinen und Getreide in sehr kleinen Portionen (oder gar nicht) zu verzehren.

50–70 PROZENT STÄRKEARMES GEMÜSE (roh, gekocht, fermentiert, gekeimt) mit stärkehaltigen Sorten und Obst in Maßen. Verzehren Sie Hülsenfrüchte und Getreide in kleinen Portionen. Sie sollten sie möglichst einweichen und/oder keimen oder im Dampfkochtopf garen (Seite 53), damit sie leichter verdaulich sind und entzündungsfördernde Lektine reduziert werden.

10–15 PROZENT PROTEIN VON HÖCHSTER QUALITÄT: Fleisch von ausschließlich mit Gras gefütterten Tieren, Bio- oder Freilandgeflügel, Fisch aus Wildfang, Bio- oder Freilandeier, Biomilchprodukte (falls verträglich), Nüsse und Samen, Knochenbrühe. Für Vegetarier kleine Mengen Hülsenfrüchte (und keine Sojaprodukte bis auf die fermentierte Würzsauce).

20–30 PROZENT GESUNDE FETTE: Siehe Seite 30, »Schließen Sie Frieden mit Fett«.

TIPPS:

- **ESSEN SIE AUCH FETTREICHES PROTEIN.** Schweinefleisch, Sardine oder Hering, Speck, Hähnchen mit Haut und bestimmte Stücke roten Fleischs liefern sowohl Fett als auch Protein.

- **PEPPEN SIE EINFACHE GERICHTE GROSSZÜGIG MIT GEWÜRZEN AUF.**

DAS RICHTIGE GLEICHGEWICHT: WISSENSWERTES ZUM TELLER-TRIO

GEMÜSE: liefert Vitamine, Nährstoffe, Enzyme, sekundäre Pflanzenstoffe. Schenkt strahlende Haut und Energie. Bekämpft Krebs. Lindert Entzündungen. Verbessert die Entgiftung. Unterstützt das Mikrobiom mit Prä- und (in fermentierter Form) Probiotika.

PROTEIN: besteht aus Aminosäuren, den Bausteinen des Körpers. Macht Muskeln stark und unterstützt das Immunsystem.

FETT: ermöglicht die Aufnahme fettlöslicher Vitamine. Gleicht den Hormonhaushalt aus. Nährt Haut und Gehirn. Schmiert die Verdauung. Steigert die Sättigung. Kann (in Ermangelung von Kohlenhydraten) verbrannt werden.

- **SERVIEREN SIE DIE RESTE VOM ABENDESSEN AM NÄCHSTEN TAG ZUM FRÜHSTÜCK ODER MITTAGESSEN.**

- **KOCHEN SIE DIE ZUTATEN FÜR MEHRERE TAGE VOR** und bewahren Sie sie separat in luftdicht verschlossenen Glasgefäßen im Kühlschrank auf. Stellen Sie die einzelnen Mahlzeiten nach Wunsch zusammen und wärmen Sie sie auf.

- **WERDEN SIE KREATIV!** Körper und Geist mögen Mahlzeiten, die appetitlich aussehen, riechen und schmecken. Verzehren Sie Gemüse in allen Farben des Regenbogens, beträufeln Sie es mit gesunden Ölen, bestreuen Sie es mit Nüssen und Samen.

- **STEIGERN SIE DEN GEMÜSEANTEIL AUF 70 PROZENT** mit den Tipps von Seite 58.

23 PERFEKTE TELLER (ZUM FRÜHSTÜCK, MITTAG- ODER ABENDESSEN!)

1 Spiegeleier/pochierte Eier + gedünsteter Spinat + gedünstete Champignons + Ghee + Avocado

2 Smoothie-Bowl + Samen + Beeren + Kakaosplitter + Kokosraspel

3 Vollmilchjoghurt (Weidemilch) + Heidelbeeren + Samen

4 Rührei + Buchweizen + Guacamole + Salsa

5 Paleo-Brot + Avocado + Wildlachssalat (Dose) + Sprossen

6 Eiermuffins + Tomatenwürfel + Salatmischung + Olivenöl (natives Olivenöl extra)

7 Suppe: Knochen-/Gemüsebrühe + Blattgemüse + Gemüsewürfel + Süßkartoffelwürfel + Kokosöl

8 Hähnchenschenkel + gebratene Süßkartoffeln + gedünstete Rübstiele + Ghee

9 Räucherlachs + Rucola + Avocadoscheiben + Sesamsamen + Dressing: Tahin und Tamari

10 Gegrillter Fisch (Wildfang) + Zitronensaft + Olivenöl + gebratener Brokkoli + Blumenkohlreis

11 Linsen-Dal + gedünsteter Mangold + Ghee + Vollmilchjoghurt

12 Lammburger + gedämpfte Löwenzahnblätter mit Zitronensaft und Olivenöl + Tomatenwürfel + Sauerkraut

13 Puten-/Rinderhackbällchen + Zucchininudeln + Pesto oder Tomatensauce + Olivenöl

14 Hähnchensalat (Avocado statt Mayo) + Romanasalat (Streifen) + Kirschtomaten + Stangensellerie + rote Zwiebel + Hanfsamen + Balsamico + Olivenöl

15 Gebackene Rote Bete + gebackene Süßkartoffel + gebackener Rosenkohl + Rucola + Ziegenkäse

16 Blattkohl-Wrap: Hacksteak (Weiderind) + Kimchi + Tomate + Avocado in gedämpften Blattkohlblättern

17 Sardine (gegrillt oder aus der Dose) + Brunnenkresse oder Rucola + Olivenöl + Zitrone + Oliven + Kapern + frische Kräuter

18 Gemüse-Quinoa-Bowl (viel Gemüse, wenig Quinoa): Ofengemüse + Avocado + milchsauer eingelegtes Gemüse

19 Bohnen- oder Rindereintopf aus dem Schongarer mit Knochenbrühe + gedämpftes Blattgemüse

20 Steakstreifen (Weiderind) + Blattgemüse + Avocado + Riesenchampignon + Kürbiskerne

21 Putenoberkeule + Blumenkohlpüree + gedünsteter Grünkohl + Olivenöl

22 Sardinen (Dose), Zitronensaft, Olivenöl + Oliven + Kapern + Salatgurkenwürfel + Rucola

23 Sushi: Lachs (geräuchert/aus der Dose) + Avocado + Salatgurke + Schalotte + Brunnenkresse + Blumenkohlreis + Tamari + Sesamsamen im Nori-Blatt

Würzen Sie die Gerichte nach Geschmack großzügig mit Kräutern, Zitrone, Meersalz und Knoblauch.

SELBSTVERTEIDIGUNG
IN SACHEN ZUCKER

IN MANCHEN BEREICHEN DER ERNÄHRUNG GIBT ES VERHANDLUNGSSPIELRAUM, DOCH BEIM ZUCKER SIND DIE GRENZEN UNVERRÜCKBAR. ER IST VOLKSGESUNDHEITSFEIND NUMMER EINS – DAS SCHLIMMSTE GIFT, DEM WIR UNS BEI TYPISCH WESTLICHER ERNÄHRUNG AUSSETZEN. ER IST BERÜCHTIGT DAFÜR, DAS NATÜRLICHE

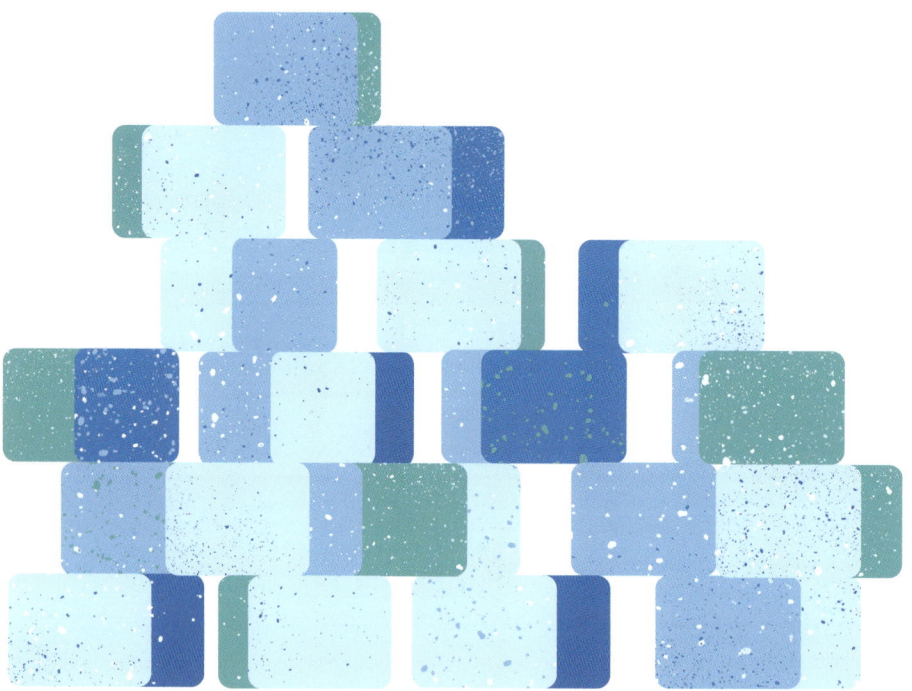

GLEICHGEWICHT ZU (ZER-)STÖREN. ER BEEINFLUSST den Hormonhaushalt und damit den Hunger, sodass Sie mehr essen. Er lässt den Dopaminspiegel in die Höhe schnellen, sodass Sie immer mehr Zucker brauchen, um das gleiche Hochgefühl zu erleben. Am schlimmsten aber ist, dass er in Form von Fruktose wie Alkohol auf die Leber wirkt. Bei regelmäßigem Verzehr sind Entzündungen und Gewichtszunahme vorprogrammiert, führt er zu Insulinresistenz (einem Vorläufer von Diabetes und Herzkrankheiten) und begünstigt moderne Leiden von Krebs, Demenz und Depressionen bis zu Unfruchtbar-

keit, Akne und mehr. Zusammen mit einem bewegungsarmen Lebensstil verändert Zucker den Stoffwechsel – Sie verwandeln sich vom neuen Sportwagen in eine alte Schrottmühle. Zu allem Übel füttert er unerwünschte Candida-Pilze, die sich im Mikrobiom breitmachen und es aus dem Gleichgewicht bringen können.

Wegen seiner heimtückischen Präsenz in modernen Nahrungsmitteln und seines Suchtfaktors müssen Sie auf der Hut und bereit sein zurückzuschlagen. Zucker ist überall, und nur Sie können Nein sagen.

MEINEN SIE MICH?
ICH ESSE DOCH KAUM ZUCKER!

Selbst wenn Sie Süßes meiden, werden Sie mehr Zucker zu sich nehmen, als Sie denken. Die Hersteller schmuggeln ihn in viele moderne Nahrungsmittel. 58 Prozent der knapp 80 000 Fertigprodukte auf dem US-Markt enthalten zugesetzten Zucker – und das nicht nur zum Süßen! Zucker ist ein billiges Konservierungsmittel, erhöht die Haltbarkeit und hält die Kunden bei der Stange.

Auch Menschen, die sich bewusst ernähren, unterschätzen meist, wie viel »freien Zucker« sie verzehren. Das sind alle Zucker wie Haushaltszucker oder Glukose-Fruktose-Sirup, die Nahrungsmitteln zugesetzt wurden (was meist als »Zuckerzusatz« bezeichnet wird), *sowie der natürliche und nicht an Faserstoffe gebundene Zucker zum Beispiel in Fruchtsaft, Honig, Ahornsirup und Agavendicksaft.* (Der natürliche Zucker in Milch, Obst und Gemüse zählt nicht dazu, obwohl auch diese Kohlenhydrate letztlich als Glukose zur Energiegewinnung ins Blut gelangen; siehe Seite 85, »Maßgeschneiderter Kohlenhydratkonsum«.) So gesehen können sogar der vermeintlich gesunde Eiweißriegel nach dem Training oder der Smoothie mit Datteln die tägliche Zuckerdosis erhöhen. Am schlimmsten ist Zucker in flüssiger Form: Die Fruktose aus Säften und süßen Getränken landet direkt in der Leber. Sie wird dort ähnlich verstoffwechselt wie Alkohol und in Fett umgewandelt. Dieser Prozess ist eine wichtige Ursache für Übergewicht, schädigt die Leber und kann letztlich zu einer Fettlebererkrankung führen.

Wenn Sie rechnen, wie oft Sie am Tag – dank vermeintlich harmloser Lebensmittel wie (heimlich gesüßter) Bioerdnussbutter, Snacks oder Getränken – mit Zucker in Berührung kommen, droht ein »Zuckerschock«. Dieses Kleinvieh macht richtig Mist: Wissenschaftler vermuten, dass der Durchschnittsamerikaner jährlich 40 Kilogramm Zucker aus Zuckerrohr und Mais konsumiert. Ein großer Teil davon ist schwer erkennbar, weil er unter vielen verschiedenen Bezeichnungen in den Zutatenlisten steht (siehe Seite 28, »Knacken Sie den Code«).

Zucker ist eine außerordentlich schädliche Substanz, von der die meisten Menschen viel zu viel verzehren.

FRUKTOSE IST NICHT IHR FREUND

Glukose und Fruktose sind »Einfachzucker«, die der Körper verstoffwechseln kann. Gemeinsam bilden sie die Saccharose (Haushaltszucker). Fruktose ist der in Obst und Gemüse enthaltene Zucker (der zu Produkten wie dem Zusatzstoff Glukose-Fruktose-Sirup raffiniert wird und natürlich in Agavendicksaft vorkommt). Lange hielten Ärzte – auch ich – sie für ungefährlich, da sie den Blutzuckerspiegel nicht so stark beeinflusst wie Glukose. Inzwischen wissen wir: Fruktose wird in der Leber verstoffwechselt und anders als Glukose nicht vom Gehirn oder den Muskeln zur Energiegewinnung herangezogen. Ein hoher Fruktoseverzehr kurbelt die Fettproduktion an, erhöht die Triglyceride und verursacht mit der Zeit eine Fettleber und hepatische Insulinresistenz. Säfte und mit Maissüße gezuckerte Produkte werden Ihre Gesundheitsbemühungen zunichtemachen.

KNACKEN SIE DEN CODE

Halten Sie Ausschau nach folgenden Begriffen: Rohrzucker, brauner Zucker, Reissirup, Rübenzucker, Palmzucker, Traubenzucker, Glukose, Saccharose, Maltose, Maltodextrin, Dextrin, Dextran, Dextrose, Sorbit, Maissirup, Fruktose, Glukose-Fruktose-Sirup, Fruktosesirup, Fruchtsaft, Fruchtsaftkonzentrat, Gerstenmalz, Zuckercouleur, Carobsirup, Hirsesirup. Das alles ist Zucker!

JAGEN SIE ZUCKER ZUM TEUFEL

Sie sind süchtig nach Zucker? Machen Sie eine Eliminationsdiät (Seite 90). Der Verzicht auf Mehl, Backwaren und künstliche Süßstoffe drosselt die Gier auf Süßes enorm. Wenn Sie sich ballaststoffreich und vollwertig ernähren, signalisiert das Mikrobiom Ihrem Gehirn, dass es wohlgenährt ist. Dies zügelt das Verlangen, sich die Zuckerdröhnung zu geben.

Vorsicht: Auch Kokosblütenzucker, der neue Liebling der Gesundheitsszene, ist Zucker (obwohl er einen Hauch mehr Mineralien enthält); genau wie naturbelassener Honig, der in geringen Mengen heilende Wirkung hat. Darum dosieren Sie vorsichtig.

Wenn es etwas süßer sein soll, versuchen Sie es mit Stevia, Mönchsfrucht oder Xylit. Sie sind ein besserer Zuckerersatz, aber verwenden Sie sie in Maßen. Schließlich wollen Sie Ihre Geschmacksknospen an weniger süße Nahrung gewöhnen. Verzichten Sie auf künstliche Süßstoffe, die das Mikrobiom stören, neurotoxisch wirken, die Gier auf Süßes wecken und damit alle, die Süßes eher meiden wollen, in einen Teufelskreis stürzen.

Alles über Big Sugar und warum ein zuckerfreies Leben so viel süßer ist, erfahren Sie in der Dokumentation *Die große Zuckerlüge*.

MACHEN SIE SICH SCHLAU

Die Nährwertangaben verraten, wie viel Zucker eine Portion enthält. Die Wirkung auf den Körper wird allerdings deutlicher, wenn man Gramm in Teelöffel umrechnet. Vier Gramm sind ein Teelöffel. 22 Teelöffel Zucker nehmen wir im Durchschnitt am Tag in Form von Süßungsmitteln in verarbeiteten Nahrungsmitteln, Mahlzeiten und Getränken zusätzlich zu uns – manch einer auch mehr. Wir haben nur etwa zwei Teelöffel Glukose im Blut (Blutzucker); was darüber hinausgeht, muss entweder verbrannt oder gespeichert werden. (Da nicht sonderlich viel Glukose nötig ist, um uns mit Energie zu versorgen, wird der Überschuss zunächst als Glykogen in Leber und Muskeln gespeichert und als Fett im ganzen Körper eingelagert, wenn diese Speicher voll sind.) Das Bauchspeicheldrüsenhormon Insulin verschiebt die Glukose aus dem Blut in Zellen und Gewebe. Wird ständig Insulin ausgeschüttet, um einen steten Glukosezustrom zu bewältigen, reagieren die Zellen möglicherweise irgendwann nicht mehr darauf. Der Insulinspiegel im Blut steigt. Dieser Zustand wird als Insulinresistenz bezeichnet und ist der bei weitem wichtigste Risikofaktor für Bluthochdruck, Herzerkrankungen, Diabetes und Übergewicht (und vermutlich die Alzheimer-Krankheit); nicht das Cholesterin, wie allgemein vermutet wird.

Halten Sie die Zuckerzufuhr im Zaum, indem Sie abgepackte Nahrungsmittel und Getränke (sowie Rezepte) mit mehr als vier Gramm Zucker pro Portion meiden. Begrenzen Sie den Verzehr von Honig, Ahornsirup, Kokoswasser und Fruchtsaft – sie können Ihnen auch bei naturbelassener, vollwertiger Ernährung ein Bein stellen. Oder achten Sie auf die Zutaten und nehmen Sie Abstand, wenn Zucker oder eines seiner sprachlich getarnten Geschwister an erster bis dritter Stelle der Liste steht. So lernen Sie, im Zuckerdschungel zu überleben. Und nicht vergessen: Herzhaft heißt nicht zuckerfrei!

Wenn Sie Kaffee ohne Zucker trinken oder nicht mehr regelmäßig Eis schlecken, versetzen Sie dem Zucker einen schweren Schlag. Um die tägliche Belastung zu senken, müssen Sie aber auch außer Haus auf die Zuckermengen in Fertigprodukten, Würzsaucen und Getränken achten.

FRUCHTJOGHURT, FETTARM: 6–12 Würfelzucker
KETCHUP: 1 Würfelzucker
BARBECUESAUCE: 3–4 Würfelzucker
BAKED BEANS: 5 Würfelzucker
CAFFÈ LATTE MIT VANILLESIRUP: 9 Würfelzucker
AMERIKANISCHE ERDNUSSBUTTER: 1–2 Würfelzucker
EISTEE, GESÜSST: 6–7 Würfelzucker
MIXED PICKLES: 2 Würfelzucker
KNUSPERMÜSLI: 3–6 Würfelzucker
FRUCHTSMOOTHIE (FLASCHE): 10–15 Würfelzucker
SPAGHETTISAUCE: 5 Würfelzucker
DESSERTWEIN: 5 Würfelzucker (trockener Weißwein: knapp 1 Würfelzucker)
SPORTGETRÄNK: 8–9 Würfelzucker
ORANGENSAFT: 5–6 Würfelzucker
EIWEISSRIEGEL: 5–6 Würfelzucker

* jeweils pro Portion; 1 Würfelzucker = 1 Teelöffel Zucker

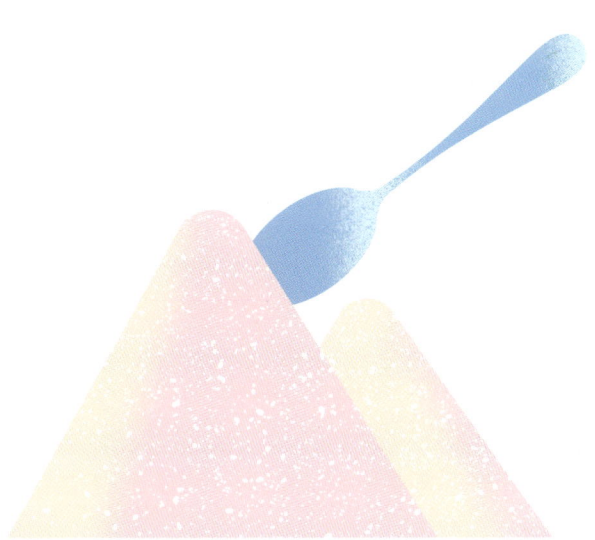

SCHLIESSEN SIE FRIEDEN MIT FETT

WENN IHRE ERNÄHRUNG FETT- UND FREUDLOS IST, SOLLTEN SIE SIE ETWAS »AUFSCHMALZEN«. DER VERZEHR FETTARMER NAHRUNG MACHT KEINESWEGS GESUND, WIE MAN FRÜHER VERMUTETE. FETT IST FÜR ALLE KÖRPER- UND GEHIRNFUNKTIONEN EINSCHLIESSLICH HEILUNG UND REPARATUR UNVERZICHTBAR. EIN

AUSREICHENDER VERZEHR BIETET ZAHLLOSE VORteile: Sie haben länger Energie, weniger hungerbedingtes Auf und Ab, einen besseren Stoffwechsel (und ein stabileres Gewicht), denken klarer und sind ausgeglichener, sind hormonell gesünder, haben schönere Nägel, Haut und Haare – und weniger Heißhunger. Weil Fett ein Geschmacksträger ist, genießen Sie Ihr Essen auch viel mehr.

Es wurde viel geschrieben, *warum* Fett in den letzten 50 Jahren zu Unrecht verteufelt wurde (meine Lieblingsbücher sind *The Big Fat Surprise* von Nina Teicholz und *Die Pioppi-Diät* von Aseem Malhotra). Wir haben es geglaubt, uns eifrig an Regierungsrichtlinien und das Marketing der Lebensmittelindustrie gehalten. Daraufhin schwappte eine gefährliche Welle aus Kohlenhydraten, raffiniertem Zucker, Samenölen und nahrungsmittelähnlichen Substanzen über die moderne Ernährungslandschaft hinweg. Nun aber erfahren wir mehr über die zentrale Rolle, die Fett für die Gesundheit spielt: dass Frauen bei fettarmer Ernährung ein höheres Herzinfarktrisiko haben als bei fettreicher oder wie wichtig Cholesterin für die Körperfunktionen ist (siehe Seite 251). Zeit, diese Beziehung zu heilen und wieder in natürliche Bahnen zu lenken.

Jagt Ihnen der Gedanke, mehr Fett zu verzehren, Schauer über den Rücken? Keine Bange! Es geht darum, den Teller um echte Nahrungsfette – natürlich fetthaltige Kost und unverarbeitete Fette im Naturzustand – zu ergänzen, um raffinierte Kohlenhydrate und Zucker zu verdrängen. Diese Fette haben eine starke Schutzwirkung. Man kann auch schwerlich zu viel davon essen, weil sie langsamer verdaut werden und Gehirn und Hormonsystem mehr Zeit haben, ein Gefühl von Sättigung zu registrieren.

Sie brauchen keinen strengen Diätplan. Bemühen Sie sich nur, im Laufe des Tages fettreiche Zutaten in kleinen Mengen zu ergänzen sowie Stärke- und Zuckeranteil *gering* zu halten. Denn bei kohlenhydratreicher Ernährung würde eine Erhöhung des Fettanteils eine Gewichtszunahme provozieren. Wenn Sie einfach und konsequent vorgehen, werden Sie bald Freundschaft mit diesem mit Superkräften ausgestatteten Makronährstoff schließen.

MEHR FETT!

Der Fettjargon (gesättigt, einfach/mehrfach ungesättigt, Omega-3s) ist kompliziert und kann verwirren. Meine Faustregel lautet: Wenn es natürlich ist, ist es vermutlich gesund; wenn es aus der Fabrik kommt, ob Mast- oder Verarbeitungsbetrieb, vermutlich nicht. (Orangefarbener Käse oder Kartoffelchips sind nicht der richtige Weg.) Auch bei gesunden Fetten gilt: Viel Fett plus viele Kohlenhydrate werfen Sie aus der Bahn. Geben Sie ungesüßtem Kokosjoghurt – oder der Vollfettvariante aus Weidemilch – den Vorzug vor Gourmeteiscreme. Alle Studien, die den Erfolg eines höheren Nahrungsfettanteils bei der Bekämpfung von Übergewicht, Diabetes und Herzerkrankungen zeigen (wie bei ketogenen Diäten, Seite 84), basieren auf einer *fettreichen*, *kohlenhydratarmen* Ernährung.

Die Sache wird ganz einfach, wenn Sie sich die folgenden drei Möglichkeiten ansehen, fetthaltige Nahrungsmittel zu verzehren. Bauen Sie sie in Ihren Tagesablauf ein und lassen Sie sich vom Perfekten Teller (Seite 23) leiten. Es geht darum, kleine Mengen zu konsumieren – nicht darum, dass jede Mahlzeit in Öl schwimmen oder unter Speckstreifen begraben sein sollte! Woher wissen Sie, dass Sie ausreichend Fett bekommen? Ihr Körper wird es Ihnen sagen: Achten Sie auf Energieniveau, Sättigungsgefühl und das Verschwinden von Fettmangelsymptomen wie sprödem Haar und brüchigen Nägeln.

>>

Das fettarme Leben hatte genau die umgekehrte Wirkung auf unsere Gesundheit: Es hat uns nicht gesünder gemacht, dafür haben Übergewicht und Diabetes epidemische Ausmaße erreicht.

<<

FETTREICHE LEBENSMITTEL

Die Grundlage Ihrer Mahlzeiten und Snacks. Achten Sie auf die Herkunft dieser Zutaten: Je fetter das Lebensmittel, desto wichtiger ist eine gute Qualität, da sich Nähr- *und* Giftstoffe im Fett ansammeln. (Lesen Sie den Spickzettel »Clean Eating« auf Seite 147.)

TIERISCHE LEBENSMITTEL

BIOHÄHNCHEN MIT HAUT (DUNKLES FLEISCH)
FLEISCH VOM WEIDERIND
(Es gibt magere und fettere Stücke; fragen Sie Ihren Metzger)
FLEISCH VOM WEIDESCHWEIN, AUCH BAUCH UND SPECK
LAMM
EIER, AM BESTEN AUS BIOFREILANDHALTUNG
FETTER KALTWASSERFISCH
(Sardine, Makrele, Hering, Wildlachs)
VERTRÄGLICHE MILCHPRODUKTE
(Ziegen- und Schafmilchkäse; Kuhmilchkäse, falls verträglich; Butter aus Weidemilch; Joghurt/Kefir)
KNOCHENBRÜHE

PFLANZLICHE LEBENSMITTEL

AVOCADO
KOKOSNUSS
(Kokosöl, -mus, -milch, -creme)
NÜSSE UND NUSSMUS
(in Maßen; vorzugsweise roh [nicht geröstet])
SAMEN
(Kürbiskerne, Chia-, Sesam-, Lein-, Hanfsamen)
SCHOKOLADE (siehe Seite 64)
OLIVEN UND OLIVENÖL

FETTE UND ÖLE ZUM TRÄUFELN UND STREICHEN

Alle Fette und Öle, die Sie direkt auf das Essen (in den Smoothie oder Kaffee) träufeln, streichen oder löffeln: Olivenöl, Leinöl, Hanföl, Nussöle, Nussmuse, MCT-Öl (flüssiges Kokosöl), Kakaobutter, Butter und Ghee.

FETTE UND ÖLE ZUM KOCHEN UND BRATEN

Sie dienen dazu, Lebensmittel zu garen! Tierische Fette wie Ghee und Butter, Gänse- und Schweineschmalz, Hähnchenfett, Talg (zum scharfen Anbraten von Eiweiß); Pflanzenöle wie Kokosöl, Palmöl aus nachhaltigem Anbau, Avocadoöl und hochwertige Olivenöle. Auf Seite 76 finden Sie einen Leitfaden für gesunde Fette und Öle.

EIN »FETTER« TAG: ANREGUNGEN FÜR JEDE TAGESZEIT

NAHRHAFTER SMOOTHIE
(siehe Seite 67) mit Nussmus, MCT-Öl oder tiefgefrorenen Avocadostücken
CREMIGER KAFFEE (ALIAS BULLETPROOF COFFEE)
mit MCT-Öl, Butter oder Sahne aus Weidemilch
EIER, IN BUTTER ODER GHEE GEBRATEN
SARDINEN MIT AVOCADO
EINTOPF MIT SCHWEINE- ODER LAMMFLEISCH
aus dem Schongarer mit Gemüse oder Salat
GEMÜSE UND EIWEISS, MIT OLIVENÖL BETRÄUFELT
KNOCHENBRÜHE
schenkt Kraft für den Tag
TAHINSAUCE
zu einer Schüssel mit Reis und Gemüse
MANDELMUSDRESSING
zu Zucchininudeln
ROSENKOHL MIT SPECK
DUNKLE SCHOKOLADE
CURRY MIT KOKOSMILCH
CHIAPUDDING MIT KOKOSJOGHURT
(oder Joghurt aus tierischer Milch, soweit verträglich)
TEE MIT EINEM LÖFFEL GHEE AM ABEND

9 (WEITERE) GRÜNDE, DIE FÜR NATÜRLICHE FETTE SPRECHEN

SIE HELFEN Ihrem Körper bei der Aufnahme wichtiger Vitamine (der fettlöslichen Vitamine A, D, E und K).

SIE STÄRKEN Ihr Immunsystem.

SIE UNTERSTÜTZEN die Integrität Ihrer Zellmembranen.

SIE ERFÜLLEN die einzigartigen Bedürfnisse Ihres Gehirns.

SIE SCHMIEREN Ihren Verdauungstrakt.

SIE SCHÜTZEN Ihre lebenswichtigen Organe.

SIE HELFEN, Entzündungen zu lindern.

SIE FÜTTERN Ihre Mitochondrien. Die Energiekraftwerke Ihrer Zellen bestimmen, wie energiegeladen Sie sich fühlen und wie Sie altern.

SIE SIND für die Gesundheit von Herz, Lunge, Leber und Knochen unentbehrlich und unterstützen eine gesunde Genexpression.

Meine Faustregel lautet: Wenn es natürlich ist, ist es vermutlich gesund; wenn es aus der Fabrik kommt, ob Mast- oder Verarbeitungsbetrieb, vermutlich nicht.

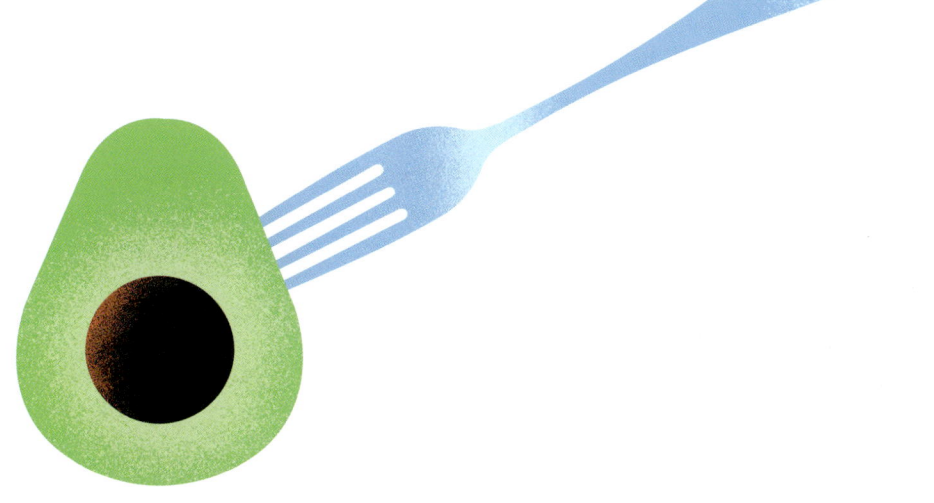

ANLEITUNG ZUR
GLUTENFREIEN ERNÄHRUNG

VON ALL MEINEN EMPFEHLUNGEN AN PATIENTEN, DENEN ES NICHT GUT GEHT, BRINGT EIN RAT AM SCHNELLSTEN ERFOLGE: DER VERZICHT AUF DEN VERZEHR VON GLUTEN. WENN JEMAND EMPFINDLICH DARAUF REAGIERT UND WEIZEN SOWIE GLUTENHALTIGE PRODUKTE VOM SPEISEPLAN STREICHT, KÖNNEN

VERDAUUNGSBESCHWERDEN NACHLASSEN, ENERGIE und geistige Klarheit zurückkehren, hartnäckige Schmerzen und Steifheit verschwinden – das ist nur eine Auswahl. Alle sagen das Gleiche: *Wie elend ich mich gefühlt hatte, wurde mir erst klar, als es mir besser ging.* In einigen schwerwiegenderen Fällen ist dies der entscheidende erste Schritt, um etwa bei Autoimmunerkrankungen die Wende einzuläuten.

Woher wissen Sie, ob auch *Sie* einen Bogen um das pflanzliche Protein in Weizen und Getreidesorten wie Roggen und Gerste, in den vielen Verwandten des Weizens wie Weizenkeimen, Bulgur, Couscous, Weich- und Hartweizengrieß, Dinkel sowie einer Palette von Fertigprodukten und Getränken machen sollten, in die es gern geschmuggelt wird? Und wie können Sie zuverlässig einen sicheren Kurs setzen, um das Meer der glutenfreien Produkte und vollmundigen Versprechen unbeschadet zu überqueren? Willkommen zur glutenfreien Ernährung 2.0: Es wird Zeit, auf Gluten zu verzichten, ohne Schaden anzurichten.

WEIZEN UND SEIN SCHLECHTER RUF

Seit über 8000 Jahren gilt der Weizen als Grundnahrungsmittel. Dennoch glaube ich, dass unser aus dem Gleichgewicht geratenes Mikrobiom und die daraus resultierenden Entzündungen im Darm der Auslöser für seine zunehmende Unverträglichkeit sein könnten. Das mag zum Teil an der schieren Menge von Weizen liegen, die wir verzehren (er macht mindestens 20 Prozent der üblichen westlichen Ernährung aus). Aber auch die industrialisierten Prozesse rund um den modernen Weizen, die weltweit am häufigsten angebaute Nahrungspflanze, sind offenbar eine eindeutige Gefahr. Die heutigen Schnellbackverfahren umgehen traditionelle Techniken, die früher dazu beitrugen, das Protein in leichter verdauliche Bestandteile zu zerlegen. Noch schlimmer aber ist der besorgniserregende Einsatz des Pflanzenvernichtungsmittels Glyphosat im konventionellen Weizenanbau (siehe Seite 153).

Die Lebensführung, vor allem die Ernährung, hat großen Einfluss auf rund 98 Prozent unserer Gene – auf ihr Verhalten und ihre Expression.

Eine Überempfindlichkeit gegen Gluten kann Entzündungsprozesse im ganzen Körper anstoßen. Sie kann zu Verdauungsbeschwerden, Kopf- und Gelenkschmerzen, neurologischen Problemen, Blähungen, Hautproblemen, Eierstockzysten und mehr führen. (Sie kann auch die Autoimmunkrankheit Zöliakie verursachen, die Störungen im ganzen Körper hervorruft und zu einer Reihe weiterer Autoimmunkrankheiten beitragen kann.)

Die gute Nachricht: Wenn man auf glutenhaltige Nahrungsmittel verzichtet und das Mikrobiom wieder aufbaut, bessern sich viele chronische Entzündungssymptome. Möglicherweise lässt sich die Funktion so weit wiederherstellen, dass gelegentlich eine Portion korrekt zubereiteter glutenhaltiger Nahrungsmittel vertragen wird. (Dies gilt nicht, wenn Sie unter Zöliakie leiden. In diesem Fall werden die Mikrovilli im Darm geschädigt, können bei strenger Glutenkarenz aber wieder heilen.)

Es gibt noch einen Grund, Glutenabhängigkeit zu überdenken: Es ist bekannt, dass Brot den Blutzuckerspiegel destabilisiert. Ein Verzicht kann beim Abnehmen helfen.

HALT! LASSEN SIE DEN GLUTENFREIEN MUFFIN FALLEN!

Die erste Welle der glutenfreien Ernährung ließ eine ganze Industrie entstehen, deren Produkte oft voll mit Stärke und industriell verarbeiteten Samenölen sind – von Zucker, Konservierungs- und Zusatzstoffen ganz zu schweigen. Die meisten sollten Sie ignorieren. Sie begünstigen Bluthochdruck, Entzündungen und Gewichtszunahme. Die *Tipps in diesem Buch* helfen bei einer gesunden Umstellung. Halten Sie sich an echte Lebensmittel und meiden Sie Abgepacktes. Essen Sie Gemüse statt Pasta oder Brot und üben Sie die Zusammenstellung des Perfekten Tellers (Seite 23). Im Notfall können glutenfreie Produkte hilfreich sein – und es gibt sehr gute ohne Samenöle und Zusatzstoffe (aber nutzen Sie sie nicht als Krücke). Dann ist eine nachhaltige Umstellung möglich.

GLUTENFREIE ERNÄHRUNG 2.0

Sind Sie erfolgreicher, wenn Sie vom einen Tag auf den anderen aufhören oder sich rausschleichen? Wählen Sie den Weg, der zu Ihnen passt, befolgen Sie die Regeln und notieren Sie Symptome auf dem Food Sensitivity Questionnaire (drfranklipman.com). (Falls Sie sich für Bluttests bei Glutenempfindlichkeit interessieren, lesen Sie den Kasten auf Seite 91.)

Halten Sie – unabhängig vom gewählten Weg – mindestens zwei Wochen durch. Achten Sie auf Veränderungen des Befindens und des Aussehens. Wenn Sie schon länger Symptome haben, dauert es Monate, eine entzündete Darmwand zu heilen und damit möglicherweise dazu beizutragen, Autoimmunerkrankungen zum Verschwinden zu bringen.

WEG 1: BEGINNEN SIE MIT DEM FRÜHSTÜCK

Der allmähliche Ausstieg hilft, schrittweise Sicherheit zu gewinnen. Er kann funktionieren, wenn Sie keine hochgradig unangenehmen Symptome haben und große Veränderungen oder die Vorstellung scheuen, Nahrungsmittel wegzugeben. Bereits ein neues Frühstück verhilft in der Regel zu mehr Energie und Wohlbefinden und weckt Begeisterung für den nächsten Schritt. Gehen Sie eine Mahlzeit nach der anderen an und verbannen Sie nach und nach alle glutenhaltigen Produkte aus dem Haus.

SO GEHT'S:

Ersetzen Sie zunächst die glutenhaltigen Nahrungsmittel am Morgen. Zum Frühstück schmecken auch die Reste herzhafter Gerichte. Falls Sie Haferflocken verzehren, achten Sie auf glutenfreie Produkte. (Hafer enthält kein Gluten, ist aber oft damit verunreinigt, da er mit den gleichen Maschinen verarbeitet wird.)

Behalten Sie diese Veränderung eine Woche lang bei. Achten Sie darauf, ob Sie sich besser fühlen.

Ersetzen Sie in der nächsten Woche alle glutenhaltigen Nahrungsmittel im Mittagessen, prüfen Sie weiter Ihr Befinden.

Planen Sie Mahlzeiten außer Haus vorab und legen Sie sich eine Strategie zurecht, wo Sie essen und was Sie bestellen werden (siehe Seite 74).

WEG 2: TABULA RASA

Der kalte Entzug funktioniert, wenn Sie hochmotiviert sind, weil es Ihnen schlecht geht, weil Sie leiden oder mit strengeren Vorgaben besser zurechtkommen.

SO GEHT'S:

Nehmen Sie sich ein paar Tage Zeit, um Ihre künftige Ernährung zu planen – mit einer Strategie und ein paar Listen. Lesen Sie den Ernährungsteil dieses Buches. Überlegen Sie: Wie werden meine drei Mahlzeiten und Snacks aussehen? Was muss ich aus der Küche und vom Arbeitsplatz verbannen? Wodurch werde ich es ersetzen? Was esse ich außer Haus? Was, wenn ich einen Fehler mache?

Diese Methode kann Teil einer umfassenderen Eliminationsdiät (Seite 90) oder gar einer Darmsanierung (Seite 174) sein – wenn Sie aufs Ganze gehen, die Verdauung neu starten, Entzündungsprozesse beruhigen und das Mikrobiom wieder aufbauen wollen.

EINE ERFOLGREICHE UMSTELLUNG

ENTLARVEN UND MEIDEN SIE VERSTECKTE GLUTEN-QUELLEN wie Binde- und Füllmittel in Fertigprodukten, Saucen, einigen Wurstsorten und Desserts. (Eine schnelle Internetsuche liefert umfassende Listen.)

WÄHLEN SIE KLUGE ALTERNATIVEN. Nutzen Sie die Informationen im Ernährungskapitel, um weizenfreie Mahlzeiten und Snacks zu planen. Weitere Ideen finden Sie auf unzähligen Internetseiten für glutenfreie Ernährung. Essen Sie im Zweifelsfall mehr Gemüse!

AKZEPTIEREN SIE, DASS SIE NICHT GANZ AUF DER HÖHE SIND. Gluten hat eine opiatähnliche Wirkung: Nach dem Verzehr bildet der Körper eine endorphinähnliche, stimmungsaufhellende Substanz. Kein Wunder, dass Gluten süchtig macht! Verzicht kann sich anfangs wie Entzug anfühlen. Sorgen Sie bei Glutengelüsten mit qualitativ hochwertigem Protein und Fetten für eine gute Sättigung.

KEINE ANGST BEI ERNÄHRUNGSFEHLERN. Achten Sie darauf, ob sich nach dem Glutenverzehr oder am nächsten Morgen Symptome wie Erschöpfung, Benommenheit, Schmerzen, Verdauungsbeschwerden und Verstopfung einstellen. Lassen Sie sich davon auf den rechten Weg zurücklotsen.

NUTZEN SIE DIE GELEGENHEIT, NEUES AUSZUPROBIEREN! Paleobrot selbst zu backen, mag schwierig klingen – bis Sie die kurze Zutatenliste sehen. Nie gab es mehr Bücher, Blogs und Produkte für die glutenfreie Küche. Sorgen Sie dafür, dass gesunde Lebensmittel und Snacks stets griffbereit sind, sonst stellen sich Hunger und Verzweiflung ein!

NACH ZWEI WOCHEN

Prüfen Sie die Auswirkungen der Ernährungsumstellung noch einmal anhand des Food Sensitivity Questionnaire. Wie fühlen Sie sich ohne glutenhaltige Nahrungsmittel im Vergleich zu vorher? Was passiert, wenn Sie ein Stück Brot oder ein paar Nudeln essen? Vielleicht sind die Folgen unerträglich. Vielleicht sind sie nicht so schlimm, sodass

>> **Von all meinen Empfehlungen an Patienten, denen es nicht gut geht, bringt ein Rat am schnellsten Erfolge: der Verzicht auf den Verzehr von Gluten.** <<

LEKTINE: WAS ES NEBEN GLUTEN NOCH GIBT

Wenn Sie auf Gluten verzichten, aber weiterhin unter den Folgen von Entzündungsprozessen und einem übermäßig durchlässigen Darm leiden, sollten Sie sich über die Lektine schlau machen – Pflanzenproteine, zu denen auch Gluten gehört. Sie finden sich in vielen Pflanzen (vor allem Hülsenfrüchten einschließlich Erdnüssen), Körnern sowie den Samen und Schalen von Nachtschattengewächsen. Sie sind Teil der Überlebensstrategie der Pflanzen, vorsätzlich Unwohlsein bei Fressfeinden hervorzurufen, um nicht verzehrt zu werden und sich fortpflanzen zu können. Manche Menschen reagieren sofort mit Verdauungsbeschwerden oder Entzündungen darauf. Andere können damit leben – vor allem, wenn lektinhaltige Nahrungsmittel korrekt zubereitet werden. Traditionelle Zubereitungsmethoden wie das Einweichen, Keimen, Fermentieren und gar Raffinieren von Getreide und Hülsenfrüchten senken den Lektingehalt erheblich. Sie halfen zusammen mit naturbelassenen vorindustriellen Lebensmitteln und einer Fülle hilfreicher Prä- und Probiotika, Getreide und Hülsenfrüchte in vielen Kulturen der Welt zu Grundnahrungsmitteln zu machen.

Wenn Sie empfindlich reagieren, könnten diese Zubereitungsmethoden der Schlüssel zum problemlosen Verzehr lektinhaltiger Nahrungsmittel sein. Sie sind leicht zu erlernen. Das Garen im Schnellkochtopf etwa kann den Lektingehalt von Hülsenfrüchten hervorragend senken. Ziehen Sie in Betracht, diese zeitsparende Garmethode zu lernen (Seite 53).

Um hartnäckigen Unverträglichkeiten auf die Spur zu kommen, können Sie zunächst auf alle lektinhaltigen Nahrungsmittel verzichten und sie anschließend nacheinander wieder einführen, um zu sehen, worauf Sie reagieren. Lektine sind sogar in Milchprodukten, Fleisch aus Massentierhaltung und Eiern enthalten, weshalb eine Eliminationsdiät ohne diese Nahrungsmittel die Probleme einiger Betroffener löst.

Ausführliche Informationen zum Thema Lektine finden Sie im Buch Böses Gemüse *von Steven Gundry.*

Sie diese Nahrungsmittel gelegentlich bewusst einplanen können. Möglicherweise hat es auch den Anschein, als bliebe der Verzehr von Brot oder Pasta ohne Folgen. Unabhängig davon haben Sie angefangen, *sich bewusst mit Gluten zu beschäftigen*. Ich halte dies für einen wertvollen Schlüssel zum Wohlbefinden in einer Welt, in der sich die Nahrungsquellen und die Reaktionen unseres Körpers darauf verändern.

NACH DREI MONATEN

Bei glutenbedingten Entzündungsprozessen im Darm könnte im Laufe dieser Zeit eine gewisse Heilung stattgefunden haben. Möglicherweise vertragen Sie kleine Mengen von echtem Sauerteigbrot, das als fermentiertes Lebensmittel leichter verdaulich ist (s. S. 56). Auch Produkte mit gekeimtem Weizen können verträglicher sein (s. S. 37). Dennoch würde ich *immer* raten, Brot oder Backwaren durch Spinat oder Mangold, Pasta durch grüne oder gelbe Zucchinistreifen zu ersetzen. In jedem Fall sollten Sie Biogetreide kaufen – vor allem für Ihre Kinder!

Alles über Gluten erfahren Sie aus dem Film *What's With Wheat?* (Dt. auf Amazon: »Was ist mit dem Weizen los?«) sowie den Büchern *Dumm wie Brot* von David Perlmutter und *Weizenwampe* von William Davis.

WIDERSTEHEN SIE INDUSTRIELL
VERARBEITETEN NAHRUNGSMITTELN

SIE HABEN ES SCHON HUNDERTMAL GEHÖRT: JUNKFOOD, FAST FOOD UND ERFRISCHUNGSGETRÄNKE SIND SCHLECHT FÜR SIE. NAHRUNG IST INFORMATION UND SAGT DEM KÖRPER, WAS ER WANN TUN SOLL. JUNKFOOD IST WIE SCHADSOFTWARE AUF IHREM COMPUTER – FALSCHE SIGNALE, DIE IHRE HARDWARE ZUM

ABSTURZ BRINGEN. INDUSTRIELLE PRODUKTE HABEN nicht mehr viel mit den natürlichen Nahrungsmitteln zu tun, und der teuflische Cocktail aus Samenölen, verstecktem Zucker, genetisch veränderten Organismen, chemischen Stoffen für Farbe, Beschaffenheit und Konservierung, der Junkfood so schmackhaft – und billig – macht, stört alle vier Gesundheitsfaktoren (siehe Seite 14). Sie verursachen Entzündungen und damit Übergewicht, Konzentrationsprobleme, Schmerzen im ganzen Körper (und schaden uns oft jahrelang unbemerkt); stören das hormonelle Gleichgewicht (etwa durch östrogenähnliche Substanzen); schwächen das Mikrobiom und fördern möglicherweise Nahrungsmittelallergien; und da sie süchtig machen sollen, stören sie den natürlichen Ernährungsrhythmus (das heißt den regelmäßigen und vollauf zufriedenstellenden Verzehr einfacher, vollwertiger Nahrungsmittel).

Um Ihre Gesundheit zurückzuerobern, müssen Sie sich aus dem Griff der Fertigprodukte befreien. Wenn ein großer Teil der von Ihnen verzehrten Nahrungsmittel in Schachteln verpackt und mit einem Logo versehen ist, brauchen Sie revolutionäre Strategien für den erfolgreichen Widerstand. Es lohnt sich: Es locken ein schlanker Körper, eine gute Verdauung, geistige Klarheit, bessere Haut, besserer Schlaf, weniger Stimmungsschwankungen. Hier die besten Taktiken für den Befreiungsschlag:

1. EMPÖREN SIE SICH: SIE WERDEN FREMDGESTEUERT!

Fertignahrung hilft nur den produzierenden Unternehmen. Junk- und Fast Food werden von Lebensmittelwissenschaftlern *unwiderstehlich* gemacht – und man wird alles tun, damit Sie nach dem Geschmack und der Textur gieren.

Oft werden zuhauf Zucker, ungesunde Öle, Mononatriumglutamat, genetisch veränderte Sojaprodukte und chemische Geschmacksstoffe verwendet (hinter »künstlichen Aromastoffen« können zahllose ungenannte Chemikalien stecken). Übermäßig schmackhafte Nahrung soll die Sättigungssignale stören. Sie sorgt dafür, dass wir zu viel essen, verursacht aufgrund einer Dopaminreaktion ein unnatürliches Hochgefühl und unterbindet die Fähigkeit, das Essen einzustellen (was berüchtigte Werbesprüche wie »Einmal gepoppt, nie mehr gestoppt!« bezeugen). Dieser ungehemmte Einsatz von Lebensmitteltechnik ist ein einziges großes Experiment, das keineswegs Ihrem Wohl dienen, sondern Geld für Aktionäre scheffeln soll. Viele verarbeitete Nahrungsmittel, das meiste Fast Food und fast alle Erfrischungsgetränke *sollen* süchtig machen. (Genau wie das Angebot vieler Cafés und Kneipen, die mit »handgemachten« Zwiebelringen oder »authentischen« Käse-Hackfleisch-Burritos locken. Eine aktuelle Umfrage ergab, dass 83 Prozent der US-Amerikaner auswärts aßen, weil sie Heißhunger verspürten.)

Informationen über die fragwürdigen Praktiken der Nahrungsmittelindustrie finden Sie in dem Buch *Das Salz-Zucker-Fett-Komplott* von Michael Moss.

2. LERNEN SIE, SCHNELL ZU LESEN

Seien Sie auf der Hut, wenn die Zutatenliste mehr als drei bis fünf Zutaten umfasst.

Das deutlichste Warnsignal ist, wenn die Zutaten (unabhängig von ihrer Zahl) schwer auszusprechen und schwer zu identifizieren sind.

Lassen Sie sich nicht von Werbeversprechen verführen. Auch »Tortilla-Chips aus Biomais«, der angeblich »in der Steinmühle gemahlen« wurde, sind wahrscheinlich mit entzündungsfördernden Samenölen hergestellt. Viele verarbeitete Nahrungsmittel enthalten raffiniertes Palmöl oder »Pflanzenöle«. Auch sie regen Entzündungsprozesse an. Drehen Sie die Tüte um und schauen Sie genauer hin.

Meiden Sie »fettarme«, »zuckerfreie« Produkte. Als Ersatz werden heimtückische Substanzen wie künstliche Süßstoffe zugefügt, die weitere Gelüste schüren können.

Prüfen Sie Produkte bei mehr als vier Gramm Zucker pro Portion genauer. Wenn Sie Glukose-Fruktose-Sirup entdecken, heißt das: Game Over.

Noch einfacher ist es, den Strichcode eines Produkts mit einer App wie Food Facts zu scannen. Sie liefert einen Schnappschuss aller Zutaten und Allergene, die sich darin verbergen. Oder Sie nutzen die Datenbank des Bundeszentrums für Ernährung (bzfe.de).

In englischer Sprache empfiehlt sich die Healthy-Living-App der Environmental Working Group (EWG), die über eine riesengroße Nahrungsmitteldatenbank verfügt.

3. STRUKTURIEREN SIE IHRE ERNÄHRUNG

Mit regelmäßigen Mahlzeiten schaffen Sie eine solide Basis. Das macht Sie weniger anfällig für Junkfood. Sorgen Sie dafür, dass Sie zuverlässig gesunde Snacks zur Hand sowie vorbereitete Zutaten für gesunde Mahlzeiten im Kühlschrank haben und trinken Sie reichlich Wasser. Achten Sie darauf, ausreichend qualitativ hochwertiges Protein, gesunde Fette und ballaststoffhaltige Gemüse zu verzehren. Diese Maßnahmen bilden die Grundlage einer giftstofffreien Ernährung.

4. WOZU KÖNNEN SIE NICHT NEIN SAGEN?

Üben Sie innezuhalten, wenn sich die Lust auf Ungesundes regt. Atmen Sie tief durch. Gehen Sie spazieren. Nehmen Sie wahr, was in Ihrem Körper und Ihrem Kopf geschieht, wenn das Verlangen Sie überkommt. Meist sind Langeweile (der Wunsch nach Abwechslung), Erschöpfung (ein Bedarf an Energie) oder Trauer/Einsamkeit (das Bedürfnis nach Trost) der Auslöser. Dank eines besseren Bewusstseins dafür, *warum* Sie wollen, was Sie wollen, können Sie dem Verlangen widerstehen und aus einer Position der Stärke heraus eine bessere Wahl treffen. Viele Bücher und Internetseiten über achtsame und intuitive Ernährung können dabei helfen. Unterstützung ist nur einen Klick entfernt.

Um Ihre Gesundheit zurückzuerobern, müssen Sie sich aus dem Griff der Fertigprodukte befreien.

WISSEN SIE, WAS SIE ESSEN?

ENTSCHEIDEND FÜR IHRE GESUNDHEIT IST NICHT DIE BEZIEHUNG ZWISCHEN DER *QUANTITÄT* AN NAH-RUNG, DER GESUNDHEIT UND DEM GEWICHT. ES ZÄHLT VOR ALLEM DIE *QUALITÄT*. GIFTFREIE, MINIMAL VER-ARBEITETE LEBENSMITTEL SENDEN DIE RICHTIGEN SIGNALE, UM DEN KÖRPER IM GLEICHGEWICHT ZU HALTEN. DOCH

ANGESICHTS UNSERES SYSTEMS MUSS MAN SEHR engagiert sein, um sich hochwertige Lebensmittel zu beschaffen. Je nach Wohnviertel kann dies schwierig sein. Wir haben eine industrialisierte Nahrungsmittelversorgung, die schon so lange den Profit über die Gesundheit stellt, dass krank machende Nahrungsmittel die Norm sind und gesunde an den Rand gedrängt wurden.

Zum Glück schwimmen wir auf einer Welle der Veränderung. Millionen Verbraucher fordern ehrliche Nahrung: erschwingliche, frische, gesunde Lebensmittel. Dadurch entstehen mehr Bauernmärkte, ändern Hersteller schädliche Prozesse, schaffen wir allmählich Ordnung. Allerdings wird diese Bewegung nur dann weiter Fahrt aufnehmen, wenn alle mitmachen! Die folgenden fünf Möglichkeiten zeigen, wie Sie den Wandel unterstützen und beobachten können, wie Ihre Gesundheit (und die Ihrer Familie) wächst.

1. MACHEN SIE ES SICH EINFACH.

Bevorzugen Sie schnörkellose Vollwertgerichte. Finden Sie heraus, was Ihnen schmeckt, und essen Sie es oft. Wenn Sie selbst kochen, sparen Sie Geld. Investieren Sie es in Lebensmittel wie hochwertiges Fleisch, Milchprodukte, Eier und Fisch, die etwas mehr kosten.

2. FINDEN SIE HERAUS, WOHER DIE WARE KOMMT.

Anbieter gesunder Lebensmittel *begrüßen* Ihr Engagement. Sie arbeiten transparent und geben gern Auskunft. Fragen Sie an den Ständen auf dem Bauernmarkt. Unterstützen Sie die harte Arbeit der Erzeuger. Überlegen Sie, sich einer Solawi (Solidarische Landwirtschaft) anzuschließen, um sich erntefrische Ware zu sichern. Lesen Sie auch die Internetseiten der Marken, die Sie kaufen, teilen Sie Ihre Bedenken mit, hinterlassen Sie Kommentare. Integre Hersteller hören zu.

3. SEIEN SIE SKEPTISCH IN PUNCTO WERBUNG.

Die raffinierten Werbeversprechen der Nahrungsmittelbranche sollen einerseits zu Spontankäufen hinreißen und Produkten andererseits einen »Heiligenschein« verleihen – eine Aura des Wohlbefindens ohne realen Hintergrund. Seien Sie wachsam gegenüber leeren Versprechungen! Das Wörtchen »natürlich« ist weitgehend unreguliert – nur bei Fleisch und Geflügel bedeutet es, dass es unverarbeitet ist und keine Zusatzstoffe enthält. Sogar ein Produkt mit genetisch veränderten Zutaten kann als »natürlich« beworben werden. Der Zusatz »Vollkorn-« liefert keine gesundheitsrelevanten Informationen, und »Hof-« ist eine Worthülse – auch eine Großmästerei ist ein Hof. Lesen Sie das Kleingedruckte und informieren Sie sich über das, was Sie regelmäßig verzehren.

4. LASSEN SIE IHR GELD SPRECHEN.

Bioprodukte werden häufiger, denn der Markt wächst rasant. Kaufen Sie chemiefreie Ware (siehe Seite 147). Sagen Sie, was Sie wollen, und kaufen Sie vor Ort. Wer gute Lebensmittel anbaut und herstellt, tut sich nach wie vor schwer! In den USA gibt es noch Zuschüsse für Getreide aus Monokultur und Fleisch aus Massentierhaltung, das Entzündungen fördert und uns dick macht. Die kleinen Biobauern dagegen bekommen keine Hilfe. Je mehr Sie diejenigen unterstützen, die sich der Qualität verschrieben haben, bei alternativen Anbietern gentechnikfreie Produkte kaufen, Gemüse im Gemeinschaftsgarten oder Sprossen auf der Fensterbank (Seite 170) ziehen, desto mehr fördern Sie ein alternatives Lebensmittelsystem.

Es gibt noch einen Grund, für Bio zu blechen: Je mehr Sie kaufen, desto mehr unterstützen Sie die Regeneration des Bodens, denn auch die Erde verfügt über ein Mikrobiom. Diese Organismen halten sie gesund. Aber die langen Jahre einer chemiebetonten Landwirtschaft haben sie stark geschwächt, sodass sie die Pflanzen nicht mehr mit der nötigen Nährstoffmenge versorgen kann. Der Kauf von Bioprodukten hilft, dieses Unrecht zu beheben. Je besser die Erde, desto gesünder die Nahrung – und davon profitieren letztlich auch Sie.

5. BLEIBEN SIE WACHSAM.

Die Vorgaben ändern sich ständig. Große Unternehmen kaufen die Biobranche und kleine Betriebe auf. Dadurch kann es zu einer Verwässerung der Qualität und unmerklichen Veränderungen kommen (etwa der Verwendung preiswerter, aber giftiger Zutaten oder einer Minderung der Rohstoffqualität). Auch die Regulierung gefährlicher Chemikalien ist nicht gesichert, und es ist beängstigend, dass langjährige Verbote gefährlicher Pestizide wie des krebserregenden Mittels Chlorpyrifos gekippt werden. Das System funktioniert nicht mehr, und es ist kein Geheimnis, dass bestimmte Interessensgruppen mehr Einfluss haben als die Verbrauchersicherheit. Bleiben Sie

dran: Es braucht Engagement und große Wachsamkeit, um die Nahrungsmittelbranche in Ordnung zu bringen! Zum Glück erledigen engagierte Gruppen die meiste Arbeit. Nutzen Sie ihre Ressourcen, unterstützen Sie ihre Initiativen und werden Sie Teil der Lösung. Weitere Informationen finden Sie auf den Internetseiten wichtiger Vorreiter im Bereich Lebensmittelqualität und -sicherheit:

- **ENVIRONMENTAL WORKING GROUP:**
  ewg.org (in englischer Sprache)

- **FOOD DEMOCRACY NOW:**
  fooddemocracynow.org (in englischer Sprache)

- **ORGANIC CONSUMERS ASSOCIATION:**
  organicconsumers.org (in englischer Sprache)

- **FOODWATCH:**
  foodwatch.org

- **PESTICIDE ACTION NETWORK:**
  pan-germany.org

- **TASTE OF HEIMAT:**
  ernaehrungsrat-koeln.de

Wir haben eine industrialisierte Nahrungsmittelversorgung, die schon so lange den Profit über die Gesundheit stellt, dass krank machende Nahrungsmittel die Norm sind und gesunde an den Rand gedrängt wurden.

>>

Die junge Wissenschaft der Epigenetik zeigt, dass Ihre Umwelt und Ihr Lebensstil einen sehr großen Einfluss darauf haben, ob Sie krank werden oder gesund bleiben.

UPGRADE **FÜR DIE BRÜHE**

IN TRADITIONELLEN ERNÄHRUNGSKULTUREN IN ALLER WELT KOMMT JEDEN TAG EINE BRÜHE AUS FLEISCH, FISCH ODER GEMÜSE AUF DEN TISCH. WIR SOLLTEN ES IHNEN GLEICHTUN. IN MEINER PRAXIS VERORDNE ICH BRÜHE OFT IM RAHMEN EINER KUR ZUR HEILUNG DES DARMS – UND ALS GESUNDES STÄRKUNGSMITTEL, DAS

GUT MIT EINEM STRAFFEN ZEITPLAN ZU VEREINBAREN ist. Ist Ihnen aufgefallen, dass die bescheidene Knochenbrühe inzwischen »Superfood«-Status genießt? Das hat viele Gründe: Kollagen (das leicht resorbierbare Protein der Brühe) versorgt schnell und schonend mit Nährstoffen; es heilt und hilft einer strapazierten und geschädigten Verdauung. Brühe enthält wichtige gute Fette, fettlösliche Vitamine und Mineralien, bekämpft Entzündungsprozesse und unterstützt Gelenke und Haut, kurbelt das Immunsystem an (heiße Brühe im Winter = naheliegende Vorbeugungsmaßnahme). Wer Brühe in der Küche hat, verfügt über eine nahrhafte Basis für kinderleichte Suppen und Eintöpfe.

Zwei Dinge können Ihnen helfen, die tägliche Brühe zur Gewohnheit zu machen: Sorgen Sie dafür, Brühe vorrätig zu haben, die Sie jederzeit aufwärmen können (auf Seite 44 finden Sie ein Rezept, oder bestellen Sie tiefgekühlte Brühe bei Qualitätsherstellern wie bonebrox.com oder jarmino.de). Testen Sie auch, wie sie Ihnen am besten schmeckt: natürlich und schlicht oder aromatisch aufgewertet. Trinken Sie Brühe zunächst vor Fleischmahlzeiten (sie unterstützt die Aufspaltung der Proteine) oder als wärmendes Getränk anstelle einer Tasse Tee. Sie kann morgens sättigenden Schwung schenken – nach einer mit Kokosöl oder Ghee verfeinerten Brühe sind Sie vielleicht versucht, den Kaffee ganz ausfallen zu lassen – oder abends einen leichten Tagesabschluss bilden und Ihrer Verdauung vor dem Schlafengehen eine Pause gönnen.

INSIDERTIPPS VON MARCO CANORA

Der Koch **Marco Canora** ist seit Jahren mein Klient und Freund, aber er ist auch der Brühe-Guru: Er hat das Kochbuch *Brodo* geschrieben (deutsch bei Amazon) und mit unwiderstehlichen Drinks einen Trend ausgelöst. (Eine seiner Spezialitäten ist *Tom-Yam*-Brühe: Hühnerbrühe + Chiliöl + Kokosmilch + Limette + Currymischung.) Marco gibt geriebene Kurkuma oder Ingwersaft direkt in den Becher, verleiht mit Shiitake-Tee (die Flüssigkeit vom Einweichen getrockneter Shiitake) oder püriertem Knoblauch Tiefe und zeigt gehetzten Großstädtern, dass Brühe ein wunderbarer Geschmacksträger sein kann. Nutzen Sie seine besten Tipps, um dies ebenfalls zu entdecken.

WELLNESS-EXPERTE

3 HILFSMITTEL FÜRS BRÜHE-UPGRADE

1. **MÖRSER UND STÖSSEL,** um frische Kräuter oder Wurzeln zu Paste zu verarbeiten. Paste in einen Becher geben, mit heißer Brühe aufgießen. Durch die Wärme kann sich das Aroma zauberhaft entfalten.

2. **BATTERIEBETRIEBENER MILCHAUFSCHÄUMER,** um gesunde Fette wie Knochenmark, Talg, Ghee/Butter aus Weidemilch, MCT-Öl, Kokosöl, Chiliöl oder würziges Olivenöl unterzumischen. Getrocknete Kräuter oder Kräutermischungen mit dem Fett vermengen und mit Brühe zu einem köstlich-sättigenden Drink aufschäumen.

3. **MICROPLANE,** um praktisch alles in die Brühe zu reiben. Hervorragend für frischen Ingwer, Kurkuma und Knoblauch; experimentieren Sie auch mit scharfem Rettich oder Meerrettichwurzel.

KNOCHENBRÜHE KOCHEN – SO GEHT'S!

SCHRITT 1: VORBEREITEN

Sie brauchen 1–2 Kilogramm Knochen von Geflügel, Fisch, Schalentieren, Rind oder Lamm (kaufen Sie Fleisch von Tieren, die ausschließlich mit Gras gefüttert wurden oder aus zertifizierter Weidehaltung stammen). Geben Sie bei Rinderknochen nach Möglichkeit einige fleischige Nackenknochen für maximalen Geschmack hinzu. Alternativ können Sie die Überbleibsel eines ganzen Brathähnchens (einschließlich der Fleischreste) verwenden. Hier muss der Topf nicht so groß sein.

SIE BRAUCHEN AUSSERDEM:

- 4 Liter Wasser oder so viel, dass die Knochen von einer Handbreit Wasser bedeckt sind
- 3–4 Esslöffel Apfelessig (oder ein anderer natürlicher Essig), um die Mineralien aus den Knochen zu lösen
- einen großen Topf (8–12 Liter) oder Schongarer
- ein Metallsieb oder Mulltuch

Auf Wunsch: Gemüse (Möhren, Knoblauch, Zwiebel), Meersalz und Kräuter verbessern den Geschmack und können gegebenenfalls gegen Ende der Garzeit zugegeben werden.

SCHRITT 2: TOPF FÜLLEN

Den Topf gut zur Hälfte mit Knochen füllen. Bis etwa 3 Zentimeter unter den Rand mit Wasser aufgießen. Essig zugeben und 30–60 Minuten stehen lassen. Topfinhalt zum Kochen bringen, Temperatur reduzieren und die Brühe weiterköcheln lassen.

SCHRITT 3: KOCHEN UND WARTEN

Mit einem Löffel den Schaum abschöpfen, der sich an der Oberfläche bildet. Die Brühe anschließend abgedeckt bei kleiner Hitze mindestens 6 Stunden oder über Nacht leise kochen lassen, um möglichst viel Gelatine und Nährstoffe aus den Knochen zu lösen. Einige Stunden vor Ende der Kochzeit gegebenenfalls Gemüse, Meersalz und Kräuter zugeben.

SCHRITT 4: ABGIESSEN UND AUFBEWAHREN

Topf vom Herd nehmen, Brühe abkühlen lassen. Die Knochen entfernen und die Brühe durch ein feines Metallsieb oder ein mit einem Mulltuch ausgeschlagenes Sieb in einen Topf oder eine Schüssel gießen. Kalte Brühe in Schraubdeckelgläser füllen. Das fest gewordene Fett bleibt auf der Brühe und wird erst vor der Verwendung entfernt. Soll die Brühe tiefgekühlt werden, Gläser bis 5 Zentimeter unter den Rand befüllen, damit sich der Inhalt ausdehnen kann, oder ohne Deckel einfrieren und später zuschrauben. Auch Gefrierbeutel sind eine Möglichkeit.

SCHRITT 5: AUFWÄRMEN UND TRINKEN

Kalte Brühe sollte wegen ihres hohen Gehalts an Gelatine (Kollagen in gekochter Form) die Konsistenz von Wackelpudding haben. Das zeigt, wie nahrhaft sie ist. Keine Sorge: Wenn Sie sie erwärmen, wird sie wieder flüssig. Auch eine Brühe, die nicht geliert, ist sehr gesund. Geben Sie beim nächsten Mal einfach mehr Knorpelstücke dazu (fragen Sie Ihren Metzger nach Füßen oder Knöcheln oder geben Sie die Haut des Brathähnchens dazu; verwenden Sie für Fischbrühe unbedingt den nährstoffreichen Kopf).

Die Brühe ist im Kühlschrank etwa 5 Tage, in der Tiefkühltruhe 6 Monate haltbar.

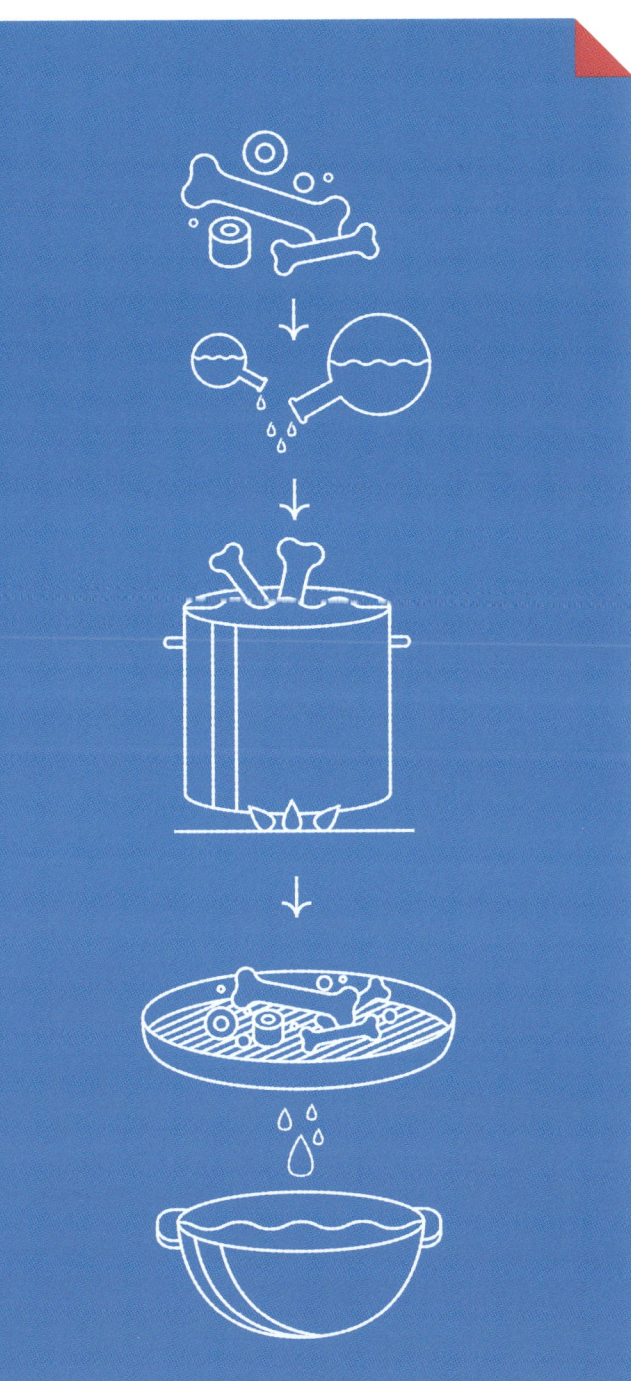

GESCHMACKSVARIANTEN

Spielen Sie mit den Zutaten und machen Sie sich mit ihrem Geschmack vertraut. Mengenangaben gibt es nicht. Geben Sie ein wenig von den folgenden Zutaten hinzu und tasten Sie sich an die gewünschte Intensität heran.

- Meeresalgen (Kelp, Dulse, Nori) + Ingwer
- Kokosmilch + Ingwer*
- Pürierter Knoblauch + Thymian- oder Rosmarinbutter
- Tamari + Eigelb mit dem Schneebesen einrühren
- Kimchi-Lake
- Petersilie + frisch gepresster Zitronensaft
- Ras el-Hanout (Gewürzmischung) + Butter + super-fein gehackter Koriander + Spritzer Zitronensaft
- Knoblauch + getrocknete oder pulverisierte Pilze wie Shiitake, Maitake, Cordyceps oder Reishi (dieser Drink steigert die Abwehrkräfte)
- Ingwer + frische oder gemahlene Kurkuma (dieser Drink wirkt entzündungshemmend)
- Kokosmilch (1 Teil Kokosmilch, 4 Teile Brühe) + Prise gemahlene Kurkuma + Prise gemahlener Ingwer + gepresster Knoblauch + Pfeffer + Salz*
- Kakao + Kokosmilch + Zimt + Kokosöl + Ahornsirup*

* Hühner- statt Rinderknochenbrühe verwenden

Schneller Ersatz: 1–2 Teelöffel Kollagenpulver machen eine einfache Gemüsebrühe zu einem nahrhaften Getränk, wenn gerade keine Knochenbrühe zur Hand ist.

TIERISCH VS. PFLANZLICH: ABER ICH ESSE KEIN FLEISCH!

Kochen Sie aus Gemüseresten und welkem Gemüse eine mineralstoffreiche Brühe. Sie hat ein anderes Aminosäureprofil, gilt aber dennoch als gesund. Mit Meeresalgen (wie Kelpstreifen) oder Pilzen (besonders abwehrstärkenden Shiitake) erhöhen Sie den Mineralstoffgehalt und verleihen der Brühe weitere medizinische Eigenschaften. Gelegentlich verwenden Vegetarier Hühner-, Fisch- oder Rinderbrühe im Rahmen einer Kur, wenn ihr Darm Hilfe braucht.

MILCHPRODUKTE – JA ODER NEIN?

SIND MILCHPRODUKTE DES TEUFELS, WIE UNS VERFECHTER EINER MILCHFREIEN ERNÄHRUNG GLAUBEN MACHEN WOLLEN? SO EINFACH IST ES NICHT. ICH BEOBACHTE, DASS MILCHPRODUKTE VON VIELEN MENSCHEN VERTRAGEN WERDEN, ANDERE REIZEN UND EINIGEN SCHADEN. DESHALB WIRD WAHRSCHEINLICH

AUCH BEI IHNEN DIE SITUATION NICHT EINDEUTIG sein. Denken Sie nicht, dass Sie ab sofort alles meiden müssten, was mit Milch zu tun hat. Im Sinne Ihrer Gesundheit sollten Sie jedoch herausfinden, was für Sie verträglich ist, und es nur in hoher Qualität verzehren.

WO LIEGT DAS PROBLEM?

Der Verzicht auf Milchprodukte bringt oft chronische Symptome zum Verschwinden wie Akne und andere Hautprobleme, Verdauungsbeschwerden wie Verstopfung, Durchfall, Sodbrennen, Refluxösophagitis, übermäßige Schleimproduktion, Verstopfung und Reizung der Nebenhöhlen (dann wäre da noch das Übergewicht, da sie recht kohlenhydratreich sind). Ursächlich ist meist eine Entzündungsreaktion aufgrund einer Überempfindlichkeit auf Milcheiweiß (meist Kasein, seltener Molkenprotein). Beschwerden können auch auf einen Mangel an Laktase zurückgehen – des Enzyms, das zur Aufspaltung des Milchzuckers nötig ist. Milchunverträglichkeit geht oft mit Glutenunverträglichkeit einher und kann ein Faktor bei Autoimmunerkrankungen sein. Ein Verzicht kann den Darm beruhigen und Entzündungen lindern.

SPIELEN SIE DETEKTIV

Wenn Sie unter einem der genannten Symptome leiden (oder nach dem Milchverzehr Beschwerden haben), sollten Sie Nachforschungen anstellen. Wie Sie unverträglichen Lebensmitteln auf die Spur kommen, lesen Sie ab Seite 90. Prüfen Sie nach zwei Wochen, ob die Symptome nachgelassen haben. Wenn ja, sollten Sie Milchprodukte meiden (und Milchalternativen herstellen, Seite 50).

Das ist nicht zwangsläufig das Aus für die Milch. Falls der völlige Verzicht eine zu starke Einschränkung ist, können Sie experimentieren. Testen Sie folgende Nahrungsmittel in der Wiedereinführungsphase einzeln. Sie werden trotz leichter Kuhmilchunverträglichkeit oft vertragen. Prüfen Sie, wie Sie darauf reagieren.

1. JOGHURT UND/ODER KEFIR (ungesüßt, mit lebenden Kulturen). Bei der Fermentierung sinkt der Laktosegehalt angeblich unter ein Prozent, was diese Milchprodukte besser verdaulich macht.

2. ZIEGEN- UND/ODER SCHAFMILCHPRODUKTE werden oft (aber nicht immer) von Menschen vertragen, die auf Kuhmilch reagieren.

3. HARTKÄSE wie Parmesan, Pecorino und andere gereifte Sorten können für Menschen mit Laktoseunverträglichkeit genießbarer sein, da sie weniger Milchzucker enthalten. Bei Problemen mit den Milchproteinen im Käse hilft das freilich nichts.

4. GHEE (ALIAS GEKLÄRTE BUTTER) gilt in Indien wegen der darmberuhigenden Buttersäure als Heilmittel. Ghee ist reines Butterfett ohne die Proteine der Milch, kann zum Kochen und Streichen verwendet werden. Achten Sie auf Produkte, die so gut wie keine Milchproteine enthalten.

5. ROHMILCHPRODUKTE. Obwohl sich die Wissenschaftler nicht einig sind, legen Einzelberichte nahe, dass Rohmilchprodukte anders als pasteurisierte Milchprodukte oft vertragen werden. Vielleicht, weil die Enzyme zur Verdauung der Proteine und Zucker noch intakt sind. Probieren Sie es aus, wenn Sie Rohmilch aus vertrauenswürdiger Quelle bekommen. (Als Joghurt oder Kefir ist sie noch besser verdaulich.) Bei weichem Rohmilchkäse rate ich zur Vorsicht.

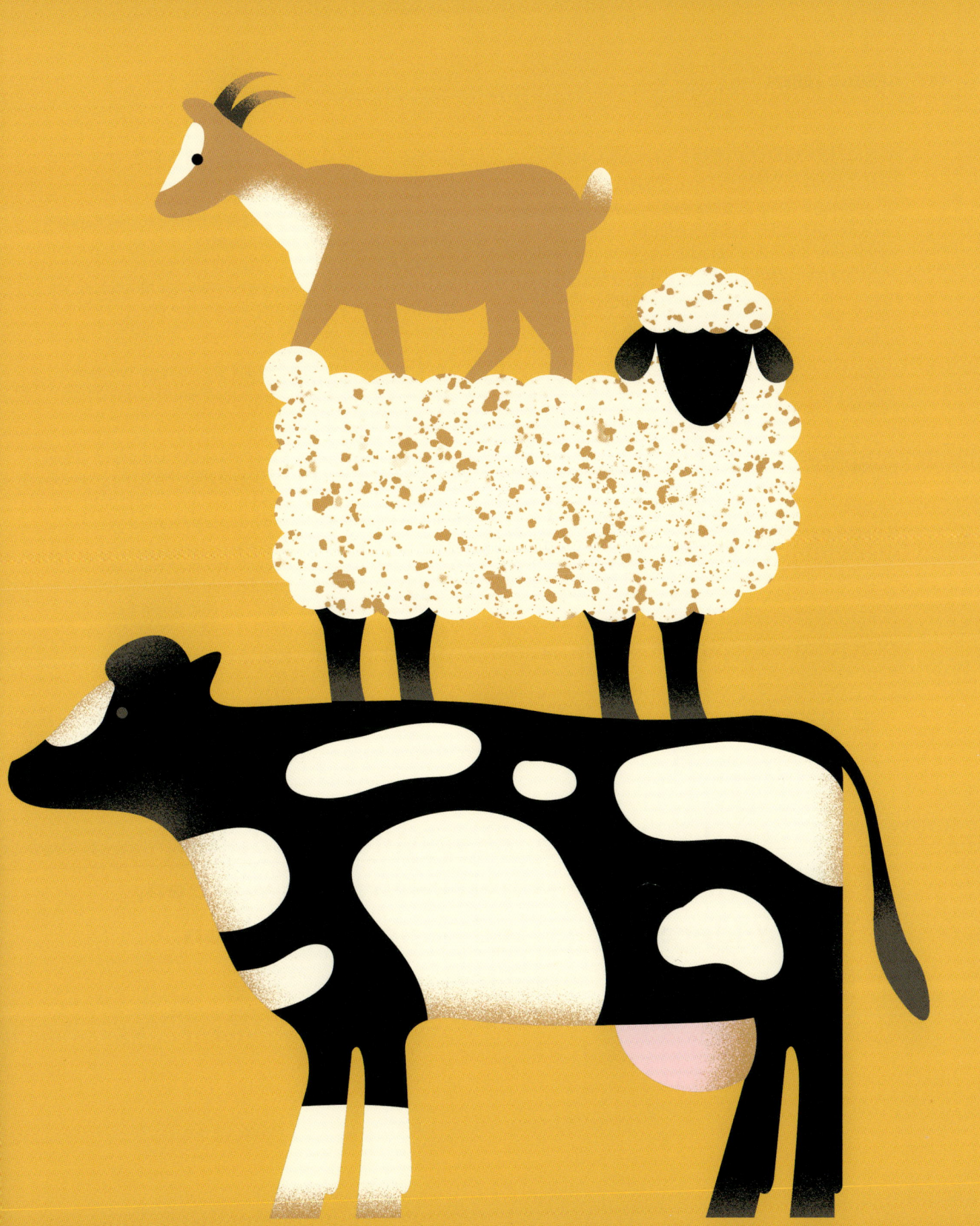

MILCHPRODUKTE VERTRAGE ICH WUNDERBAR!

Super! Wie bei allen anderen tierischen Produkten sollten Sie weniger davon essen, dafür in höherer Qualität. Verwenden Sie Vollmilchprodukte; fettarme Versionen enthalten meist weniger Nährstoffe und mehr Zucker. Um den größten Nutzen zu haben und Risiken auszuschließen, sollten Sie sich über die Marken informieren. Die Rangordnung beim Nährwert:

SEHR GUT: Rohmilchprodukte von Weidekühen aus kontrollierter Haltung.

GUT: pasteurisierte, nicht homogenisierte Vollmilch von Weidekühen, gefolgt von pasteurisierter homogenisierter Vollmilch von Weidekühen.

AUSREICHEND: Laut Gesetz muss Biomilch von Kühen stammen, die auf der Weide Gras fressen oder Getreide ohne Gentechnik, Hormone oder Antibiotika bekommen. Nachforschungen (in den USA) haben ergeben, dass einige Großmolkereien die Kühe nicht auf die Weide lassen, was die entsprechenden Vorzüge mindert.

MANGELHAFT: Ultrahocherhitzte Magermilch aus konventioneller Landwirtschaft.

Da gute Milchprodukte unweigerlich mehr kosten, können Sie folgende Tipps ausprobieren:

NEUER BLICKWINKEL: Verwenden Sie Milchprodukte zum Verfeinern. Betrachten Sie sie als üppiges »i-Tüpfelchen« auf einer Mahlzeit und als gelegentlichen Luxus.

MAXIMALE NUTZUNG: Falls Sie cremige Weidemilch (oder Rohmilch) bekommen, machen Sie Joghurt oder Kefir daraus.

TOP-PRIORITÄT: Geben Sie Ihr Geld für Butter oder Ghee aus Weidemilch aus. Sie bekommen dafür fettlösliche Vitamine und schützende Fettsäuren in konzentrierter Form. Sauerrahmbutter ist besonders gut!

SCHLUSSSTRICH: Falls qualitativ hochwertigere Milchprodukte nicht zu bekommen sind, ziehen Sie Biomilchalternativen wie Nuss- oder Samendrinks in Betracht.

>>

Ich beobachte, dass Milchprodukte von vielen Menschen vertragen werden, andere reizen und einigen schaden.

<<

DARUM SOLLTEN SIE INDUSTRIELLE MILCHPRODUKTE MEIDEN

Möglicherweise liegt die moderne Überempfindlichkeit gegenüber Milchprodukten weniger an den Nahrungsmitteln selbst als an der industrialisierten Herstellung. Schließlich dienen sie vielen Menschen in aller Welt als Grundnahrungsmittel. Wir züchten Kühe, die drei- bis viermal so viel Milch geben wie die Tiere vor hundert Jahren. Bedenken Sie auch, was dies beinhaltet:

Die Pflanzenfresser (sie fressen üblicherweise Gras) werden mit Getreide gefüttert. So gelangen genetisch veränderte Organismen, Chemikalien und entzündungsfördernde Omega-6-Fettsäuren in ihren Körper.

US-Kühe werden regelmäßig mit Wachstumshormonen behandelt (die in Europa verboten sind, weil sie als endokrine Disruptoren gelten) und Antibiotika, um Bakterien zu bekämpfen, die sich ausbreiten, wenn so viele Tiere zusammengepfercht sind. Zudem ist der Umgang mit den Tieren unethisch und unnatürlich.

Milch, auch Biomilch, ist meist pasteurisiert, um die Zahl der Krankheitserreger zu reduzieren, die in den beengten Verhältnissen gewinnorientierter Milchbetriebe allgegenwärtig sind, und um die Haltbarkeit zu erhöhen. Das Pasteurisieren und vor allem das Ultrahocherhitzen (»H-Milch«) kann Milchbestandteile verändern. Das Kasein ist schlechter verdaulich, was eine Entzündungsreaktion auslöst. Dies könnte der Grund sein, weshalb Ihnen ein großes Glas Milch mehr Beschwerden bereitet als ein Kefirhäubchen auf der Suppe.

STUDIEREN SIE DIE VERPACKUNG

Falls Sie Milchalternativen im Tetrapack kaufen, sollten Sie nach gentechnikfreien, ungesüßten Drinks in Bioqualität Ausschau halten. Die Zutatenliste sollte möglichst kurz sein. Meiden Sie Produkte mit Carrageen, einem Verdickungsmittel auf Algenbasis, das Entzündungen im Magen-Darm-Trakt verursachen kann. Machen Sie einen Bogen um Sojadrinks. Sie sind stark verarbeitet und können nachweislich die endokrine Funktion stören.

Wer Milchprodukte verträgt, sollte vorzugsweise Vollmilchprodukte wählen.

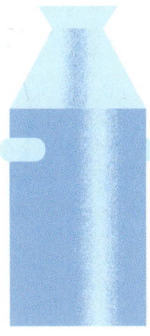

SELBST GEMACHTE NUSSDRINKS

Selbst gemachte Drinks aus Nüssen und Samen sind köstlich und kinderleicht. Außerdem ist es befreiend, abgepackte Ware durch die frische Version zu ersetzen. Sie tauschen unnötigen Zucker, Konservierungs- und Verdickungsmittel gegen die Nährstoffe aus vollwertigen, minimal verarbeiteten Zutaten. Verwenden Sie die Drinks als Milchersatz, als Basis für Smoothies oder mit Gewürzen verfeinerte heiße Schokolade. Mandeln sind für Anfänger am einfachsten, aber sobald Sie die Zubereitung draufhaben, sind die Möglichkeiten endlos. Probieren Sie auch Cashewkerne, Hanfsamen oder Kokosraspel!

SCHRITT 1: VORBEREITEN

Sie brauchen 150 Gramm Mandeln oder Nüsse, gefiltertes Wasser, einen Standmixer, ein Mulltuch oder einen Nussmilchbeutel (im Internet erhältlich) und eine große Schüssel zum Abseihen der Milch. Auf Wunsch: 1–2 Teelöffel Zimtpulver, ein Spritzer Vanilleextrakt oder einige Paranüsse für den enorm wichtigen Mineralstoff Selen. Viele Rezepte verlangen nach Datteln. Das ist lecker, aber unnötig – vor allem, weil in einer großen Dattel 16 Gramm Zucker stecken können! »Milch« muss nicht immer süß sein. (Achtung: Wenn Sie keinen Hochleistungsmixer haben, bleiben Dattelstückchen im Drink zurück.)

SCHRITT 2: EINWEICHEN

Nüsse in den Mixer geben und mit gefiltertem Wasser bedecken. Über Nacht einweichen; das macht die Nüsse leichter verdaulich.

SCHRITT 3: MIXEN

Am nächsten Morgen Einweichwasser abgießen und Nüsse spülen. ¾ bis 1 Liter gefiltertes Wasser (je weniger, desto cremiger), gegebenenfalls weitere Zutaten zugeben. Gründlich pürieren.

SCHRITT 4: FILTERN

Schüssel mit Mulltuch oder Nussmilchbeutel ausschlagen, Mischung hineingießen. Tuch/Beutel anheben, abtropfen lassen, ausdrücken. Drink in ein Schraubdeckelglas füllen, im Kühlschrank aufbewahren und innerhalb von 3–4 Tagen verbrauchen. (Man muss den Drink nicht filtern, spürt dann aber die Stückchen. Cashewdrink muss nicht gefiltert werden.)

Wer mag, kann die Mandeln aufheben. Sie sind etwas gröber als handelsübliche gemahlene Mandeln und werden in verschiedenen Koch- und Backrezepten benötigt. Bis zur Verwendung in einem Gefrierbeutel einfrieren (die Masse muss nicht getrocknet werden).

VARIANTE: Für einen nussfreien Drink 80 Gramm geschälte Biohanfsamen mit 1 Liter Wasser pürieren (Einweichen unnötig). Auch aus Leinsamen lässt sich ein kostengünstiger Drink herstellen (80 Gramm Leinsamen auf ca. 1,5 Liter Wasser). Leinsamen einige Stunden einweichen, spülen und wie beschrieben verarbeiten. Da der Geschmack gewöhnungsbedürftig ist, helfen eine kleine Dattel und ein Spritzer Vanilleextrakt.

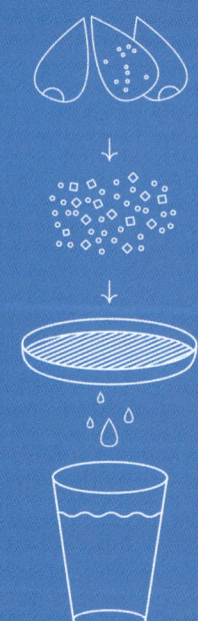

KEIN STRESS WEGEN SALZ

GÖNNEN SIE SICH SALZ! DER MIKRONÄHRSTOFF SPIELT EINE ENTSCHEIDENDE ROLLE IM GANZEN KÖRPER.
ER UNTERSTÜTZT DIE REGULIERUNG VON MUSKELN, HERZ, NERVENSYSTEM, HIRNFUNKTION, DURCHBLUTUNG
UND FLÜSSIGKEITSHAUSHALT. OBWOHL ER BEI SCHULMEDIZINERN KEINEN GUTEN RUF GENIESST, MUSS NUR

IN EINZELFÄLLEN STRENG KONTROLLIERT WERDEN.
Wenn Sie sich natürlich und vollwertig ernähren und
nach Geschmack salzen, tut Ihr Körper alles Nötige, um
im Gleichgewicht zu bleiben.

Achten Sie Ihrer Gesundheit zuliebe darauf, *was für ein*
Salz Sie verwenden. Unraffiniertes Salz (meist Meersalz)
enthält über 80 wertvolle Spurenelemente, die für die
Funktion des Körpers wichtig sind. Raffiniertes Tafelsalz
wird durch Bleichen und Sieden zu strahlend weißen Kris-
tallen, denen diese gesunden Hilfsstoffe fehlen. Himalayasalz gilt als das reinste unraffinierte Salz. Es kommt aus
den Tiefen der Erde und ist frei von den Schadstoffen im
Meer. Trotzdem bleiben viele Verbraucher beim günsti-
geren groben Meersalz. Leider zeigen neueste Forschungen,
dass sich das Plastik in den Ozeanen seinen Weg ins Meersalz bahnt. Behalten Sie das Problem im Auge und geben
Sie auch anderen Salzen eine Chance.

Hinweise darauf, dass Sie zu wenig Salz bekommen, sind
unter anderem ein niedriger Blutdruck, Stress, starkes
Schwitzen, Flüssigkeitsmangel, Erschöpfung, kalte Hände
und Füße, nachlassende sportliche Leistungsfähigkeit,
Erektions-, Schlaf- und Konzentrationsstörungen. Salz-
mangel kann sogar Fettansammlungen begünstigen (er
kann eine Fehlregulation des Insulinhaushalts bewirken).

Was zählt? Dass Sie sich vollwertig ernähren und nach
Geschmack mit unraffiniertem Salz würzen.

James DiNicolantonio ist einer der führenden
Herz-Kreislauf-Forscher und Autor des Buches
Der Salz-Irrtum. Seine Gedanken zum Thema: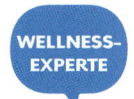

WELLNESS-EXPERTE

1. **DIE BEWUSSTE EINSCHRÄNKUNG BEIM
SALZVERZEHR VERURSACHT UNNÖTIGES LEID.**
Meinen Beobachtungen zufolge führen viele Medika-
mente, Erkrankungen und Lebensgewohnheiten dazu,
dass wir *mehr* Salz brauchen. Wenn wir auf unseren
Salzhunger hören würden, könnten wir aufblühen.

2. **SALZ WURDE VERTEUFELT, WEIL IN FERTIGPRO-
DUKTEN SO VIEL DAVON VORKOMMT.** Dabei ist
es die Mischung weiterer Inhaltsstoffe wie Zucker,
Chemikalien, Schwermetalle, die diese Nahrungsmittel so gefährlich macht. Der Körper braucht etwa
8–10 Gramm Salz täglich. Aus diesem Grund werden
Sie von »salzarmen« Fertigprodukten am Ende *mehr*
verzehren, um das Verlangen Ihres Körpers zu stillen.
So erhöhen salzarme Fertigprodukte (nebst der Anzahl
von Lebensmittelvergiftungen) das Risiko von Insulinresistenz, Diabetes, Übergewicht und kardiometabo-
lischen Erkrankungen.

3. **NORMALES TAFELSALZ IST STARK VERARBEITET
UND MINERALSTOFFARM.** Trotzdem ist es besser,
als gar kein Salz zu verzehren. Dies gilt besonders für
Jodsalz, das uns mit drei wichtigen Mineralstoffen
versorgt: Jod, Natrium und Chlorid.

>> **Unraffiniertes Salz enthält über
80 wertvolle Spurenelemente, die für die
Funktionen des Körpers wichtig sind.** <<

KOCHEN
KINDERLEICHT GEMACHT

JE MEHR ROUTINE SIE BEIM KOCHEN ENTWICKELN, DESTO EHER WERDEN SIE SICH GESUND ERNÄHREN. WENN SIE SELBST KOCHEN, IST DER ERFOLG PROGRAMMIERT, DENN JE WENIGER FERTIGPRODUKTE SIE VERWENDEN, DESTO ROBUSTER WERDEN SIE. FALLS SIE NICHT OFT IN DER KÜCHE STEHEN, KANN DAS

BEÄNGSTIGEND SEIN, DARUM MACHEN SIE ES SICH einfach! Jeder kann kochen, wenn der Einkauf erledigt ist.

Das Frühstück lässt sich einfach verbessern: Nichts leichter als ein nahrhafter Smoothie (Seite 67) oder Eier auf Gemüse. Auch das Mittagessen ist ein Klacks, wenn Sie Frischhaltedosen besitzen und Mahlzeiten vorbereiten (Gemüse, Wildlachs aus der Dose, Bioputen- oder Hähnchenfleisch, hartgekochte Eier, Dressing). Aber das Abendessen kann überfordern. Die Ansprüche sind höher – vielleicht weil Familienmitglieder oder TV-Kochsendungen Idealvorstellungen schüren. Kommt die Müdigkeit am Ende eines Tages hinzu, können gekaufte Mahlzeiten oder Snacks zum Standard werden.

Mit den Strategien meiner Gesundheits-Coaches werden Sie zum Kapitän Ihres Küchenschiffs und bringen regelmäßig ein selbst gekochtes Essen auf den Tisch.

BAUEN SIE HÜRDEN AB. Wenn Sie kaum Erfahrung haben, bereiten Sie anfangs nur ein- oder zweimal die Woche ein Abendessen zu. Beginnen Sie mit möglichst einfachen Mahlzeiten, die Sie ein paarmal üben.

FINDEN SIE, WAS BREMST. Vergessen Sie einzukaufen (Seite 73)? Sind Sie abends zu müde für Vorbereitungen? Macht das Saubermachen Sie fertig? Finden Sie die Stolpersteine und prüfen Sie Ihre Zeitplanung: Wo gibt es Zeitfenster, um diese Dinge stressfrei zu erledigen? Verbringen Sie einen Nachmittag am Wochenende oder einen Abend der Woche mit einem Glas Wein beim Kochen. Schreiben Sie es in den Kalender.

INVESTIEREN SIE IN EINFACHE, ZEITSPARENDE HILFS-MITTEL (siehe Seite 53). Bewaffnen Sie sich mit Schongarer oder Schnellkochtopf. Damit gelingen auch mit wenig Erfahrung portionierbare Eintopfgerichte (kochen Sie mehr zum Einfrieren). Die Zutaten können Sie vorab vorbereiten, und während sie garen, können Sie andere Dinge tun.

RAN AN DIE SCHÜSSEL. Aus Brühe (siehe Seite 43) lässt sich mit Protein und Gemüse schnell eine sättigende Suppe für den Abend machen. Ofengemüse und gegartes Protein sind die Grundlage für den Perfekten Teller (Seite 23).

LÖSEN SIE SICH VON REZEPTEN. Die meisten Köche brauchen mitunter ein Rezept. Wer aber glaubt, für jede Mahlzeit eine Anleitung zu brauchen, fängt vielleicht niemals an. Einfache Tellergerichte (gegrilltes Protein mit Beilagen, pürierte Suppen mit Gemüse) nehmen Ihnen die Angst. Mit gutem Olivenöl, Salz, Knoblauch, Zitrone und ein paar Gewürzen zaubern Sie in 20 Minuten auch ohne Rezept ein Abendessen mit reichlich Gemüse.

KOCHEN SIE ABENDS IMMER ETWAS MEHR. Die Reste sind ein hervorragendes Mittagessen für den nächsten Tag.

DENKEN SIE RADIKAL. Wer nicht kocht, verschenkt Geld und Kontrolle. Viele Restaurants und Fertigprodukthersteller verwenden minderwertige Zutaten – Profit geht über Gesundheit. Wenn Sie selbst kochen, können Sie viele Tausend Euro jährlich sparen und in gesunde Lebensmittel investieren, die Sie selbst verarbeiten.

WIE WÄR'S MIT EINER KOCHBOX? Neue Anbieter liefern Kisten mit Zutaten für Mahlzeiten. Sie können ein Einstieg sein, wenn ein Mangel an Zeit oder Erfahrung Sie bremst. Die Auswahl ist groß – von hellofresh.de bis marley-spoon.de. Immerhin kochen Sie selbst, und sobald Sie eine gewisse Routine haben, liegt Ihnen die ganz Welt zu Füßen!

AMÜSIEREN SIE SICH IN DER KÜCHE. Hören Sie einen tollen Podcast oder Musik, kochen Sie mit Freunden oder der Familie. Das inspiriert, bildet und bringt Sie auch noch zum Lachen.

MIT DIESEN HILFSMITTELN DREHEN SIE IN DER KÜCHE AUF

SCHONGARER: toll für Suppen, Eintöpfe, Fleischgerichte und Fleischsaucen, schwarze Bohnen und Dal.

SCHNELLKOCHTOPF: Dieser Hochgeschwindigkeitstopf kann alles, was auch der Schongarer kann, und ist besonders gut für Hülsenfrüchte geeignet. Er soll sogar ihren Gehalt an Lektinen oder »Antinährstoffen« verringern und ihre Verdaulichkeit erhöhen (Seite 37). Multikocher beherrschen sowohl Schon- als auch Schnellgaren.

PÜRIERSTAB: püriert Suppen direkt im Topf und spart Zeit beim Abwasch.

SPIRALSCHNEIDER: schneidet flott Gemüsespiralen zum Dämpfen, Dünsten oder als Rohkost für den Salat.

DÄMPFER: unentbehrlich für schnelles Garen von Gemüse und zum Aufwärmen von Protein.

MESSER: Sie brauchen Koch- und Gemüsemesser – mehr nicht.

SCHNEIDBRETTER: Verwenden Sie unterschiedliche Bretter für Fleisch und Gemüse.

GUSSEISEN-/EDELSTAHLPFANNE: zum schadstofffreien Dünsten und Garen von Protein und Gemüse.

VEGGIE BULLET: Gönnen Sie sich dieses Gerät, wenn Sie Zutaten nicht von Hand in Scheiben/Spiralen schneiden, wenn Sie hobeln oder mixen wollen.

Sie können sich eingehender mit der Ernährung befassen, Integrität einfordern und damit Ihre Gesundheit umkrempeln: All das kann Nahrung bewirken.

PFLEGEN SIE
IHREN DARM

VERMUTLICH IST IHNEN BEKANNT, DASS SIE DIE
Biota im Darm stärken müssen. Aber essen Sie auch fermentierte Lebensmittel? Sie sind das Manna der Gesundheitsszene – eine günstige, verlässliche Möglichkeit zum Aufbau eines gesunden Mikrobioms, ein unerlässliches Werkzeug zur Stärkung der inneren Abwehr und oft ein schneller Weg zu einer besseren Verdauung. Doch ihr ungewohnter Geschmack kann es schwierig machen, sie in die Ernährung zu integrieren. Fermentierte Nahrungsmittel (wie rohes Sauerkraut und sein koreanisches Gegenstück Kimchi, Joghurt, Kefir, Kombucha, Miso und milchsaure Gemüse) schmecken eher säuerlich und herb. Diese Geschmacksrichtungen sind im westlichen Spektrum unterentwickelt und das Gegenteil der häufig dominanten Süße. Die meisten von uns müssen Bissen für Bissen lernen, Fermentiertes zu genießen.

Doch es lohnt sich. Die schlichten Powerfoods – aus Zutaten wie Kohl, Möhren, Rettichen, Tee oder Milch – machen von innen heraus gesund und bringen eine wunderbare Vielfalt auf den Tisch. Fermentierte Nahrungsmittel sind bunt und unberechenbar (werfen Sie einen inspirierenden Blick auf wildefermente.de). Wenn sie richtig hergestellt wurden – roh und unpasteurisiert bleiben, damit die lebenden Kulturen arbeiten können –, ist ihre Intensität ein überraschendes Gegenmittel gegen gleichförmige Alltagskost.

Es hilft zu wissen, dass man von diesen Lebensmitteln keine riesigen Mengen vertilgen muss! Sie dienen zum Würzen und werden zum Garnieren einer Mahlzeit oder löffelweise zu Protein serviert. Getränke wie Kombucha werden in kleinen Schnapsgläsern ausgeschenkt.

WELLNESS-EXPERTE Ich habe Spitzenkoch Seamus Mullen, einen guten Freund und Autor des Buches *Real Food Heals*, um Serviervorschläge gebeten – schnelle, schmackhafte Möglichkeiten, fermentierte Nahrungsmittel in den Alltag einzubauen und die Mahl-

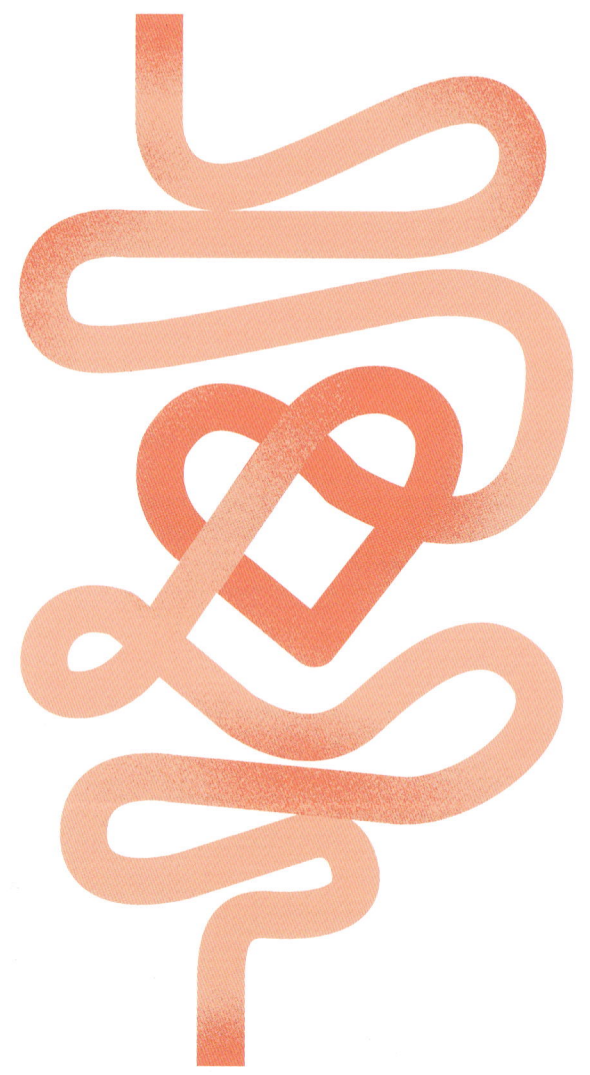

zeiten etwas aufregender zu machen. Nutzen Sie die folgende Liste, um diese Woche einmal etwas Neues auszuprobieren.

SUPPE – MIT EINEM SCHUSS KEFIR

Butternusskürbis im Ofen garen. Fruchtfleisch aus der Schale lösen, mit Olivenöl, Zwiebel, Knoblauch, Ingwer und Kurkuma andünsten. Hühnerbrühe angießen und köcheln lassen, bis die Zutaten weich sind. Mit Kefir, Salz, Pfeffer und Limettensaft im Mixer pürieren. Mit gehacktem Koriandergrün und gehackter Minze garnieren.

SALAT – PEP DANK KIMCHI

Püriertes Kimchi ergibt eine sämige Marinade für ein Abendessen mit gegrilltem Weiderind oder Freilandhähnchen (45 Minuten bis 8 Stunden einlegen) und eine Vinaigrette »mit lebenden Kulturen« für den Salat am Mittag. Für das Dressing 80 ml Apfelessig (ebenfalls fermentiert), 160 ml natives Olivenöl extra, 2 EL püriertes Kimchi und eine Prise Meersalz mit dem Schneebesen verrühren. Aus Sareptasenf, gehobeltem (Daikon-)Rettich, Avocado, Sesamsamen, einem oder zwei in Scheiben geschnittenen Eiern sowie hochwertigen Sardellen oder Thunfisch aus der Dose einen Salat anrichten. Mit Dressing beträufeln.

EIER – SCHÄRFE DURCH FERMENTIER-TE CHILI-PASTE

Rühreier in Ghee oder Butter (Weidemilch) braten. Dem Gericht mit einem Spritzer fermentierter Chili-Paste oder -Sauce einen Hauch Schärfe mit Probiotika-Bonus verleihen. Wer sie nicht kaufen will, kann sie leicht selbst herstellen.

LACHS – MIT JOGHURT VERFEINERT

Für ein einfaches Wildlachsgericht ein Stück Lachs mit Meersalz, Pfeffer, geriebener Zitronenschale und einer ordentlichen Portion nativem Olivenöl extra würzen. Mit vielen frischen Kräutern (Dill, Estragon und Basilikum) in Pergamentpapier einschlagen. Bei 175 °C in 7–10 Minuten im Ofen garen. Inzwischen aus 160 ml Vollmilchjoghurt, 1 gepressten Knoblauchzehe, 1 EL geriebener Zitronen-schale, 1–2 EL Olivenöl, grobem schwarzem Pfeffer, Meersalz und gehackten Kräutern ein frisches Dressing herstellen. Dressing über den gebackenen Lachs geben und servieren. (Falls der Lachs nur 1–2 Portionen ergibt, maximal die Hälfte des Dressings verwenden.)

LAMM – NÄHRSTOFFBOOST DANK SAUERKRAUT

Lammhack mit Gewürzen, gehackten Nüssen und fein gehacktem grünem Gemüse mischen. Zu Küchlein formen und braten. Mit rohem Sauerkraut – der perfekten Burgerbeilage – servieren (schmeckt auch hervorragend zu Rind).

KOKOSNUSS – PROBIOTISCHE SAH-NEALTERNATIVE MIT SUCHTFAKTOR

Stellen Sie aus Kokosmilch oder -creme und Joghurt- oder Kefirkulturen eigenen Kokosjoghurt her. Dieses fettreiche, lebendige Nahrungsmittel schmeckt pur mit ein paar Beeren. Man kann es verdünnen, um Salatsaucen herzustellen, sowie Suppen und Marinaden damit verfeinern.

6 WEITERE FERMENTATIONSPRODUKTE

- SAUERGEMÜSE
  unpasteurisiert und in Salzlake, nicht Essig eingelegt

- VERGORENER ROTE-BETE-SAFT
  wird auch Rote-Bete-Kwas genannt

- MISOPASTE
  aus Sojabohnen und köstlich zum Würzen von Suppen

- WASSER- ODER KOKOSWASSERKEFIR
  ein prickelndes, zuckerarmes Getränk

- SAFT VON SAUERKRAUT ODER SAUERGEMÜSE

- MILCHSAUER VERGORENE WÜRZSAUCEN
  Salsa, hausgemachte Mayonnaise, Chutney und mehr

QUICKLEBENDIG

Die »lebenden« Kulturen in fermentierten Nahrungsmitteln siedeln sich in Ihrem Mikrobiom an und helfen, Sie vor Krankheitserregern zu schützen. Darüber hinaus setzen sie Enzyme frei, welche die Verdauung (vor allem von Protein) verbessern und es dem Körper erleichtern, der Nahrung Nährstoffe zu entziehen. Sie unterstützen ein ausgewogenes Mikrobiom und damit die Gewichtskontrolle, indem sie Sättigungssignale im Gehirn auslösen sowie zur Glukose- und Insulinregulation beitragen. Gerade Kimchi und Sauerkraut haben wunderbare entzündungshemmende Eigenschaften. Dank der bestehenden Verbindung zwischen Darm und Gehirn können sie sogar vor Depressionen und Stress bewahren. Fermentierte Lebensmittel und Getränke können Blähungen verursachen – also lassen Sie es langsam angehen. Beseitigen Sie Verdauungsbeschwerden infolge von Darmpilzen (Candida), ehe Sie diese Nahrungsmittel ergänzen. (Siehe »Was tun …« ab Seite 245.)

KAUFEN ODER SELBERMACHEN?

Wenn Sie mehr Zeit als Geld haben, können Sie Ihr Gemüse in kleinen Gefäßen selbst fermentieren (wilde-fermente.de/glaeser). Kaufen Sie auch Starterkulturen für Kefir, Joghurt und mehr bei fairment.de. Wenn Sie mehr Geld als Zeit haben, sollten Sie fermentierte Nahrungsmittel kaufen, die auch wirklich »leben« – beim Pasteurisieren sterben die lebenden Kulturen ab. Sie finden sie im Supermarkt oder Bioladen im Kühlregal.

SAUERTEIG – RÜCKKEHR ZU ECHTEM BROT?

Deutsche Bäckereien stellen meist echtes Sauerteigbrot her. Eine Mischung aus Weizen- und Roggenmehl wird mehrere Stunden (mindestens sechs, zuweilen erheblich länger) mit einer Kultur aus wilden Hefepilzen und Laktobazillenstämmen fermentiert. Dabei werden die Glutenproteine in leicht verdauliche Aminosäuren aufgespalten. Je länger der Gärungsprozess, desto saurer der Geschmack und desto größer die Wahrscheinlichkeit, dass glutensensitive Menschen kleine Brotmengen vertragen. (Studien zufolge lässt es auch den Blutzuckerspiegel nicht so stark in die Höhe schnellen wie normales Weizenbrot.) Die Zutatenliste eines *echten* Sauerteigbrots enthält meist eine Art Sauerteigstarter und keine Hefe (das ist nicht immer so; fragen Sie gegebenenfalls nach).

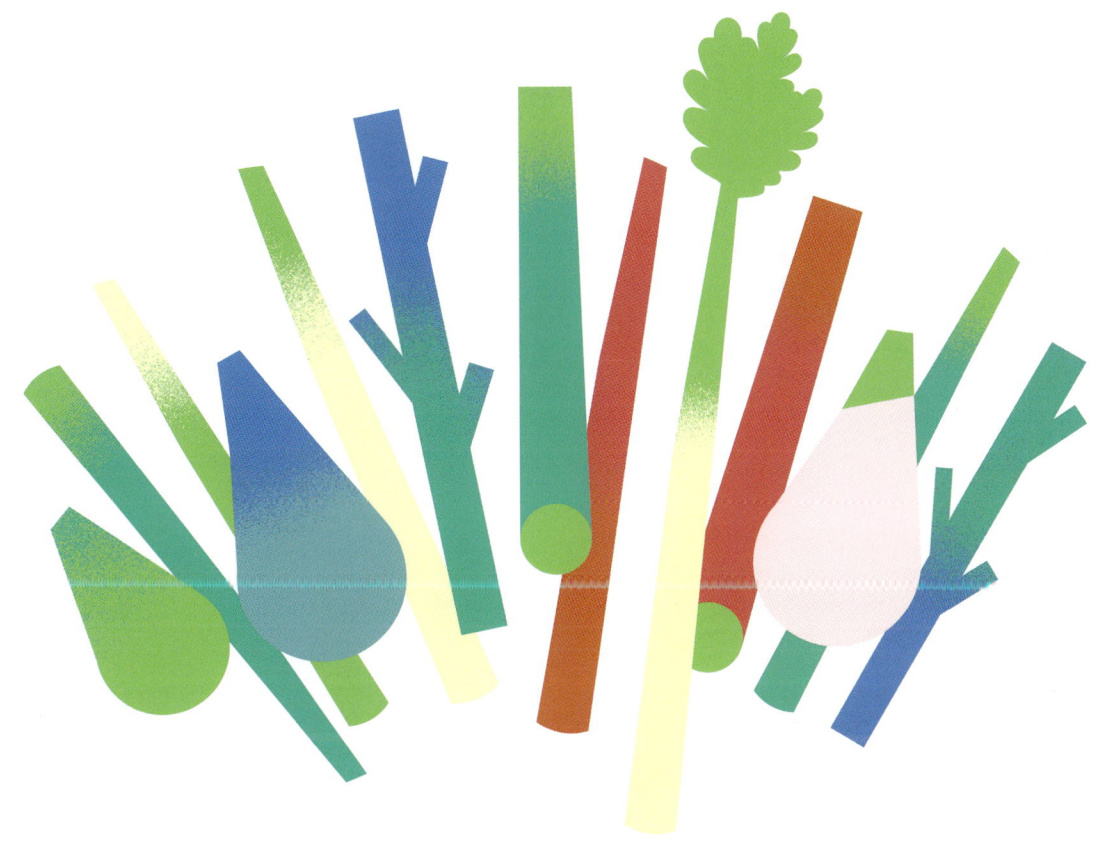

ESSEN SIE GEMÜSE MIT STUMPF UND STIEL

WERFEN SIE DEN BROKKOLISTIEL ODER DEN KRÄFTIGEN BLUMENKOHLSTRUNK NICHT WEG! HEBEN SIE AUCH DIE ROTGERIPPTEN MANGOLDSTÄNGEL UND DIE DÜNNEN BLATTRIPPEN VON GRÜN- ODER BLATTKOHL AUF. DIESE HARTEN PFLANZENTEILE TRAGEN SEHR VIEL ZUM GEDEIHEN DER MIKROORGANISMEN IN IHREM

DARM BEI, DIE IHRE GESUNDHEIT SCHÜTZEN. SIE ENThalten Zellulosefasern – schwer verdauliche Kohlenhydrate, an denen die guten Bakterien etwas zum Knabbern haben. Diese ballaststofffreichen Lebensmittel wirken (genau wie holzige Spargelstangen und Selleriefasern) präbiotisch. Sie sorgen zusammen mit den Probiotika für ein gedeihliches Mikrobiom. Man kann sie als Futter für die Probiotika betrachten, das sie dazu veranlasst, ihre Arbeit zu tun!

Schneiden Sie Stiele und Stängel in feine Scheiben oder Streifen und geben Sie sie mit den beliebteren Gemüseteilen in den Dämpfer oder die Sautierpfanne. Werden sie – in Maßen – roh geknabbert, ist der Nutzen sogar noch größer (nicht übertreiben, sie können blähen). Die beste präbiotische Wirkung erzielen Sie, wenn Sie einige dieser Wundergemüse auf den Speiseplan setzen: rohen Lauch, Spargel, Löwenzahnblätter (zum Salat), Knoblauch sowie rohe und gekochte Zwiebeln.

STEIGERN SIE DEN GEMÜSEANTEIL
AUF 70 PROZENT

Mit diesem Trick, den Sie sofort anwenden können, lässt sich Ihr gesundheitliches Wohlbefinden komplett umkrempeln: Erhöhen Sie den Verzehr von vitamin-, mineral- und ballaststoffreichem Gemüse, das Leben spendet und vor sekundären Pflanzenstoffen strotzt, auf ein optimales Niveau von rund zwei Drittel der Nahrung. 70 Prozent sind viel, aber durchaus machbar, wenn Sie umdenken und dem Gemüse die Hauptrolle geben. Orientieren Sie sich am Perfekten Teller (Seite 23) oder wiederholen Sie eines meiner Gesundheitsmantren, das ich von Deborah Szekely aufgeschnappt habe, der Gründerin von Rancho La Puerta, dem ersten Wellness-Hotel der USA: *Machen Sie das Hauptgericht zur Beilage und die Beilage zum Hauptgericht.* Beschränken Sie für optimale Ergebnisse stärkehaltige Beilagen wie Kartoffeln, Yamswurzeln und andere Wurzelgemüse auf maximal ein Viertel des Tellers (bei streng kohlenhydratarmer Ernährung noch weiter; siehe Seite 84.)

Heißt das, Sie müssen jetzt jeden Tag schüsselweise Salat futtern? Keineswegs. Salate sind toll, aber große Mengen Rohkost sind schwer verdaulich. Außerdem werden beim Kochen oft wichtige Nährstoffe aufgeschlossen. Ich empfehle die Strategien der gewieftesten Gemüseesser, die ich kenne. Setzen Sie jede Woche eine davon um, und in sieben Wochen werden Ihre Mahlzeiten mit einem beachtlichen Gemüseanteil aufwarten.

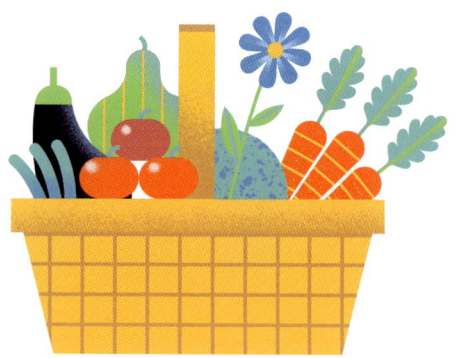

DIE 10 GEWOHNHEITEN ERFOLGREICHER GEMÜSEESSER

1. **SIE MACHEN IMMER ZUERST DAS BETT.** Machen Sie eine Schicht aus grünem Blattgemüse oder gemischtem Gemüse zur Grundlage jedes Tellers – und essen Sie Eier oder andere Proteine zum Frühstück! Dämpfen oder dünsten Sie mit fein gehacktem Knoblauch und verwenden Sie großzügig Olivenöl und Salz.

2. **SIE PUTZEN FRISCHES GEMÜSE SOFORT.** Investieren Sie nach dem Einkauf von frischem Gemüse ein paar Minuten, um es so weit vorzubereiten, dass Sie in den kommenden Tagen bei Bedarf schnell eine Handvoll davon nehmen können. Waschen und schleudern Sie Salat und Gemüse und geben Sie sie mit einem Blatt Küchenrolle (zum Aufsaugen der Feuchtigkeit) in einen Plastikbeutel. Putzen und schneiden Sie Kohlgemüse wie Brokkoli oder Weißkohl, um es jederzeit dämpfen oder dünsten zu können. Schneiden Sie Möhren, Salatgurken und Gemüsepaprika zu Knabbersticks.

3. **SIE RÖSTEN FÜR DIE GANZE WOCHE.** Füllen Sie am Vorbereitungstag oder wenn Sie 20 Minuten Zeit haben einen Bräter mit geputzten Süßkartoffeln, Roten Beten und Kürbis im Ganzen oder in Stücken. Füllen Sie eine weitere Form mit einer Mischung aus Rosenkohl und Blumenkohl oder Brokkoli. Geben Sie Olivenöl, Salz und Pfeffer dazu und rösten Sie das Gemüse bei 175 °C im Ofen, bis Sie mit dem Messer leicht hineinstechen können. Verbrauchen Sie das Ofengemüse innerhalb von vier bis fünf Tagen. Wenn das wertvolle verderbliche Gemüse bereits vorgegart ist, werden Sie weniger davon verschwenden.

4. **SIE KOCHEN SUPPE.** Wenn Sie haufenweise gedämpftes Gemüse mit Brühe, Salz, Knoblauch, Olivenöl und Kräutern pürieren, werden Sie mehr davon trinken, als Sie je auf einmal essen könnten. (Im Sommer können Sie auch kalte Suppen machen.)

5. **SIE ERSETZEN PASTA DURCH GEMÜSESTREIFEN UND -SPIRALEN.** Machen Sie Nudeln aus Zucchini, Kürbis, Süßkartoffel und mehr, die Sie nur leicht dämpfen oder dünsten müssen. Oder lösen Sie die Fasern aus gebackenem Spaghettikürbis. Sie können auch Kelpnudeln verwenden – diese Algen sind in vielen Bioläden und einigen Supermärkten erhältlich und Ihre »stärkehaltige« Einlage für Brühen und Suppen. Ersetzen Sie Reis auch gleich durch die Alternative aus Blumenkohl. Er springt auch als Pizzaboden ein (Seite 63).

6. **SIE SCHMUGGELN GEMÜSE IN ALLES** (und halten sich nicht sklavisch an Rezepte). Finden Sie Möglichkeiten, Spinat in Suppen oder Saucen sowie Brokkoli, Champignons, Blumenkohl in Curry- oder Quinoagerichte zu mischen. Bestellen Sie auswärts immer eine Salat- oder Gemüsebeilage.

7. **SIE MEISTERN DEN MAHLZEITENTRICK.** Wenn Sie zu beschäftigt zum Kochen sind, machen Sie eine Schale Brühe mit frischem oder TK-Gemüse zum Standard. Geben Sie ein Ei oder andere Proteine dazu. Noch ein Spritzer Tamari, und es kann losgehen.

8. **SIE FÜLLEN DIE TIEFKÜHLTRUHE.** Sie sollten mehrere Sorten TK-Biogemüse vorrätig haben, um jederzeit eine Gemüsemahlzeit kochen zu können.

9. **SIE ESSEN IN TECHNICOLOR.** Bringen Sie mit Gemüse Farbe auf den Teller: lila Rotkohl, orangefarbene Karotten, rote Paprikaschoten. Je bunter, desto mehr schützende sekundäre Pflanzenstoffe.

10. **SIE FOLGEN NÜTZLICHEN HASHTAGS.** Neue Trends tauchen immer zuerst in den sozialen Medien auf. Süßkartoffeltoast statt Getreide? Erst der Anfang! Folgen Sie Feeds wie @willfrolicforfood und @ohsheglows oder farbenfrohen veganen Angeboten. Zuweilen werden erhebliche Mengen Getreide und Zucker verwendet, aber wenn Sie die Inspiration klug wählen, entdecken Sie zahllose ausgekochte Möglichkeiten, Mahlzeiten zu gemüsifizieren.

Die richtigen Lebensmittel geben Ihren Genen Anweisungen für eine gute Gesundheit. Die falschen Nahrungsmittel dagegen vermitteln Botschaften der Krankheit.

SNACKEN SIE MIT
»ECHTEN« LEBENSMITTELN

MEINE PATIENTEN SIND OFT ÜBERRASCHT, DASS SNACKS ERLAUBT SIND. WER SICH GESUND ERNÄHRT, MUSS KEINESWEGS HUNGERN. ZWISCHENMAHLZEITEN SIND OKAY, WENN SIE WIRKLICH HUNGER HABEN (UND NICHT GELANGWEILT/NERVÖS/AUFGEWÜHLT SIND; SNACKS KÖNNEN EIN WARNSIGNAL FÜR GEDANKENLOSES,

EMOTIONAL AUFGELADENES ESSEN SEIN). NACH einem Ernährungsupgrade – frei von Fertigprodukten und Kohlenhydratüberfluss – schwindet meist die Abhängigkeit von Zwischenmahlzeiten. Sie sind besser mit Nährstoffen versorgt und fühlen sich besser gesättigt.

Müssen Sie Lücken zwischen Mahlzeiten überbrücken, greifen Sie bitte nicht zu geschmacksoptimierten Chips oder Brezeln (oder Süßkram aus dem Automaten). Nutzen Sie die Chance, sich mit Nährstoffen (guten Fetten, hochwertigem Protein) zu versorgen. Unabhängig davon, ob Sie die Snacks selbst vorbereiten oder kaufen (Tipp: eine dieser Möglichkeiten ist kostengünstiger), sollten echte Lebensmittel die Basis sein – nicht minderwertige Samenöle und Zucker! Verleihen Sie Snacks ein überraschendes Aroma und bestreuen Sie sie mit funktionellen oder heilenden Zutaten. Es folgen fünf Kandidaten aus dem modernen Snackangebot, bei denen jeder Bissen hohen Nährwert hat.

DER NEUE ENERGIERIEGEL: Energiebällchen haben Riegel mit Sirup, Fruktose und genetisch verändertem Soja abgelöst. Sie sind eine einfach herzustellende Mischung aus Nüssen, Nussmus, Proteinpulver, naturbelassenem Honig oder Datteln und weiteren Zusätzen – von Kokosraspeln, Kakao, Gojibeeren und Chiasamen bis zu Spirulina und Gewürzen. (Sogar Adaptogene wie Macapulver oder Heilpilze sind geeignet, s. Seite 45, und Sie können sie Ihren Bedürfnissen anpassen!) Bei Anhängern der kohlenhydratarmen oder ketogenen Ernährung sind die verwandten Fettbomben beliebt. *Tipp: Verwenden Sie die Reste der Mandelmilchherstellung!*

DIE WILDEN: Trockenfleisch (»Jerky«) und Fleischsnacks (Primal Meat Bars, also Energieriegel auf Fleischbasis) haben Zwischenmahlzeiten verändert (und süße Müsliriegel überflüssig gemacht). Wählen Sie ausschließlich Produkte vom Weidetier ohne Zucker, Zusatzstoffe wie Mononatriumglutamat und künstliche Aromen. Diese Riegel sind fetter, das macht sie saftig, weich und seltsam befriedigend. Wenn Sie für ein Abenteuer zu haben sind, probieren Sie das Trockenfleisch meiner Wahl – südafrikanisches Biltong (das ich selbst herstellte, als ich als Arzt im Busch arbeitete). Auf biltong-fan.de erfahren Sie, wo Sie es bekommen. *Tipp: Mischen Sie etwas Trockenfleisch in selbst gemachtes Studentenfutter (aus rohen und ungesalzenen Nüssen und Samen). Noch ein paar Gojibeeren, und Sie sind startbereit.*

DIE TÄGLICHE DOSIS: Machen Sie rohes Gemüse und zuckerarme Obstsorten – mundgerecht geschnitten – zum Eckpfeiler Ihrer Snacks. Kombinieren Sie sie mit guten Fetten: dünne Kohlrabischeiben mit Hummus mit viel Olivenöl; Salatgurke mit Ziegenkäse und Avocado oder Räucherfisch; grüner Apfel oder Stangensellerie mit (naturbelassenem) Nussmus. Noch besser ist Fermentiertes: Eine saure Gurke mit Hummus oder ein hartgekochtes Ei mit Sauerkraut schenken Energie und erfrischen den Gaumen.

IN DEN NEBENROLLEN

DER ABTRÜNNIGE: Cracker ohne Gluten und Samenöle haben unzählige Fans und gehören zu den harmloseren glutenfreien Fertigprodukten, da sie weder industriell verarbeitete Fette noch Füllstoffe enthalten. Wer gängige entzündungsfördernde Nahrungsmittel wie Mais meiden möchte, kann Kichererbsen, Kokos- oder Maniokmehl sowie hitzebeständiges Kokos- oder Avocadoöl zur Herstellung etwa von Tortillas verwenden.

DIE DIVA: Nussmuse kombinieren rohe, gekeimte und in der Steinmühle vermahlene Pekannüsse, Pistazienkerne, Kürbiskerne und mehr mit köstlichen Gewürzen und Superfoods. Sie können sie als kleinen Luxus betrachten – sie sind teuer, aber köstlich.

Der Körper behandelt industriell verarbeitete Nahrungsmittel wie ›Fremdkörper‹ und löst eine Entzündungsreaktion aus, um sich zu schützen.

SCHOKO-ENERGIEBÄLLCHEN

- 150 g Mandelmasse (von der Mandelmilchherstellung) oder 95 g gemahlene Mandeln
- 80 g Kokosraspel
- 80 g Mandel- oder Kokosmus
- 3 EL Kokosöl (Zimmertemperatur oder bei kleiner Hitze schmelzen lassen)
- 3 gehäufte EL Kakaopulver
- 3 EL Kakaosplitter
- 3 EL Hanfsamen
- 2 EL gemahlene Mandeln (aus dem Laden)
- 1 EL reiner Vanilleextrakt, auf Wunsch auch mehr
- Zimt nach Geschmack
- bis zu 2 EL Ahornsirup zum Süßen auf Wunsch

Alle Zutaten in der Küchenmaschine zu einer glatten Masse verarbeiten. Probieren und gegebenenfalls mit etwas Zimt und Vanilleextrakt nachwürzen. Bei der Verwendung von Ahornsirup mit wenigen Tropfen beginnen. (Sie werden wahrscheinlich weniger brauchen, als Sie denken!) Gegebenenfalls weitere trockene Zutaten hinzufügen, bis die gewünschte Konsistenz erreicht ist. Aus der Masse kleine Kugeln formen. In einem verschlossenen Behälter sind die Energiebällchen im Kühlschrank bis zu zwei Wochen oder in der Tiefkühltruhe bis zu zwei Monaten haltbar.

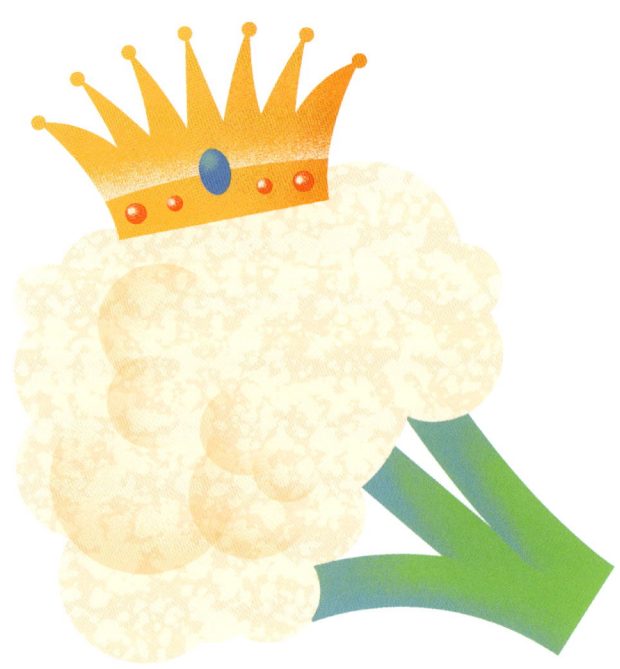

SOLLEN SIE DOCH
BLUMENKOHL ESSEN!

DER BESCHEIDENE BLUMENKOHL MACHT KEINE SCHLAGZEILEN, IST ABER EIN LOW-CARB-LIEBLING DER WELLNESS-SZENE: DIESES ANTIOXIDANTIENREICHE GEMÜSE STILLT DAS VERLANGEN NACH DER SÄTTIGENDEN STÄRKE VON KARTOFFELN, NUDELN UND REIS, ERSPART IHREM BLUTZUCKERSPIEGEL ABER GLEICHZEITIG

DEREN WIRKUNG. ER IST HÖCHST WANDLUNGSFÄHIG, erfreulich erschwinglich und so einfach und vielseitig einsetzbar, dass ich ihn als Einstiegsgemüse betrachte; als eines jener Grundnahrungsmittel, die beim Wechsel von abgepackten Nudeln oder kohlenhydratreichen Kartoffeln zu Mahlzeiten auf Gemüsebasis helfen.

Unabhängig von Ihren bisherigen Assoziationen zu diesem herzhaften Gemüse gibt es keinen Grund, es fade zu nennen. Das Geniale am Blumenkohl ist seine Wandlungsfähigkeit: Sie können ihn mit Butter stampfen, im Mixer pürieren, die Röschen im Ofen backen (20 Minuten bei 225 Grad, gelegentlich wenden) oder roh knabbern. Sie können ihn sogar in Pfannengerichte rühren oder (wenn Sie ehrgeizig sind) aus dem pulverisierten Reis – siehe »So machen Sie Blumenkohlreis« – einen angesagten

Pizzaboden formen. Oder einfach dämpfen und servieren: Die Röschen nehmen ein paar Tropfen Öl sowie Saucen (etwa Bolognese) und eine Prise gesunde Gewürze hervorragend auf.

Wenn Sie einen Blumenkohl pro Woche vertilgen, kommen Sie in den Genuss der enthaltenen sekundären Pflanzenstoffe und werden auch Ihren Teller mit anderen Augen sehen. Ehe Sie sich versehen, servieren Sie Mangold zum Frühstück, ohne sich etwas dabei zu denken.

Blumenkohl füllt den Teller zu einem fairen Preis mit gesunden Nährstoffen. Sie müssen nicht unbedingt »bio« kaufen – die Environmental Working Group (EWG) zählt Blumenkohl zu den »Sauberen 15«. Umso schöner, wenn Sie Bioware bekommen!

SO MACHEN SIE BLUMENKOHLREIS

DIESES GERICHT IST SO ZIEMLICH DAS EINFACHSTE, WAS SIE KOCHEN können. Der »Reis« passt zu den verschiedensten Gerichten vom Curry übers Ofengemüse bis hin zu Ihrem Lieblingsprotein und mehr. Sie können frischen oder bereits in Röschen geteilten TK-Blumenkohl verwenden. Und falls Sie grünen, orangefarbenen oder violetten Blumenkohl entdecken, haben Sie Spaß damit. (Die Farben verleihen ihm einzigartige sekundäre Pflanzenstoffe, die Ihre Gesundheit schützen.)

SCHRITT 1 Zutaten vorbereiten.
- 1 mittelgroßer Blumenkohl (frisch oder tiefgekühlt)
- 2 EL Kokosöl oder Butter aus Weidemilch
- 1 kleine Zwiebel, geschält und gewürfelt
- Meersalz und frisch gemahlener Pfeffer nach Geschmack

SCHRITT 2 Blumenkohl waschen und trocken tupfen. In große Röschen zerteilen und den dicken Stängel in dünne Scheiben schneiden.

SCHRITT 3 Die Röschen in der Küchenmaschine mit der Pulse-Funktion zu reisähnlichen Bröseln zerkleinern. Portionsweise arbeiten, bis der gesamte Blumenkohl verarbeitet ist. Man kann auch die Käsereibe dazu verwenden.

SCHRITT 4 Kokosöl oder Butter in einer großen Pfanne erhitzen. Die Zwiebelwürfel darin andünsten, bis sie etwas Farbe angenommen haben. Den Blumenkohl zugeben und etwa 8 Minuten mitdünsten. Er sollte gar, aber nicht breiig sein (al dente). Mit Salz und Pfeffer abschmecken.

AUFPEPPEN Sorgen Sie mit farbenfrohen, aromatischen Gewürzen für einen besonderen Kick: Zwiebel leicht andünsten. 1 fein gehackte Knoblauchzehe, ½ TL gemahlenen Kreuzkümmel, ½ TL gemahlene Kurkuma und ½ TL Ingwerpulver zugeben und die Gewürze unter ständigem Rühren mitdünsten.

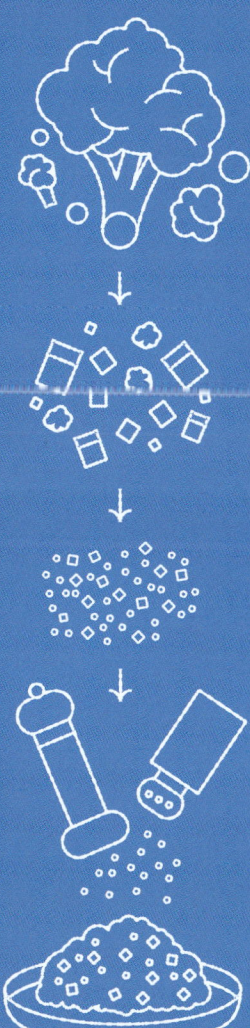

WERDEN SIE ZUM
KAKAO-KENNER

ICH HABE WENIG BEDENKEN, DEN GENUSS VON SCHOKOLADE ZU VERORDNEN. IN MESOAMERIKANISCHEN KULTUREN GALT SIE ÜBER JAHRTAUSENDE ALS HEILIG UND HEILEND – SIE WAR TEIL VON ZEREMONIEN UND »SPEISE DER GÖTTER«. HEUTE KENNEN WIR SIE ALS ZARTBITTERES MULTIVITAMIN, DAS OXIDATIVEN STRESS

(EINE DER WICHTIGSTEN ALTERUNGS- UND KRANKheitsursachen) reduzieren, die Konzentration stärken und lange geistig fit halten kann. Auch bei ihrem heiligen Aspekt schließt sich der Kreis: Sie wissen auch ohne wissenschaftliche Hilfe, dass gute Schokolade, achtsam genossen, Wellen von Optimismus und Ruhe auslösen kann.

Dieses Glücksgefühl kommt nicht von ihrer Süße, sondern ihrem wichtigsten Inhaltsstoff: Kakao. Gewöhnen Sie sich an, hochwertige – also möglichst wenig verarbeitete – Schokolade in moderaten täglichen Dosen (ein bis zwei Stücke) zu verzehren. Sofern Sie nicht empfindlich auf dieses Stimulans reagieren, bekommen Sie vollen Genuss ohne Reue. Ich werde Ihnen alles Wichtige über die Schokoladenherstellung erzählen, damit Sie die besten Tafeln finden.

DIE WAHRE GESCHICHTE DER SCHOKOLADE: VON DER BOHNE ZUR TAFEL

1. **DIE BOHNEN WERDEN IN ÄQUATORNÄHE ANGEBAUT.** Die Samen des Kakaobaums (*Theobroma cacao*, griechisch »Speise der Götter«) schmiegen sich in die footballähnlichen Früchte. Kakao enthält eine Fülle chemischer Substanzen wie Anandamid (ein Wohlfühlhormon, das nach dem Sport entsteht), die vom Körper produziert werden, aber selten in Nahrungsmitteln vorkommen. Erweisen Sie der Königin pflanzlicher Lebensmittel Respekt und kaufen Sie ethisch produzierte Schokolade. Ein Fair-Trade-Siegel ist gut, aber der Direkthandel hilft Kakaobauern mehr.

2. **DIE BOHNEN WERDEN GEERNTET, FERMENTIERT, GETROCKNET, GERÖSTET** – und zu Kakaosplittern verarbeitet: bitter und randvoll mit Flavonoiden und essentiellen Mineralstoffen wie Magnesium. Geben Sie das Powerfood in Smoothie-Bowls, Chiapudding oder knabbern Sie es als energiespendenden Snack.

Verlieben Sie sich in Kakao und erhöhen Sie auf natürliche Weise den Spiegel des Glückshormons Serotonin.

Sie können die gerösteten Bohnen (etwa von Crio Bru) auch wie Kaffee aufbrühen. Theobromin erzeugt eine anhaltend anregende Wirkung ohne das zittrige Gefühl von Koffein. (Achtung: »Rohe« Schokolade ist geringeren Temperaturen ausgesetzt und soll die meisten Antioxidantien enthalten.)

3. **DIE SPLITTER WERDEN GEMAHLEN, ZU PASTE VERARBEITET, UND DIE KAKAOBUTTER WIRD VON DER KAKAOMASSE GETRENNT.** Jetzt wird auch Zucker zugefügt – das muss keineswegs in den Mengen wie bei massenproduzierter Schokolade geschehen. Greifen Sie zu Tafeln mit einem Kakaogehalt von mindestens 75 Prozent.(Je höher die Zahl, desto »dunkler« die Schokolade und desto geringer der Zuckergehalt.) Schokolade sollte milchfrei sein: Studien zufolge bindet die auch in vielen zartbitteren Produkten enthaltene Milch (oder das Milchpulver) Antioxidantien und verhindert ihre vollständige Aufnahme.

4. **DIE SCHOKO-ZUCKER-MISCHUNG WIRD CONCHIERT, TEMPERIERT ... UND FERTIG IST DIE SCHOKOLADENTAFEL!** Zählen Sie die Zutaten – je weniger, desto besser. Bei guter dunkler Schokolade stehen Kakaomasse oder Kakao immer an erster Stelle (sie kann auch Kakaopulver, Kakaosplitter und Kakaobutter enthalten). Zucker kommt zum Schluss. Machen Sie die Geschmacksprobe: Da nur wenige weitere Zutaten enthalten sind, werden Sie es genießen, wie beim Wein verschiedenste Nuancen zu entdecken.

5. **ANGESAGTE ZUSÄTZE MACHEN DIE SCHOKOLADE NOCH BESSER.** Bei handgeschöpften Kreationen toben sich die Chocolatiers mit Superfoods und heilenden Zutaten aus. Zusätze von Gewürzen über Heilpilze bis hin zu Grünkohl machen sie extra gesund und sprechen alle Sinne an. Seien Sie experimentierfreudig (aber kaufen Sie bio – zweifelhafte Anbieter können unter dem Deckmäntelchen der »Aromen« unerwünschte Zusatzstoffe hineinschmuggeln).

6. **POPPIGES DESIGN UND EIN ÜBERDURCHSCHNITTLICHER PREIS VOLLENDEN DAS BILD.** Schokolade ist Functional Food vom Feinsten. Behandeln Sie diese Köstlichkeit mit Respekt. Genießen Sie Stück für Stück. Schokolade wird gerne verwendet, um achtsamen Genuss zu üben. Nehmen Sie sich vor, sie langsam zu verzehren und sich ganz in die Erfahrung zu versenken, und spüren Sie, wie sie Fühlen und Denken verändert.

Eine Auswahl meiner Lieblingsmarken:

- Madécasse (feine-schokolade.com/de/madcasse)
- Raaka (xocoatl.de/chocolatiers/raaka-chocolate)
- Wei (weiofchocolate.com)
- Kakawa (außerordentliche Kakaogetränke; kakawa-chocolates.com)

Der Verzehr von Zucker aktiviert Hormone, die den Fettzellen das Signal zur Fettspeicherung geben; Fett dagegen aktiviert diese Hormone nicht.

ACHTSAM ESSEN

1 Essen Sie langsam.

2 Essen Sie im Sitzen.

3 Atmen Sie.

4 Betrachten Sie Ihre Nahrung.

5 Nehmen Sie Farben, Formen, Texturen in sich auf.

6 Riechen Sie daran.

7 Segnen Sie Ihre Nahrung.

8 Atmen Sie.

9 Betrachten Sie Ihre Nahrung.

10 Nehmen Sie einen Bissen.

11 Kauen Sie langsam und bewusst.

12 Schmecken Sie Ihre Nahrung.

13 Genießen Sie Ihre Nahrung.

14 Trinken Sie in kleinen Schlucken.

15 Schmecken Sie auch die nachfolgenden Bissen.

16 Fragen Sie sich zwischendurch: Habe ich noch Hunger?

17 Hören Sie auf, wenn Sie zu 80 Prozent satt sind.

18 Nehmen Sie wahr, wie Sie sich jetzt fühlen.

ACHTSAM SNACKEN

1 Fragen Sie sich: Habe ich Hunger?

2 Oder etwas anderes?

3 Langeweile?

4 Unbehagen?

5 Sehnsucht?

6 Trinken Sie ein Glas Wasser.

7 Warten Sie zwei Minuten.

8 Fragen Sie sich noch einmal: Habe ich Hunger?

9 Wenn ja, essen und genießen Sie.

KÜCHE FREI FÜR DEN
NAHRHAFTEN SMOOTHIE

DER NAHRHAFTE SMOOTHIE IST EINE ART PERFEKTER TELLER (SEITE 23) IN FLÜSSIGER FORM – AUFGEWERTET MIT HOCHWERTIGEN FETTEN FÜR LANG ANHALTENDE ENERGIE UND EINEN GESUNDEN STOFFWECHSEL, ERGÄNZT DURCH GUTE (PFLANZLICHE ODER TIERISCHE) PROTEINE UND INDIVIDUALISIERT MIT HEILENDEN GEWÜRZEN, ADAPTOGENEN ODER SUPERFOODPULVER. Er schenkt stundenlang Energie und gilt zu Recht als »flüssige Mahlzeit«. (Er ist auch leicht verdaulich und gut, wenn Sie sich träge fühlen und Ihr Körper eine Pause braucht.) Dieser Smoothie hat keine Ähnlichkeit mit der althergebrachten »Zuckerbombe« aus süßem Obst und Saft.

Kreieren Sie mithilfe der folgenden Formel die unterschiedlichsten Smoothies. Wählen Sie eine Zutat aus jeder Kategorie oder zwei Zutaten aus den Kategorien 2, 3 und 4. Auf Seite 68 finden Sie konkrete Rezeptideen, auf bewell. com weitere Anregungen. Aber eigentlich geht es beim Smoothie ums Improvisieren – da sind exakte Mengenangaben unnötig. Experimentieren Sie, bis Sie Ihre Favoriten finden (der Geschmack ist vielleicht manchmal verbesserungswürdig, aber die Zutaten werden Ihnen guttun).

Sie werden merken, dass diese Mischungen kaum Obst enthalten. So bleibt der Zuckergehalt gering. Sie werden darin weder Fruchtsäfte noch tropische Früchte wie Ananas und Mango finden. Auch die kohlenhydratreichen Bananen fehlen und werden durch moderne Smoothie-Zutaten wie Blumenkohl oder cremige Avocado ersetzt. Wenn Sie Obst verwenden möchten, sind zuckerarme Beeren der richtige Weg, aber probieren Sie es auch ganz ohne Obst.

Dieser Smoothie ist eine Mahlzeit: Stürzen Sie ihn nicht hinunter, während Sie von A nach B hetzen. Versuchen Sie, ihn eher zu »kauen« als zu schlürfen (das hilft der Verdauung). Verzehren Sie ihn ebenso achtsam wie jede andere liebevoll zubereitete Mahlzeit. Wenn er Zimmertemperatur hat, ist er leichter verdaulich als eiskalt.

KATEGORIE 1: FLÜSSIGKEIT
(120–480 MILLILITER)
- Milchalternativen (Mandel-, Kokos-, Hanfdrinks – meiden Sie Soja- und Reisgetränke)
- ungesüßter, mit Wasser verdünnter Biojoghurt oder -kefir
- 60 ml naturbelassenes, nicht aromatisiertes Kokoswasser + 180 ml Wasser (um den Zuckergehalt zu senken)
- Auf Wunsch:
  - Beeren (frisch oder TK, maximal 75 g)
  - Spinat und andere grüne Blattgemüse (maximal 35 g)
  - Blumenkohl (frisch oder TK, maximal 100 g)
  - Saft von 1 Limette (für grüne Smoothies)

KATEGORIE 2: FETT
(120–240 MILLILITER)
- ¼–½ Avocado, frisch oder TK
- Kokosmilch, vollfett
- Kokosjoghurt, ungesüßt
- 60 g Nussmus (ausgenommen Erdnussbutter – Erdnüsse sind oft von giftigem Schimmel befallen)
- 60 g Samenmus wie Tahin
- 1–2 EL Kokosmus, Kokosöl oder MCT-Öl (ein besonderes konzentriertes, aus der Kokosnuss gewonnenes Öl)
- 1–2 EL Lein- oder Chiasamen (Achtung: Chiasamen haben meist einen höheren Lektinanteil)

KATEGORIE 3: PROTEIN
(1 PORTION NACH PACKUNGSANGABE)
- Kollagenpulver
- Proteinpulver, zum Beispiel aus Weidemolke, Bioerbsen oder Biohanf
- 2-3 EL Biohanfsamen

KATEGORIE 4:
GEWÜRZ ODER SUPERFOOD

- 1 EL Maca-Pulver: für Kraft, hormonelles Gleichgewicht und Energie
- 1 EL Kakaopulver oder -splitter: für Konzentration, Wachheit und eine Extraportion Antioxidantien
- 1 EL Spirulinapulver: zur Entgiftung, als Energiespender und pflanzliches Protein
- 1 EL Chlorellapulver: zur Unterstützung des Immunsystems und der Entgiftung
- 2 EL Gojibeeren: liefern Antioxidantien
- ½ Päckchen Açai-Beeren-Püree (TK) oder 1 EL Açai-Beeren-Pulver: liefert Antioxidantien und gesunde Fette
- 1 EL Holunderbeerenpulver oder ½ Pipette Holunderbeerentinktur: für die Immunabwehr
- 1 Portion Pflanzenpulver (»Super Greens«): für Vitamine, Mineralien, Entzündungshemmung und Immunabwehr
- ¼ TL Zimtpulver: für einen ausgeglichenen Blutzuckerspiegel, zur Unterstützung des Immunsystems
- 1 Prise Bienenbrot (Blütenpollen): für Energie, zur Bekämpfung von Allergien, als Pflanzenprotein
- 1 Prise Meersalz: liefert Elektrolyte
- 1 Portion Probiotikapulver: zur Unterstützung des Mikrobioms
- 2–4 Tropfen Stevia oder Stevia Vanille (ohne Alkohol, verwenden Sie Produkte ohne Füllstoffe): bei Bedarf zum Süßen

Achten Sie beim Einkauf auf naturbelassene Produkte aus nachhaltigem biologischem Anbau.

AN DEN MIXER, FERTIG, LOS!

Hier ein paar meiner liebsten Smoothie-Rezepte:

SCHOKO-ENERGIESPENDER
Mein Standardfrühstück und täglicher Start in den Morgen
- 1 Portion Vanille-Proteinpulver (vorzugsweise Molkeprotein von Weidekühen)
- 180 ml Kokosmilch, ungesüßt
- 60 ml Biofilterkaffee oder 1 TL Bioinstantkaffee (auf Wunsch)
- 1–2 EL Rohkakaopulver
- ¼ Avocado
- 1 EL Mandelmus
- 1 EL Kokosöl
- 1 EL Lein-, Hanf- oder Chiasamen
- ¼ TL Zimtpulver
- 6–8 Eiswürfel oder 120 ml Wasser (Zimmertemperatur)

MORGENDLICHER ENERGIEKICK
- 240 ml Mandeldrink
- 75 g Heidelbeeren (TK)
- 1 EL Kokosöl
- 1 TL Bienenbrot
- 1 EL Mandelmus
- 1 Portion Vanille-Proteinpulver oder 1 Portion Kollagenpulver + 2–4 Tropfen Stevia Vanille

GRÜNER DETOX-SMOOTHIE
- 240 ml Kokosmilch, ungesüßt
- 1 TL Spirulinapulver oder 1 TL Chlorellapulver (oder je ½ TL von beiden)
- Saft von ½ Limette
- 1 EL Kokosöl
- 1 EL Chiasamen
- 1 Portion Vanille-Proteinpulver oder 1 Portion Kollagenpulver + 2–4 Tropfen Stevia Vanille Protein (auf Wunsch)
- Eis und Wasser

»GOLDENE MILCH«-SMOOTHIE
- 240 ml Kokosmilch, ungesüßt
- 1 TL gemahlene Kurkuma
- ¼ TL Ingwerpulver oder 1 Stück Ingwer (ca. 0,7 cm lang)
- ½ Orange, geschält, entkernt und in Stücke geschnitten
- 1 EL Kokosöl
- 1 Portion Vanille-Proteinpulver
- ein paar Eiswürfel

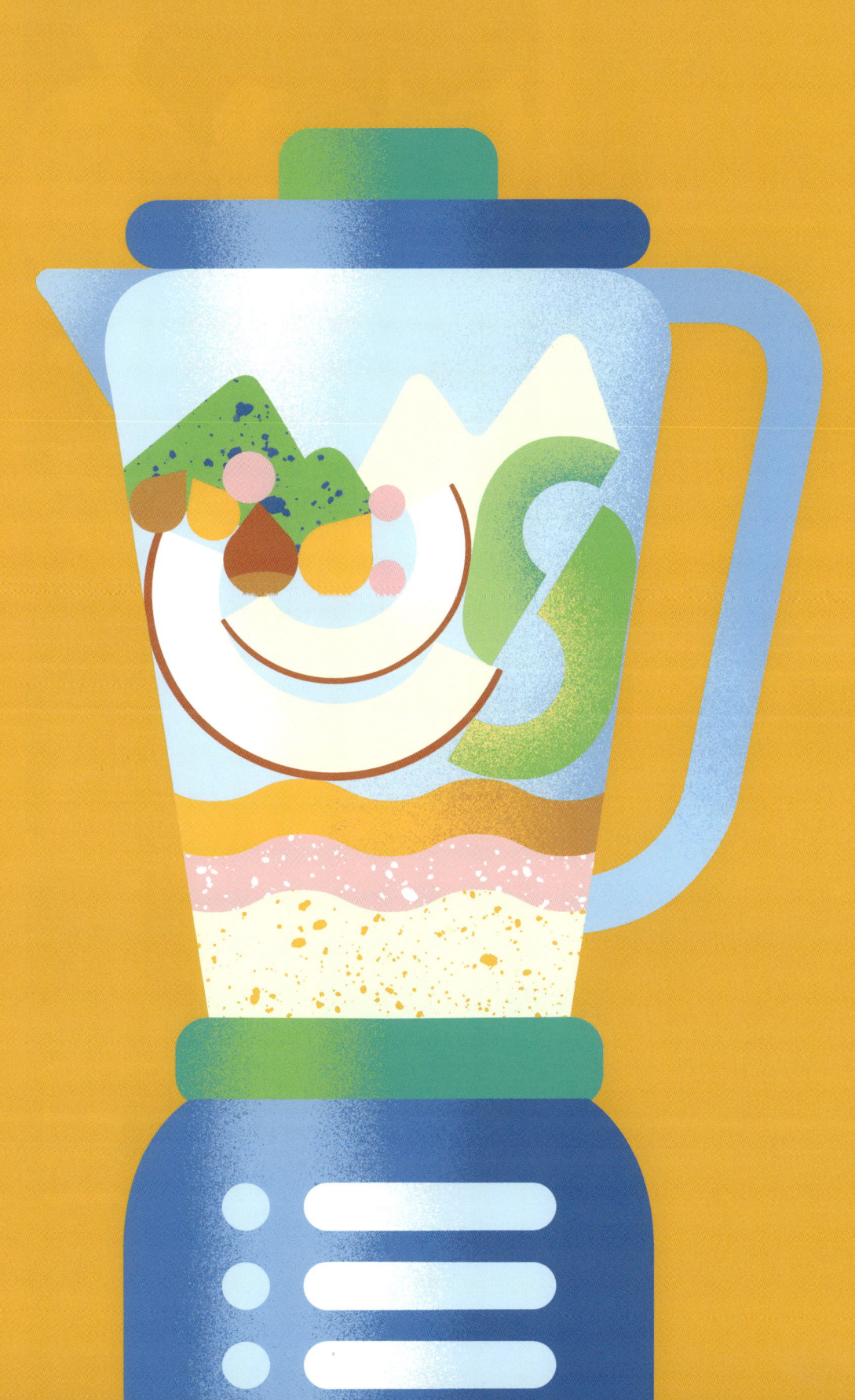

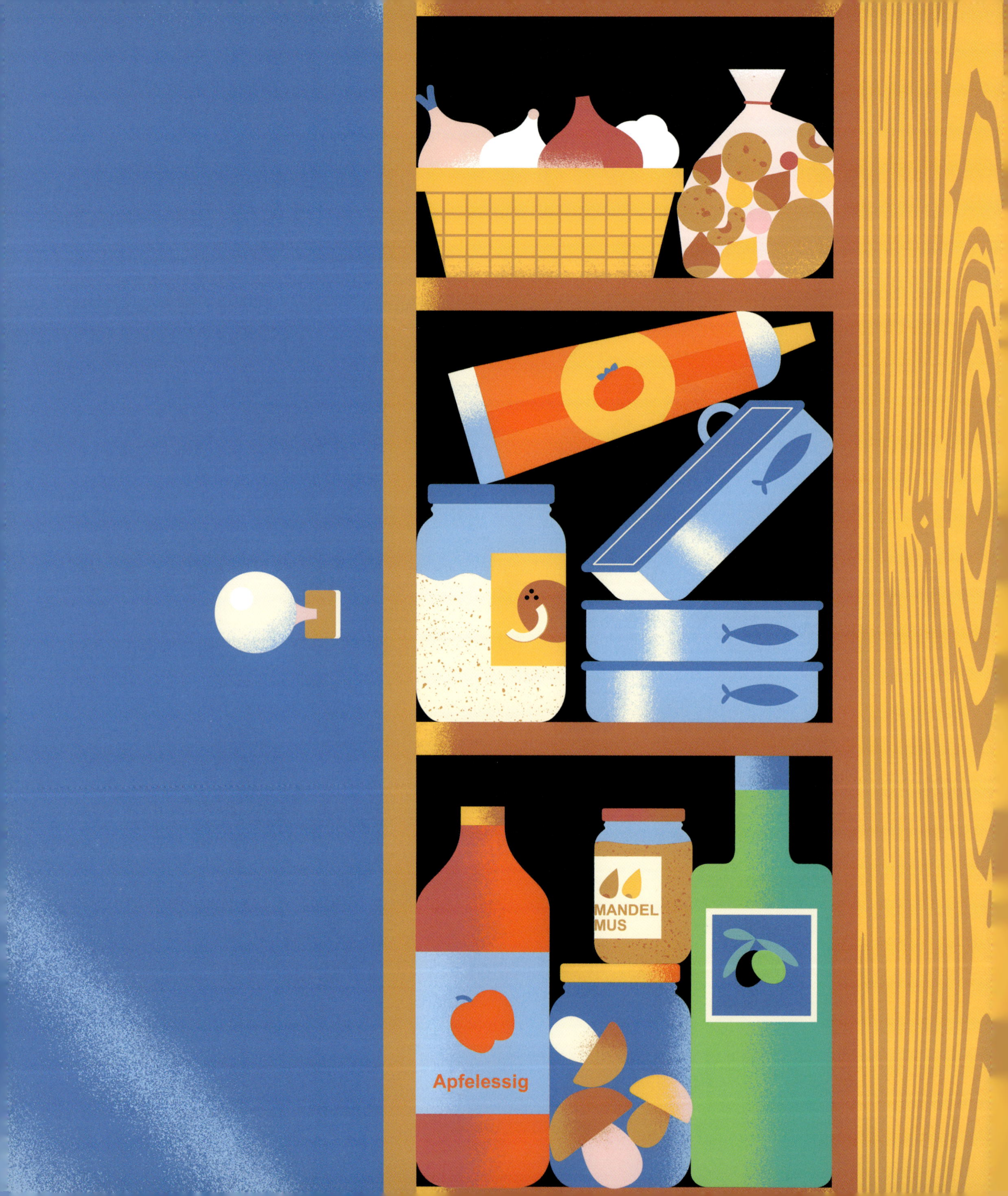

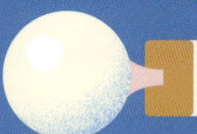

ORGANISIEREN SIE
KÜHL– UND VORRATSSCHRANK

ES IST NICHT GERADE SEXY, EIN ZWECKMÄSSIGES VORRATSSYSTEM AUFZUBAUEN (ES SEI DENN, SIE HABEN EINE SCHWÄCHE FÜR RAUMORGANISATION). ABER ES IST DAS RÜCKGRAT EINER VERLÄSSLICH GESUNDEN ERNÄHRUNG. WENN KÜHLSCHRANK UND VORRATSKAMMER VOLLER LEBENSMITTEL SIND, DIE SIE SCHNELL

UND EINFACH VERARBEITEN KÖNNEN, BRINGT HUNger Sie nicht ins Wanken und lässt Sie nicht in die Falle tappen, irgendwo etwas zum Essen mitzunehmen (oder Pommes zu Abend zu essen). Lassen Sie sich von den folgenden Beispielen – für die mein eigener Kühlschrank sowie die Vorräte meiner Gesundheits-Coaches als Vorbild dienten – zur Einführung eines eigenen Vorratssystems motivieren. Ob Sie lieber Großeinkauf machen oder die Vorräte nach Bedarf (oder Rezept) aufstocken: beides funktioniert.

Das Ziel ist es nicht, den Vorratsschrank so einzuräumen, dass Sie ihn stolz auf Pinterest präsentieren können. Das Ziel ist, den traurigen Zustand zu beenden, dass in Ihrer Küche Ebbe herrscht oder sie unter einer Flut gut gemeinter Einkäufe begraben ist, die Sie doch nie verwenden. Beides kann eine gesunde Ernährung kippen. Das Motto lautet: »Was Sie kaufen und sehen können, werden Sie auch essen.«

KÜHLSCHRANK

GEMÜSEFACH

LINKS: Salat und grüne Blattgemüse, Kreuzblütengewächse (wie Brokkoli, Blumenkohl, Rettich und Grünkohl), Petersilie
RECHTS: grüne Äpfel, diverse Gemüsesorten, die gerade im Angebot waren

UNTERES REGAL

- Brathähnchen, Eier aus Freilandhaltung, Fleischbällchen (verzehrfertig), Biotempeh (für Vegetarier)

MITTLERES REGAL

- Quinoa, Reis, Wurzelgemüse (gekocht)
- vorgeschnittenes Obst
- Brühe
- Nussdrinks

KÄSEFACH

- Ziegenkäse, Butter aus Weidemilch
- schmackhafter veganer Käse für die milchfreie Ernährung (kann leicht selbst gemacht oder im Bioladen erworben werden)
- getreidefreie Wraps

OBERES REGAL

- Joghurt (Milch oder Kokos)
- Sauerkraut und milchsaures Gemüse
- Hummus
- Energiebällchen
- Chiapudding

TÜRFÄCHER

- zuckerfreies Ketchup, Senf, Leinöl, Oliven
- probiotisches Salatdressing – selbst gemacht!
- Ingwer- und Kurkumawurzeln in Papiertüten
- Biomisopaste

TIEFKÜHLTRUHE

- Gemüse – Spinat, Brokkoli, Blumenkohl
- Beeren
- Avocadostücke (für Smoothies)
- Eintopf, Suppe, Bohnen (vorgekocht und portioniert)
- Rinder- oder Lammhack, weiteres Fleisch
- Hähnchen
- Wildlachs
- Kokoseiscreme – ein Genuss mit wenig Zucker – oder selbst gemachtes Eis am Stiel (Smoothie Ihrer Wahl in Eisförmchen füllen und einfrieren)

VORRATSSCHRANK

- Kokosöl, Ghee, Schmalz
- Essig, Tamari, Currypaste
- naturbelassener Honig (in Maßen verwenden)
- Hülsenfrüchte (getrocknet oder in Dosen)
- Pseudogetreide (falls gewünscht): Quinoa, Buchweizen, Amarant
- Nüsse und Samen, Nussmus, Tahin
- Milchalternativen im Tetrapack, Kokosmilch in der Dose
- Sardinen, Makrele, Wildlachs in der Dose
- Tomaten und Tomatenmark in der Dose
- Gewürzregal
- Salze und Meeresalgen
- Knoblauch und Zwiebeln, Wurzelgemüse, Rote Bete
- Biotee und -kaffee
- Pflanzen-, Kakao- und Proteinpulver

Wenn Sie essen, versorgen Sie nicht nur sich selbst, sondern geben auch den Billionen von Mikroorganismen Nahrung, die in Ihrem Darm zu Hause sind.

VORRATSHALTUNG
(OHNE STRESS)

WAS UNTERSCHEIDET MENSCHEN, DIE SICH TAG FÜR TAG GESUND ERNÄHREN, VON ALLEN ANDEREN? SIE MACHEN DEN EINKAUF ZU EINEM FESTEN BESTANDTEIL IHRER ROUTINE. DENN ES IST EIN BEKANNTES GESETZ: WER KEINE GESUNDEN LEBENSMITTEL DAHEIM HAT, WIRD SICH NICHT GESUND ERNÄHREN. MIT DIESEN ZEHN HERVORRAGENDEN TIPPS SCHAFFEN SIE ES – WOCHE für Woche!

EINFACH EINKAUFEN. Versuchen Sie nicht zwanghaft, ständig neue Rezepte zu meistern. Kaufen Sie immer die gleichen Grundnahrungsmittel.

OHNE SCHLANGEN, STRESS UND VERSUCHUNGEN. Testen Sie das Online-Angebot der Supermärkte (oder Biolieferanten wie e-biomarkt.de). Biomitgliederläden helfen ihren Mitgliedern, die Vorräte zu erschwinglichen Preisen aufzustocken. Kaufen Sie qualitativ hochwertiges Fleisch vom Weidetier bei Spezialanbietern wie fleischlust.com sowie Fisch bei send-a-fish.de. Issgesund.de ist ein Verzeichnis ausgesuchter Online-Shops, die Bioprodukte anbieten.

FRISCH VOM BAUERNMARKT. Weil Sie mit strategischen Onlinebestellungen Zeit sparen, können Sie mit dem Besuch des Bauernmarkts sicherstellen, dass die Küche randvoll mit Obst, Gemüse und Kräutern ist.

ZETTELWIRTSCHAFT. Schreiben Sie Einkaufszettel – entweder auf altmodische Art (mit Tafel am Kühlschrank oder Block und Stift) oder digital mit Apps wie AnyList, wo mehrere Personen auf die Listen zugreifen können. Apps wie BigOven und Buy Me a Pie! verbinden Rezepte und Mahlzeitenplanung.

20 MINUTEN FÜR DIE PLANUNG ALLER MAHLZEITEN DER WOCHE. So müssen Sie nicht so oft zum Einkaufen gehen und bleiben entspannter, während die Tage verfliegen. Ein farbenfroher Plan am Kühlschrank kann auch die Kinder für die Zubereitung der Mahlzeiten interessieren.

EINKAUFSGEMEINSCHAFT. Mitglieder einer Foodcoop bekommen gesunde Biolebensmittel zu fairen Preisen und ein Gefühl von Gemeinschaft. Wer sich einer Solawi (Solidarischen Landwirtschaft) anschließt, sichert sich Woche für Woche frische lokale Produkte. Warum teilen Sie sich nicht gleich noch eine Kuh von einem Hof in Ihrer Nähe?

GROSSEINKAUF. Kaufen Sie Nüsse, Samen, Getreide, Bohnen, Linsen – also Nahrungsmittel ohne Etikett – unverpackt im Bioladen oder den Bioabteilungen größerer Supermärkte. Wenn das Angebot regelmäßig und am besten mit Bioware aufgefüllt wird, können Sie mit dieser erschwinglichen Möglichkeit Geld gegenüber abgepackten Produkten sparen.

PREISVERGLEICH. Nutzen Sie Preis-Tracker-Apps wie Sparpionier.

KEINE FLASCHEN (VOR ALLEM KEINE WASSERFLASCHEN). Warum das Budget mit Getränken sprengen, wenn Sie Tees und mehr selbst machen können? (Siehe Seite 110.)

EIGENE EINKAUFSTASCHEN. Weil es einfach richtig ist.

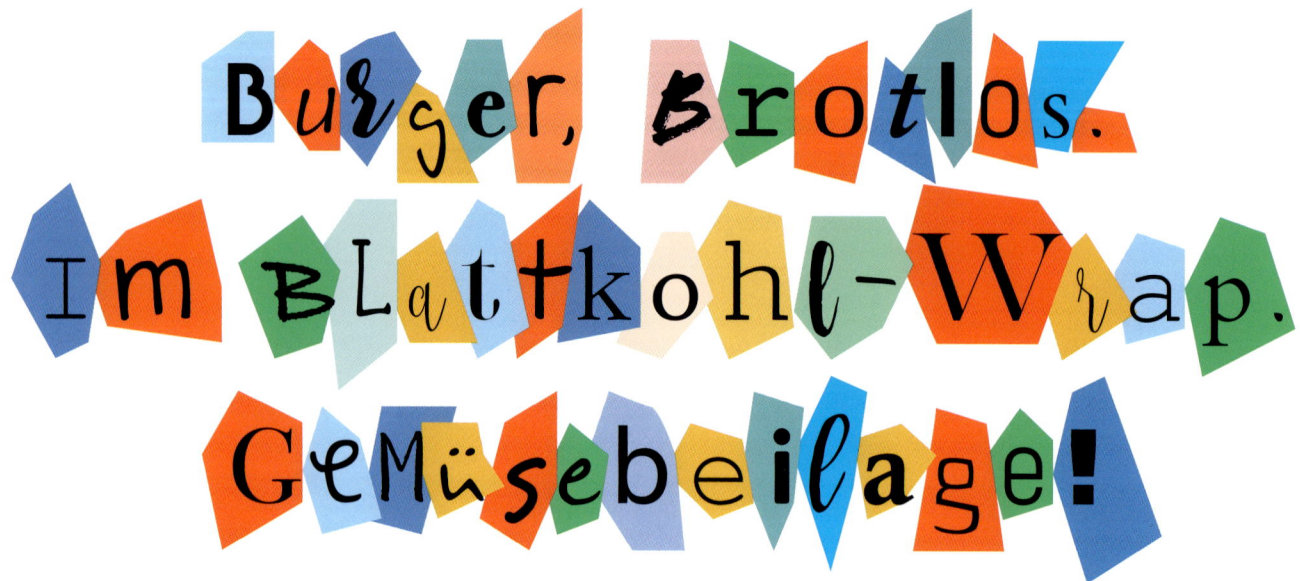

Burger, Brotlos. Im Blattkohl-Wrap. Gemüsebeilage!

VOM UMGANG **MIT SPEISEKARTEN**

WENN SIE OFT ESSEN GEHEN, MÜSSEN SIE RESTAURANTS ALS IHRE KÜCHE BETRACHTEN. ERLERNEN SIE DEN CLEVEREN UMGANG MIT DER SPEISEKARTE, UM SICH DEM PERFEKTEN TELLER (SEITE 23) ANZUNÄHERN – AUF DEM DAS GEMÜSE DIE KOHLENHYDRATE VERDRÄNGT UND SICH DIE PROTEINPORTIONEN IM RAHMEN

HALTEN. BEDENKEN SIE AUCH, WIE IHRE MAHLZEIT zubereitet wird. Bei Frittiertem bekommen Sie fast immer erhitzte Samenöle ab (siehe Seite 76). Gluten, das Sie meiden möchten, steckt oft in Saucen. Ein paar Restaurants – Ketten, die Salat nach Wunsch zusammenstellen, oder die wachsende Zahl von Lokalen, die Burger vom Weiderind bieten – erleichtern die Wahl. Es gibt Hofwirtshäuser, die mit frischen Zutaten arbeiten – da muss man nicht nachdenken! Aber machen Sie sich keinen Stress, wenn die Wahl des Lokals nicht bei Ihnen liegt (denn Stress stoppt die Verdauung). Bei gemeinsamen Mahl-

zeiten geht es auch um die Gespräche, darum genießen Sie die Gesellschaft und nutzen Sie folgende bewährte Tricks, um in der Ernährungsspur zu bleiben.

MEXIKANISCH

Wählen Sie Fajitas (Garnelen, Hähnchen, Rind oder einfach Gemüse) mit Salsa oder Pico de gallo und Guacamole, aber verzichten Sie auf Gerichte mit Weizen und Tortillas aus Gen-Mais. *Top-Tipp*: Bestellen Sie eine doppelte Portion Salat mit gegrilltem Hähnchen oder Garnelen,

Avocado oder Guacamole. Dazu eine kleine Portion Bohnen – falls Sie keine Kohlenhydrate zählen und/oder sich vegetarisch ernähren.

JAPANISCH

Finger weg von frittiertem Tempura und Gerichten mit schweren Saucen. Essen Sie Sushi oder Sashimi (der Fisch-Ratgeber von Greenpeace hilft bei der nachhaltigen Wahl). Wählen Sie nach Möglichkeit Tamari, glutenfreie Sojasauce. *Top-Tipp*: Naruto-Rollen werden in Gurkenstreifen gehüllt. Das ist bei Verzicht auf Getreide hilfreich. Falls Sie Lektine meiden, nehmen Sie weißen Reis.

STEAKHAUS

Ordern Sie eine doppelte Portion Gemüse – es sollte den größten Teil des Tellers füllen. Finden Sie einen Mit-Esser für überdimensionierte Steaks oder Burger (ohne Brötchen). Verzichten Sie auf alles Käsige, Frittierte, Panierte (auch die Zwiebelringe!). *Top-Tipp*: Kombinieren Sie Fisch oder Fleisch mit Gemüse und/oder Salat.

ITALIENISCH

Hüten sie sich vor großen Pastatellern – besonders, wenn Sie Gluten meiden oder weniger Kohlenhydrate essen wollen. Halten Sie Abstand vom Brotkorb, aber falls Sie sich doch eine Scheibe gönnen, genießen Sie jeden Bissen! Fisch oder Fleisch, gegrillt oder gebraten, Salat und gedünstete Gemüse wie Spinat oder Rübstiele sind immer richtig. *Top-Tipp*: Salat und Gemüse machen aus einer Vorspeisenportion Muscheln in Tomatensauce eine Mahlzeit.

BURGER UND PIZZA

Hüllen Sie die Frikadelle in Salat, ersetzen Sie Fritten durch Salat und streichen Sie das Erfrischungsgetränk. Beschränken Sie sich auf ein Stück Pizza mit massenweise Gemüse darauf und bestellen Sie einen großen Salat. *Top-Tipp*: Immer öfter werden glutenfreie Pizza und vegane Käsealternativen angeboten. Das ist in meinen Augen zwar nicht gesund, aber wenn es angeboten wird, essen und genießen Sie.

VIETNAMESISCH

Eine leichtere Alternative zum chinesischen Essen mit seinen süßen und stärkehaltigen Saucen ist Pho mit Brühe, Gemüse und Fleisch nach Wahl. Reis- statt Weizennudeln (für Glutenempfindliche), frischer Koriander und frische Minze helfen der Verdauung. *Top-Tipp*: Grüner Papayasalat und Reispapierrollen mit frischem Gemüse runden die Mahlzeit ab.

FEINKOST

Wenn dies Ihre Mittagsoption ist, prüfen Sie die kalten Beilagen wie Rübstielgemüse und Gemüsesalate. Halten Sie Ausschau nach Suppen, nicht Sandwiches. Wird das Fleisch (etwa Pute) im Laden gebraten, kombinieren Sie es mit Salaten. *Top-Tipp*: Bitten Sie darum, dass man Ihnen die Proteinportion des Sandwiches auf einem Bett aus Rucola oder gemischten Blattsalaten serviert.

Auf greentable.de finden Sie Informationen über neue Lokale und ihr Angebot.

Achten Sie bei den Kalorien mehr auf Qualität als auf Quantität.

MACHEN SIE EINEN ÖLWECHSEL

NICHTS IN IHRER KÜCHE MUSS SORGSAMER AUSGEWÄHLT WERDEN ALS DIE FETTE UND ÖLE FÜR IHRE MAHLZEITEN – UND NICHT ALLE EIGNEN SICH GLEICH GUT ZUM KOCHEN. EINIGE SIND STABIL UND ÜBERSTEHEN VERSCHIEDENSTE VERARBEITUNGSMETHODEN, ANDERE SIND EMPFINDLICH UND WERDEN ZIEMLICH

GIFTIG, WENN SIE SICH »ZERSETZEN« ODER MOLEkular auflösen. Ein paar Informationen sind sehr hilfreich, um unnötige Entzündungsprozesse zu vermeiden.

Bei industriell hergestellten Fetten und Ölen ist besondere Wachsamkeit gefragt, denn sie durchlaufen starke Verarbeitungsprozesse. Die Produkte, die wir seit den 1950er Jahren »Pflanzenöle« nennen, sind keineswegs harmlos. Öle wie Raps-, Soja-, Sonnenblumen-, und Maiskeimöl gehören zu den *unechtesten* modernen Nahrungsmitteln. Sie sind billig und massenhaft vorhanden. Die unbequeme Wahrheit aber ist, dass es sich gar nicht um Pflanzen handelt, sondern um industriell verarbeitete Samenöle. Im menschlichen Körper wirken sie deshalb stark entzündungsfördernd – vor allem, wenn sie erhitzt werden (sie könnten sogar *schädlicher* sein als die gefürchteten und unlängst verbotenen Transfette). Samenöle sind so giftig und allgegenwärtig, dass ich sie für den neuen Zucker halte – für ein akutes Problem für die Volksgesundheit.

Wenn Sie sich von verarbeiteten Nahrungsmitteln (einschließlich der meisten Fertigdressings) fernhalten, meiden Sie viele bedenkliche Öle. Auch um eine gründliche Aufräumaktion in Ihrer Küche werden Sie nicht herumkommen. Keine Sorge: Nie waren die Voraussetzungen für eine »Ölkontrolle« besser. Den guten alten Rindertalg, Schweine- oder Gänseschmalz finden Sie bei Bonebrox. com oder bio-fleischer-laden.de. Sie sollten etwas in dieser Art zur Hand haben – wenn Sie gern kochen, auch mehr! Beachten Sie die folgenden Richtlinien für die korrekte Lagerung und Verarbeitung.

ECHTES VS. KÜNSTLICHES ÖL: DAS SICHERHEITSSPEKTRUM

Es kommt darauf an, welches Öl Sie wählen und ob Sie damit braten, dünsten oder es roh verzehren. Verwenden Sie unterschiedliche Öle je nach Bedarf. Informieren Sie sich über den Rauchpunkt. Das ist die Temperatur, bei der ein Öl zu qualmen beginnt und schädliche Stoffe entstehen. So sind Sie auf der sicheren Seite. Denken Sie daran: Das Ausgangsmaterial der Fette – Genfutter, Wachstumshormone und Pestizide oder saftig-grünes Gras für fettlösliche Vitamine – landet letztlich *in Ihrem Körper*! Fette sind hochkonzentriert und deshalb wertvoll. Ein Preis von 2,50 Euro pro Liter sollte Ihnen zu denken geben.

GRÜNES LICHT

RINDERTALG: vielseitig und haltbar. Gut zum Backen, Dünsten, Eier braten, für Eintöpfe und (sehr selten) zum Frittieren. Verwenden Sie Talg von Weiderindern.

SCHMALZ: das Fett vom Schwein. Hält mittlerer bis großer Hitze stand. Sehr gut zum Backen und gelegentlichen Braten. Möglichst vom Weideschwein.

GÄNSE- UND ENTENFETT: aromatisch. Zum Braten von Gemüse und Omeletts. Von freilaufenden Tieren, die gegebenenfalls gentechnikfrei gefüttert wurden.

BUTTER AUS WEIDEMILCH: nährstoffreiches Fett für alle, die Milchprodukte vertragen. Als Aufstrich und zum Kochen bei mittlerer Hitze (sie verbrennt bei starker Hitze).

GHEE AUS WEIDEMILCH: »geklärte« (erhitzte und abgeschäumte) Butter ohne Milcheiweiß (Butterschmalz). Hoher Rauchpunkt und köstlich in warmen Gerichten und

OXIDATION, NICHT SÄTTIGUNG: DER WAHRE ÜBELTÄTER

Früher kochte man hauptsächlich mit Butter und Schmalz. Diese gesättigten Fette werden durch Erhitzen kaum verändert. Sie sind stabil und verlässlich. Doch das änderte sich mit der Einführung neuartiger künstlicher Fette. Zunächst erfand man die Transfette, indem man Samenöle durch Zugabe von Wasserstoff härtete, um massenproduzierte Lebensmittel und Fast Food schneller und billiger herstellen zu können. Obwohl wir kürzlich ihren zerstörerischen Beitrag zu Herzerkrankungen, Diabetes und mehr erkannt haben, haben inzwischen raffinierte, oft aus genetisch veränderten Pflanzen gewonnene Samenöle ihren Platz eingenommen. Sie haben einen hohen Anteil an Fettsäuren, die Entzündungen fördern und das Risiko von Mehrfacherkrankungen erhöhen. Sie werden meist mit aggressiven Chemikalien auf Erdölbasis behandelt, um sie haltbarer zu machen. Am schlimmsten aber ist, dass sie beim Erhitzen zerfallen und gefährliche Verbindungen freisetzen, unter anderem die Gruppe der flüchtigen und leicht entflammbaren Aldehyde. Herzerkrankungen, Magenschäden, Krebs, neurodegenerative Erkrankungen und mehr werden damit in Verbindung gebracht.

KLUG EINKAUFEN, RICHTIG AUFBEWAHREN

Pflanzenöle sollten am besten bio, kalt gepresst und naturbelassen sein. Empfindliche Pflanzenöle werden schnell ranzig, sollten vor direkter Lichteinstrahlung geschützt und möglichst in dunklen Flaschen aufbewahrt werden. Kaufen Sie kleinere Mengen, die Sie innerhalb von drei Monaten verbrauchen. (Frieren Sie Öle ein, die Sie nicht sofort verwenden können.)

WENN SIE TÄGLICH ZUM ESSEN GEHEN, gehören Samenöle dazu. Sie werden in den meisten Lokalen, die nicht auf Feinschmeckerniveau arbeiten, sowie in allen Fast-Food-Restaurants verwendet und oft stark erhitzt. Meiden Sie Frittiertes und erkundigen Sie sich beim Personal, womit die Lebensmittel gegart oder zubereitet werden. Am besten wählen Sie ein einfaches Gericht, das ohne Kochfette auskommt, und beträufeln es mit gutem Olivenöl – falls vorhanden.

Pflanzenöl hat nicht die gleiche positive Wirkung wie Gemüse.

Getränken. Einige Marken lassen inzwischen von Labors bestätigen, dass kein Milcheiweiß enthalten ist.

KOKOSÖL: hitzebeständiges Fett, das mittlere bis große Hitze gut verträgt. Immunstärkende Wirkung. Sollte weder desodoriert noch gebleicht sein.

PALMÖL: ein weiteres stabiles Pflanzenfett für mittlere bis große Hitze. Vorsicht: Kaufen Sie nur unraffiniertes Palmöl aus nachhaltigem Anbau! Da die Palmölindustrie Regenwald-Ökosystemen schreckliche Schäden zufügen kann, sollten Produkte dahingehend unbedenklich sein.

OLIVENÖL: für Dressings und Dips. Nur leicht erhitzen. Augen auf beim Olivenölkauf: Kaufen Sie natives Olivenöl extra, das maximal 18 Monate alt ist. Auf bewell.com lesen Sie, wie Sie echtes statt falschem oder ranzigem Olivenöl finden.

AVOCADOÖL: geschmacksneutral, stabil bei großer Hitze. Gut für weniger geschmacksintensive Mayonnaise.

LEIN- UND HANFÖL: nur roh im Salat oder Smoothie als Fettanteil verwenden. Im Kühlschrank aufbewahren und zügig verbrauchen.

VERARBEITETE UND UNNATÜRLICHE FETTE, DIE SIE MEIDEN SOLLTEN

PFLANZENÖL: unzutreffende Bezeichnung – die Flaschen enthalten keine Pflanzen. Wahrscheinlich eine Mischung aus chemisch extrahierten industriell verarbeiteten Samenölen, oft aus genetisch veränderten Sojabohnen.

MARGARINE UND STREICHFETT: Samenöle, die chemisch zu künstlichen gesättigten Fetten weiterverarbeitet werden. Entzündungsfördernde Inhaltsstoffe. Verweigern Sie diesen grenzwertigen Ersatz!

RAPSÖL: starke chemische Verarbeitung, stark entzündungsfördernd, meist genetisch verändert.

DISTEL- UND SONNENBLUMENÖL: werden meist mithilfe von Hexan extrahiert (das als Nervengift gilt). Viele entzündungsfördernde Fettsäuren.

ERDNUSSÖL: reich an entzündungsfördernden Fettsäuren. Enthält Lektine.

Sogenannte ›Pflanzen‹öle werden aus harten Samen und Hülsenfrüchten gewonnen, die ursprünglich für industrielle Zwecke, nicht den menschlichen Verzehr angebaut wurden.

Schließen Sie das Abendessen mindestens zwei bis drei Stunden vor dem Zubettgehen ab – egal, wie üppig es ausfällt.

ESSEN IM RICHTIGEN RHYTHMUS

VERZEHREN SIE DIE GRÖSSTE MAHLZEIT DES TAGES MITTAGS, WENN DIE SONNE AM HÖCHSTEN STEHT, UND EINE KLEINERE ABENDS, WENN SIE VERSINKT. DER STOFFWECHSEL – ÜBERBEGRIFF FÜR DIE UNZÄHLIGEN LEBENSERHALTENDEN BIOLOGISCHEN PROZESSE – STEIGERT SICH IM LAUFE DES TAGES MIT DER KÖRPER-

TEMPERATUR. DIE »UHR« IM MAGEN-DARM-TRAKT aktiviert Hormone, die hungrig machen und Leber und Verdauung auf die Nährstoffverarbeitung vorbereiten. Diese Signale erreichen mittags ihren Höhepunkt, um den Körper für die größte Nahrungsaufnahme bereitzumachen.

Mit Herannahen des Sonnenuntergangs werden die aktiven, produktiven Hormone weniger, die Temperatur sinkt, der Stoffwechsel verlangsamt sich. Der Körper kommt allmählich zur Ruhe, genau wie der Tag. Deshalb ist die Verdauung abends nicht so gut auf eine große Mahlzeit vorbereitet. Viele Menschen haben eine bessere Verdauung und besseren Schlaf, wenn sie üppig zu Mittag und leichter zu Abend essen (eventuell Suppe). Experimentieren Sie mit einem leichten Abendessen – wie fühlen Sie sich am

nächsten Morgen? Es ist Ihnen vielleicht nicht bewusst, dass dem Körper dieser sanftere Rhythmus lieber ist: Zum Schlafen braucht er nicht viele Kalorien, und wenn am späten Abend zu viel Brennstoff geliefert wird, können besonders viele freie Radikale entstehen, die Gewebe schädigen, den Alterungsprozess beschleunigen und chronische Erkrankungen fördern. Je näher Sie nachts einem Zustand des »Fastens« oder der Nicht-Verdauung kommen, desto gesünder.

Fazit: Beenden Sie das Abendessen mindestens zwei bis drei Stunden vor dem Zubettgehen – egal, wie üppig es ausfällt. So kann sich der Körper im Schlaf hauptsächlich um Reparatur und Regeneration kümmern, statt mühsam verdauen zu müssen.

GESUNDE SÄFTE
SIND GRÜN

ES IST EINE GUTE IDEE, MIT DEM ENTSAFTEN ANZU-fangen. Wenn man es richtig anstellt, kann es den Körper mit leicht resorbierbaren sekundären Pflanzenstoffen, Mikronährstoffen und Elektrolyten versorgen. Saft ist ein gutes Stärkungs- und sanftes Nahrungsmittel, um der Verdauung eine Pause zu gönnen.

Wenn man es falsch anstellt, kann es den Blutzuckerspiegel in die Höhe treiben und den Körper durch zu viel Zucker ins Stoffwechselchaos stürzen. Säfte aus Obst und kohlenhydratreicheren Gemüsen wie Karotten oder Roten Beten liefern haufenweise Fruktose (siehe Seite 28) in flüssiger Form. Beim Verzehr eine ganzen Apfels, einer Orange oder rubinroten Bete bremsen die Faserstoffe die Aufnahme des Zuckers in die Zellen. So können Sie ihn langsamer und sicherer verstoffwechseln. Manche Fruchtsäfte enthalten Unmengen Zucker. In einer Saftbar bin ich einmal auf 38 Gramm gekommen! Das ist, als würden Sie Limo trinken – nur ohne Kohlensäure. (Prüfen Sie den Zuckergehalt aller Säfte, die Sie in Flaschen kaufen oder im Laden ordern – auch der grünen.)

Wenn Sie gern entsaften, sollten Sie diese Möglichkeit oft nutzen. Allerdings zur Ergänzung einer Ernährung, die bereits reich an Gemüse ist – nicht als Ersatz dafür. Noch einmal: Sie sollten sich an kohlenhydratarme, hauptsächlich grüne und weiße Gemüse wie saftige Salatgurken, mineralstoffreichen Stangensellerie und Blattgemüse wie Spinat, Mangold, etwas Grünkohl (außer bei Schilddrüsenproblemen) und Löwenzahn halten. Sie können auch entgiftende, immunstärkende Wurzelgemüse wie Kletten- und Ingwerwurzel in geringen Mengen sowie Kräuter wie Petersilie und Koriander verwenden. Aber verzichten Sie auf Obst bis auf Limetten, Zitronen und etwas grünen Apfel.

Mag sein, dass diese Säfte anfangs nicht schmecken. Sie haben nicht das von den Geschmacksknospen erwartete fruchtig-süße Profil. Doch mit den folgenden Richtlinien

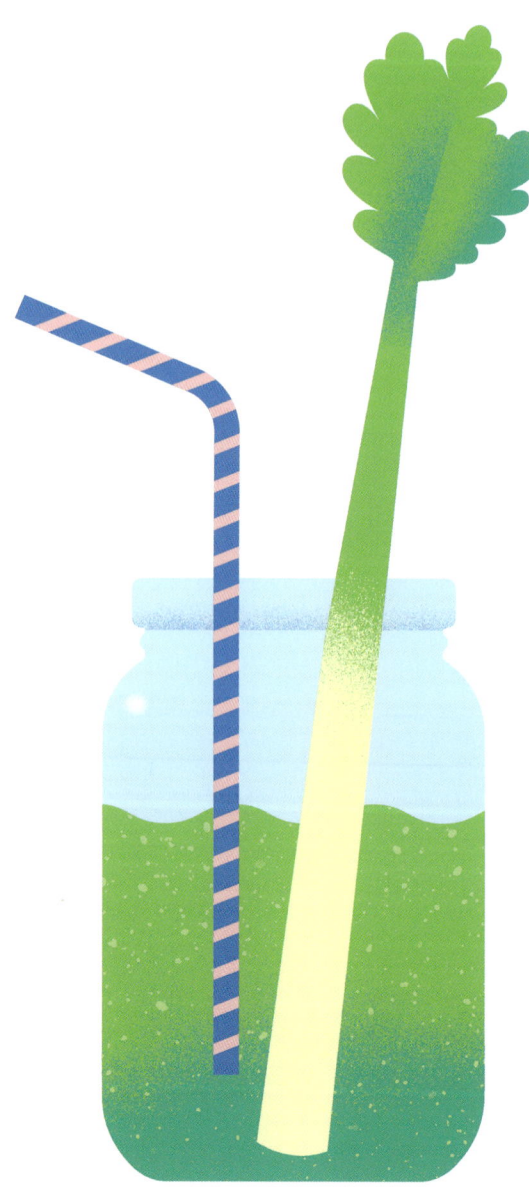

finden Sie schnell Ihren Stil. Sie sollten auch wissen, dass die Saftherstellung nicht nur der Nährstoffversorgung dient. Grüne Säfte sind oft Wegbereiter einer besseren Ernährung. Sie unterstützen neue Ernährungsmuster: Wenn Sie viel Gemüse verzehren, verändert dies Gaumen und Vorlieben. Sie werden merken, dass Ihr Körper nach frischen, vollwertigen Zutaten verlangt.

SAFT FÜR SAFT EIN WENIG GRÜNER

Machen Sie grüne Säfte zum Normalfall, indem Sie Ihren Gaumen an den Geschmack gewöhnen. Statt gleich mit dem »grünsten« Saft zu beginnen, der dann vielleicht nicht schmeckt, sollten Sie es langsamer angehen.

SCHRITT 1 Streichen Sie supersüße Zutaten wie Obst und beschränken Sie zuckerhaltige Gemüsesorten wie Rote Bete auf einen Teil der üppig grünen Mischung (verwenden Sie sie auch nicht jeden Tag).

SCHRITT 2 Genießen Sie leichte grüne Säfte mit Stangensellerie, Salatgurke und Akzenten von Zitrone und Ingwer. Ein paar Hände voll Spinat und Romanasalat liefern Nährstoffe ohne allzu intensiven Geschmack. Ein kleines Stück grüner Apfel verleiht einen Hauch Süße.

SCHRITT 3 Steigern Sie den Anteil dunkelgrüner Gemüse (und verzichten Sie auf den Apfel als »Krücke«). Der bittere Geschmack von Mangold und Grünkohl verrät, dass sekundäre Pflanzenstoffe zur Unterstützung der Leber am Werk sind.

SCHRITT 4 Sind dunkelgrüne Säfte normal, können Sie mit kräftigeren Zutaten experimentieren, um den gesundheitlichen Nutzen und das Geschmacksprofil zu erweitern. Probieren Sie Koriander und Klettenwurzel zum Entgiften, krebshemmenden Blattkohl, blutstärkendes Weizengras und leberschützenden Löwenzahn.

Achtung: Gemüse, das nicht »bio« ist, vor dem Entsaften schälen.

Manche Fruchtsäfte enthalten Unmengen Zucker. Das ist, als würden Sie Limo trinken – nur ohne Kohlensäure.

ALLTAGSMEDIZIN
AUS DEM GEWÜRZREGAL

GEWÜRZE SIND IHRE VERBÜNDETEN, WENN ES DARUM GEHT, REGELMÄSSIG GESUNDE MAHLZEITEN ZU KOCHEN. SIE ERMÖGLICHEN VIELE VARIATIONEN EINFACHER GRUNDREZEPTE (VON BRATHÄHNCHEN, GEGRILLTEM FISCH, KURZGEBRATENEM GEMÜSE UND MEHR) UND SPRECHEN DIE SINNE AN. IN VIELEN KÜCHEN

STEHEN SIE WENIG GENUTZT IN DEN SCHRÄNKEN herum. Schade, denn allzu fade Mahlzeiten steigern die Gier auf stark aromatisierte Fertigprodukte! Gewürze sind auch Medizin: In der internationalen Küche werden sie oft großzügig verwendet, um Verdauung und Nährstoffaufnahme zu fördern. Die Wissenschaft zeigt, dass Alltagsgewürze wie Zimt, Nelken, Kurkuma und Ingwer Kraftpakete mit hochkonzentrierten Antioxidantien sind, die auch antivirale, antibakterielle, antimykotische und krebshemmende Elemente besitzen. Reichlich verwendet können sie Ihren Mahlzeiten ganz einfach eine größere Schutzwirkung verleihen.

Ich kenne Köche, die ebenso unvoreingenommen mit Gewürzen spielen wie Kinder mit Farben. Wenn sie in einer fremden Küche kochen, gilt ihr erster Blick dem Gewürzschrank. Der Spitzenkoch David Bouley ist ein langjähriger Freund. Er betrachtet Nahrung als Medizin und verwendet Gewürze furchtlos zum Heilen und Genießen. In seinen Seminaren verrät er einen raffinierten Trick, wie man die Gewürze aus der Dose ins Essen bekommt: indem man Öle für Dressings, zum Beträufeln und Dünsten ansetzt. »Das Öl schützt das Gewürz vor Oxidation, konserviert es und rundet es geschmacklich ab.« Er verwendet mehrere professionelle Methoden, um seine Öle herzustellen (die wohltuenden Terpene der Gewürze werden bei unterschiedlichen Temperaturen freigesetzt). Die folgende Mischung können Sie auch zu Hause ganz einfach herstellen. Wenn Sie ein hochwertiges Öl für den Ansatz verwenden, verbinden Sie zwei gesunde Nahrungsmittel zu einem.

DAVID BOULEYS ENTZÜNDUNGS-HEMMENDES KURKUMAÖL

Viele Leute wissen um die entzündungshemmende und schützende Wirkung von Curcumin, dem Wirkstoff der Kurkumawurzel (er fördert eine gesunde Funktion der Darmflora, kräftigt die Leber, stärkt die Abwehr, schützt vor Demenz und mehr). Aber nur wenige wissen, wie sie damit umgehen sollen. David empfiehlt zu experimentieren: Träufeln Sie es auf Gemüse (ich rühre es in die Möhrensuppe), verfeinern Sie in Kokosöl oder Schmalz gepopptes Popcorn damit, geben Sie es in Salatdressings, servieren Sie Zucchinioder getreidefreie Nudeln damit. Frisch gemahlener schwarzer Pfeffer hilft, die Heilkraft der Kurkuma zu aktivieren, und falls Sie Milchprodukte essen, machen Parmesanspäne die 7-Minuten-Mahlzeit zum Gourmetgericht.

WELLNESS-EXPERTE

In seiner Küche gibt David 150 Gramm gemahlene Kurkuma auf 450 Milliliter Öl – eine Mischung aus gleichen Teilen Avocado-, Traubenkern- und nativem Olivenöl. Für den Hausgebrauch mixen Sie einen Teil gemahlene Kurkuma mit zwei Teilen vom Öl Ihrer Wahl. Experimentieren Sie mit verschiedenen Ölen (oder Öl-Mischungen).

1. ÖL UND GEMAHLENE KURKUMA in ein Schraubdeckelglas geben.

2. VERSCHLIESSEN und vor Gebrauch zwei Wochen an einem lichtgeschützten Platz durchziehen lassen.

Sie können auch Öl mit Ingwer, Knoblauch, Vanille ansetzen, was bei entzündeten Gelenken, Überwucherung des Darms mit Candida-Pilzen und allgemein der Verdauung hilft.

ACHT WICHTIGE KRÄUTER UND GEWÜRZE

David Bouley arbeitet mit über 1900 Gewürzen, aber es geht auch ohne einen ganzen Gewürzbasar. Setzen Sie für den Anfang nur zwei bis drei der folgenden kulinarischen Akzente. Bauen Sie Ihr Repertoire allmählich aus, und schon bald haben Sie eine lebendige Esskultur!

1. **ENTZÜNDUNGSHEMMENDE GEWÜRZE** wie Kurkuma (auch in Currymischung), Ingwerwurzel, Knoblauch oder mehr – versuchen Sie Kurkuma und Ingwer im Smoothie.

2. **CAYENNEPFEFFER** zur Stärkung des Immunsystems – geben Sie eine Prise in heiße Schokolade.

3. **VANILLESCHOTEN, -PASTE ODER -EXTRAKT,** um die Süße von Nahrungsmitteln zu unterstreichen und das Verlangen nach Zucker zu lindern.

4. **ZIMT** zur Stabilisierung des Blutzuckers – für selbst gemachten Chai mit Kardamom und Ingwer. Mahlen Sie die Stangen für maximale Frische selbst.

5. **ESTRAGON** für französisches Bistro-Flair – zu Hähnchen und Linsensuppe.

6. **SESAM** liefert Protein und Magnesium – streuen Sie ihn auf Salate oder Gemüse.

7. **PETERSILIE UND KORIANDER** (frisch/getrocknet) bieten einen frischen, lebendigen Geschmack, Vitamine und Mineralstoffe. Zu Salaten, Suppen und Protein aller Art. Experimentieren Sie: Koriander passt zu mexikanischen, indischen und südostasiatischen Gerichten.

8. **PILZE** (wie getrocknete Shiitake) für eine krankheitshemmende und antibakterielle Wirkung – als Einlage für Suppen und Brühen.

Wenn Sie ein hochwertiges Öl für den Ansatz verwenden, verbinden Sie zwei gesunde Nahrungsmittel zu einem.

WERDEN SIE ZUM FETTVERBRENNER

DER NEUE GROSSE TREND AUF DEM GEBIET »NAHRUNG ALS MEDIZIN« HEISST KETOGENE ERNÄHRUNG. SIE GEHT NOCH WEITER ALS DIE KOHLENHYDRATARME ERNÄHRUNG (SEITE 85): MAN BEFOLGT EINE INDIVIDUELLE KOHLENHYDRATARME DIÄT MIT MODERATEM PROTEIN- UND HOHEM FETTANTEIL, UM DEN STOFF-

WECHSEL SO EINZUSTELLEN, DASS DER KÖRPER DIE benötigte Energie aus Fett (Ketonen und Fettsäuren) statt aus Stärke und Zucker (Glukose) gewinnt. Wenn man diese Form der Ernährung streng einhält (kein Nachtisch hier oder gesüßter Caffè Latte da), nutzt der Körper nach mehrwöchiger Anpassung einen neuen Weg der Energiegewinnung: Er verbrennt Fett – zuerst das hochwertige Fett in der Nahrung, dann die Fettdepots des Körpers.

Bis vor kurzem war das Programm hauptsächlich dafür bekannt, dass es epileptische Anfälle lindern oder verhindern kann. Heute zeigt sich, dass auch Patienten mit Zivilisationskrankheiten davon profitieren (also Krankheiten, die in erster Linie auf eine Ernährung zurückgehen, welche die Insulinreaktion stört und Entzündungen fördert). Gewichtsprobleme, Typ-2-Diabetes, metabolisches Syndrom, Herz-Kreislauf-Erkrankungen, Polyzystisches Ovar-Syndrom, Reizdarmsyndrom, Refluxösophagitis, Sodbrennen und nichtalkoholische Fettleber sind nur einige Beispiele dafür. Zudem tauchen immer mehr Belege für eine günstige Wirkung bei einer Reihe neurologischer Erkrankungen auf. Obwohl man für diese kompromisslose Ernährung anfangs einen eisernen Willen braucht, soll sie schnell zur Gewohnheit werden – dank ihrer positiven

Wirkung und ohne die Risiken und Nebenwirkungen von Medikamenten! Keto-Befürworter berichten auch von mehr geistiger Klarheit und weniger Hunger. Ihre Werte offenbaren eine bessere Insulinempfindlichkeit und niedrigere Blutzuckerspiegel.

Wenn das Abnehmen schwerfällt oder Sie unter einer der genannten Erkrankungen leiden, beginnen Sie mit einer kohlenhydratarmen Ernährung. Anschließend können Sie drei Monate einen gut geplanten ketogenen Ernährungsplan befolgen, um zu sehen, wie Sie reagieren. Arbeiten Sie – besonders bei schweren Erkrankungen – mit Ihrem Arzt und überwachen Sie Blutzucker- und Ketonspiegel, wenn Sie gesundheitlich beeinträchtigt sind. (Es gibt Geräte, die beides messen.) Unabhängig von Ihrer Motivation sollten Sie darauf achten, hochwertige Proteine und Fette zu verzehren.

Wenn Sie mehr über Philosophie, Programme und Praxis der ketogenen Ernährung erfahren möchten, werfen Sie einen Blick in die Bücher *Primal Fat Burner* von Nora Gedgaudas sowie *Ketogene Ernährung für Einsteiger* von Jimmy Moore und Eric Westman.

Durch ketogene Ernährung schaltet der Stoffwechsel von Kohlenhydrat- auf Fettverbrennung um.

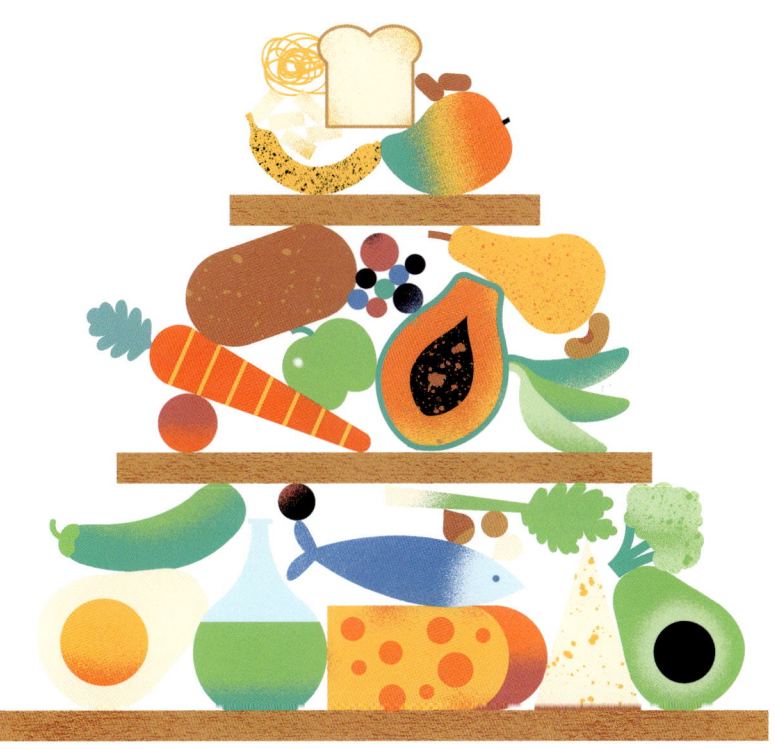

MASSGESCHNEIDERTER KOHLENHYDRATKONSUM: PRÜFEN SIE, OB »GESUNDE« KOHLENHYDRATE IHNEN NÜTZEN ODER SCHADEN

KOHLENHYDRATTOLERANZ IST EINE GRAUZONE. DER STOFFWECHSEL DER MENSCHEN VERKRAFTET INDI-VIDUELLE MENGEN AN KOHLENHYDRATEN. IN DEN LETZTEN ZEHN JAHREN HABE ICH VERMEHRT PATIENTEN, DIE SÜSSIGKEITEN EINSCHRÄNKEN UND RAFFINIERTE KOHLENHYDRATE GEGEN VOLLKORNPRODUKTE, SÜSS-

KARTOFFELN UND OBST TAUSCHEN UND TROTZDEM Übergewicht, Erschöpfungsanfälle, Benommenheit oder Heißhunger haben. Manche haben zwar keine überflüssigen Pfunde, aber einen beunruhigend hohen Blutzuckerspiegel. Es ist nicht ungewöhnlich, dass sich diese Probleme erst später einstellen. Sie reagieren plötzlich anders auf eine Kost, die sie bisher gut vertragen haben.

Warum das geschieht, wird in Ernährungskreisen heiß diskutiert. Es sind wohl mehrere Faktoren am Werk: eine genetische Veranlagung in Kombination mit wenig Bewegung, wenig Schlaf und viel Stress. Eine Veränderung des Mikrobioms durch jahrzehntelangen Konsum von Fertigprodukten und Medikamenten. Vielleicht werden auch zu viele vermeintlich gesunde Mehrkornbrote, Bananen und Bohnen verzehrt, die allesamt als Zucker im Blut landen. Dies kann den persönlichen Kohlenhydrat-Sollwert senken, sodass sich der Blutzuckerspiegel zwei Stunden nach einer Mahlzeit noch nicht normalisiert hat. Es ist mehr Zucker im Umlauf, als die Zellen bewältigen können. Schließlich kommt es zu Kettenreaktionen, die Insulinresistenz verursachen – den Vorläufer von Bluthochdruck, Herzkrankheiten, Diabetes, Übergewicht, möglicherweise Alzheimer-Krankheit und einigen Formen von Krebs. Der National Diabetes Statistik Report von 2017 ergab, dass geschätzte 50 Prozent der US-Amerikaner oft unwissentlich an Diabetes oder Prädiabetes leiden. Nehmen Sie Ihren Blutzuckerspiegel deshalb ernst.

Mit einer Intoleranz gegenüber Kohlenhydraten teilt der Körper mit, dass Sie ihren Verzehr strenger kontrollieren müssen. Streichen Sie Zucker und reduzieren Sie komplexe Kohlenhydrate drastisch, indem Sie sie durch stärkearmes Gemüse und großzügige Mengen Fett ersetzen. Achten Sie auf Ihren Schlaf, sanieren Sie Ihren Darm (Seite 174) und bewegen Sie sich mehr. In Verbindung mit diesen grundlegenden Maßnahmen kann eine kohlenhydratarme Ernährung helfen, Ordnung ins Stoffwechselchaos zu bringen. Um bei starker Gewichtszunahme oder bei Diabetes tatsächlich metabolische Veränderungen anzustoßen, müssen Sie die Low-Carb-Ernährung womöglich auf die Spitze treiben und sich ketogen ernähren (Seite 84).

Es gibt eine weitere Möglichkeit, den Kohlenhydrat-Sollwert zu bestimmen: Prüfen Sie mithilfe eines Blutzuckermessgeräts, wie sich kohlenhydratreiche Nahrungsmittel auswirken. Sie können eine sowie zwei Stunden nach dem Essen eine Momentaufnahme davon machen, wie Ihr Körper etwa Getreide, Bohnen, Kartoffeln verstoffwechselt.

Wenn Sie etwas für Detektivarbeit übrighaben, testen Sie das Programm in Robb Wolfs Buch *Wired to Eat*. Mit Ernährungsumstellung, einfachen Blutuntersuchungen und 7-Tage-Kohlenhydrattest kann es dabei helfen, sich an Sollwert und Insulinresistenz heranzutasten.

KOHLENHYDRATINTOLERANZ – WAS NUN?

Nur Mut! Eine gesunde Low-Carb-Ernährung kann den Blutdruck senken und Ihnen helfen abzunehmen, weniger nach Zucker zu gieren und weniger vom Hunger getrieben zu sein. Haut und Verdauung verbessern sich oft, genau

wie Triglyceride (bestimmte Blutfette) sowie Blutzucker- und Insulinmarker.

Nutzen Sie meine Empfehlungen und optimieren Sie Ihre Ernährung mithilfe der folgenden Anregungen:

- KEINEN ZUCKER, keine raffinierten Kohlenhydrate.

- ERHÖHEN SIE DEN ANTEIL GRÜNER BLATT- SOWIE KOHLGEMÜSE bei allen Mahlzeiten und reduzieren Sie komplexe Kohlenhydrate wie stärkehaltige Gemüsesorten, Getreide, Hülsenfrüchte sowie »Pseudogetreide« wie Quinoa und Buchweizen auf maximal 2–3 Portionen die Woche.

- VERWENDEN SIE »GUTE« FETTE WIE AVOCADOS UND OLIVENÖL großzügiger, als Sie Ihrer Ansicht nach sollten.

- SCHRÄNKEN SIE MILCHPRODUKTE EIN (sie enthalten viele Kohlenhydrate).

- ESSEN SIE NUR ZUCKERARMES OBST (frisch/TK): Beeren, Zitrusfrüchte, grüne Äpfel – maximal 2–3 Portionen die Woche.

- SEIEN SIE VORSICHTIG MIT ALKOHOL und wählen Sie gegebenenfalls die kohlenhydratärmste Option. Brände wie Whiskey, Wodka und Tequila sind kohlenhydratfrei, trockener Wein ist besser als Bier. Meiden Sie süße Getränke und Cocktails.

- ACHTEN SIE AUF DIE WIRKUNG GELEGENTLICHER STÄRKEHALTIGER MAHLZEITEN. Ihre Toleranz kann schwanken – je nachdem, wie viel Sport Sie gemacht, wie Sie geschlafen haben, wie gestresst Sie sind und so weiter. Ein Arzt kann Ihnen nichts Wertvolleres geben als dieses Bewusstsein.

Auch wenn Sie recht gut mit vollwertigen komplexen Kohlenhydraten zurechtkommen, sollten Sie den Verzehr einschränken und aus den genannten Lebensmitteln mit geringem oder mittlerem Kohlenhydratgehalt wählen. Wenn Sie Kohlenhydrate zählen, sollten Sie wissen: Die Obergrenze wird üblicherweise mit 225 Gramm am Tag angegeben. Das ist zu viel: Bleiben Sie unter 150 Gramm, besser 100 Gramm am Tag.

BIN ICH KOHLENHYDRATINTOLERANT?

MACHEN SIE DEN TEST
BEANTWORTEN SIE FOLGENDE FRAGEN:

1. HABEN Sie Übergewicht?
2. SIND Sie oft müde – besonders nach einer kohlenhydrathaltigen Mahlzeit?
3. FÜHREN Sie ein bewegungsarmes Leben?
4. IST Ihr Appetit außer Kontrolle?
5. HABEN Sie oft Heißhunger auf süße oder stärkehaltige Nahrung wie Brot, Nudeln, Kartoffeln, Bohnen?
6. FÜHLEN Sie sich oft schwindelig oder benommen, wenn Sie Hunger haben?
7. IST Ihr Blutzuckerspiegel am oberen Ende von normal – oder höher?
8. LEIDEN Sie unter Benommenheit, Angst, Depressionen, Hautproblemen, Gelenkschmerzen, Muskelschmerzen, Hormon- und/oder Schlafproblemen?

OPTIONAL: FALLS Sie ein aktuelles Blutbild haben, werfen Sie einen Blick auf den HbA1c-Wert. Er ist ein Schnappschuss der durchschnittlichen Blutzuckerwerte der letzten drei Monate. Liegt er über 5,5 – obwohl Sie Süßes meiden?

Haben Sie eine oder mehrere Fragen bejaht? Dann verzichten Sie 14 Tage lang auf Getreide, Hülsenfrüchte (Bohnen und Erbsen), stärkehaltige Gemüse (Möhren, Mais, Süß-/Kartoffeln, Kürbis, Yamswurzeln) und Obst. (Auch natürliche Süßungsmittel wie Honig, Ahornsirup, Agavendicksaft und die meisten abgepackten Getränke sind natürlich tabu.) Kommen Sie danach noch einmal auf die Fragen 2, 5, 6 und 8 zurück. Wenn sich Ihre Symptome deutlich gebessert haben, sind Sie möglicherweise auf eine Kohlenhydratintoleranz gestoßen.

Kohlenhydratintoleranz heißt, dass Sie mehr Kohlenhydrate verzehren, als Ihr System verarbeiten kann.

ESSEN SIE FRÜHER ZU ABEND UND FRÜHSTÜCKEN SIE SPÄTER:
INTERVALLFASTEN

ÜBER JAHRTAUSENDE ERLEBTEN DIE MENSCHEN ZYKLISCH FEST- UND FASTENZEITEN. (DIE JAGD LIEFERT KEINE MAHLZEITEN IM VIER-STUNDEN-TAKT!) HEUTE ESSEN WIR DAGEGEN MEHR ODER WENIGER STÄNDIG. DIESES VERHALTEN IST WEIT VON DEM UNSERER VORFAHREN ENTFERNT, FÜR DIE NAHRUNGSFREIE STOFFWECH-

SEL-»RUHEPHASEN« DIE NORM WAREN. VIELLEICHT sind Übergewicht und Stoffwechselprobleme inzwischen auch deshalb so häufig. Bewusste Phasen ausgedehnten Fastens bilden diese evolutionären Normen nach und können den Stoffwechsel wieder ins Gleichgewicht bringen. Sie können sie nutzen, wenn Sie Probleme haben abzunehmen oder um Blutzucker- und Insulinspiegel im gesunden Bereich zu halten. Sie können sie auch vorbeugend einsetzen: Das Fasten regt zelluläre Reparaturprozesse wie die Autophagie an. Sie befreit die Zellen von Abfall, kann Entzündungen lindern, bremst die Alterung und optimiert die Funktion der Mitochondrien. So sind Sie besser vor Krankheit geschützt.

WAS IST INTERVALLFASTEN?

Beim Intervallfasten oder Kurzzeitfasten legt man regelmäßig etwa 16-stündige Esspausen ein – meist zwischen der letzten Mahlzeit des einen und der ersten Mahlzeit des nächsten Tages. Der Körper kann in einen »Fastenzustand« übergehen, und der Stoffwechsel bekommt das Signal, Speicherfett zu verbrennen. Auch der Insulinspiegel bleibt länger niedrig. So erhält der Körper die Anweisung, Energie zu verbrennen und den Insulinspiegel niedrig zu halten: ein wirkungsvoller Neustart und das Gegenteil dessen, was beim Dauerfuttern geschieht.

Das Kurzzeitfasten verspricht keine plötzlichen Gewichtsverluste. Es bewirkt eine Umerziehung der Hormone, damit sie im Rahmen einer langfristigen Diät wieder besser funktionieren. Regelmäßiges Kurzzeitfasten kann helfen, Blutzuckerspiegel, Blutdruck und Leberwerte zu normalisieren. Manche Menschen tun es wöchentlich, um Zivilisations-

krankheiten wie Herzerkrankungen, Schlaganfall, Krebs, Fettleber, Polyzystischem Ovar-Syndrom und Alzheimer vorzubeugen. Andere lindern und kontrollieren mit einer verschärften Version Krankheiten wie Typ-2-Diabetes und Übergewicht. Experten wie Dr. Jason Fung glauben auch, das Programm könne das Verhältnis zum Essen verbessern, da es Ihnen ein Werkzeug an die Hand gibt, um gelegentliche Ausschweifungen auszugleichen, und Klarheit schenkt, was »Hunger« eigentlich ist.

WIE GEHT ES?

Sie warten einfach ungefähr 16 Stunden zwischen der letzten Mahlzeit des ersten und der ersten Mahlzeit des zweiten Tages. Wenn Sie um 20 Uhr zu Abend essen, wird Ihre nächste Mahlzeit gegen 12 Uhr am nächsten Tag sein. Wenn Sie um 17 Uhr zu Abend essen, werden Sie das nächste Mal gegen 9 Uhr morgens essen.

WIE OFT SOLLTE MAN FASTEN?

Zur Vorbeugung ein bis zwei Tage die Woche.

Wenn Ihnen Experimente mit Kurzzeitfasten zu extrem sind, konzentrieren Sie sich stattdessen auf die goldene Regel einer guten Verdauung: Zwischen Abendessen und Frühstück sollten mindestens zwölf Stunden liegen, damit der Körper über Nacht heilen und entgiften kann.

WELLNESS-EXPERTE

5 TIPPS FÜR DAS INTERVALL-FASTEN VON DR. JASON FUNG, NEPHROLOGE UND FASTEN-EXPERTE

1. **ALLER ANFANG IST SCHWER – AUCH BEIM KURZ-ZEITFASTEN.** Geben Sie Ihrem Körper einen Monat Zeit, um sich daran zu gewöhnen. Beim Fasten sind störende Nebenwirkungen wie Verstopfung, Krämpfe und Kopfschmerzen möglich, aber einfache Tipps (die ich in meinen Büchern erläutere) können Abhilfe schaffen. Die Nebenwirkungen verschwinden meist, sobald sich der Körper ans Fasten gewöhnt.

2. **BESCHÄFTIGEN SIE SICH, DANN DENKEN SIE NICHT ANS ESSEN.** An einem ausgefüllten Arbeitstag fällt das Fasten oft am leichtesten.

3. **DER HUNGER WIRD KOMMEN** – besonders zu den gewohnten Uhrzeiten; er wird aber auch wieder gehen. Hunger wird nicht einfach immer stärker, sondern geht vorüber wie eine Welle. Wenn Sie ihn ignorieren, wird er vergehen.

4. **WENN SIE SICH VOR DEM FASTEN KOHLENHY-DRATARM UND FETTREICH ERNÄHREN,** fällt es oft leichter.

5. **MACHEN SIE ALLES WIE IMMER.** Setzen Sie Ihr normales Sportprogramm fort. Ihr Körper holt sich die nötige Energie aus dem Depotfett.

(Nicht angezeigt ist Intervallfasten bei Schwangeren, stillenden Müttern, Kindern unter 18 Jahren, Unterernährung oder -gewicht [BMI<20]. Sprechen Sie mit Ihrem Arzt, falls Sie Medikamente nehmen müssen.)

Weitere Informationen zum Intervallfasten finden Sie in Jason Fungs Büchern *Die Schlankformel* und *Fasten – Das große Handbuch*.

Sie können Intervallfasten nutzen, wenn Sie Probleme haben abzunehmen oder um Blutzucker- und Insulinspiegel im gesunden Bereich zu halten. Sie können es auch vorbeugend einsetzen.

NAHRUNGSMITTELUNVERTRÄGLICHKEITEN
AUF DER SPUR

FÜHLEN SIE SICH NICHT OPTIMAL (UND DIESE FRAGE SCHLIESST ALLE CHRONISCHEN PROBLEME WIE VER-
DAUUNGSSTÖRUNGEN, BLÄHUNGEN UND GEWICHTSZUNAHME, KONZENTRATIONSPROBLEME UND KOPF-
SCHMERZEN, ERSCHÖPFUNG, HAUTPROBLEME, GELENKSCHMERZEN, DEPRESSIONEN EIN)? DANN SOLLTEN SIE MIT

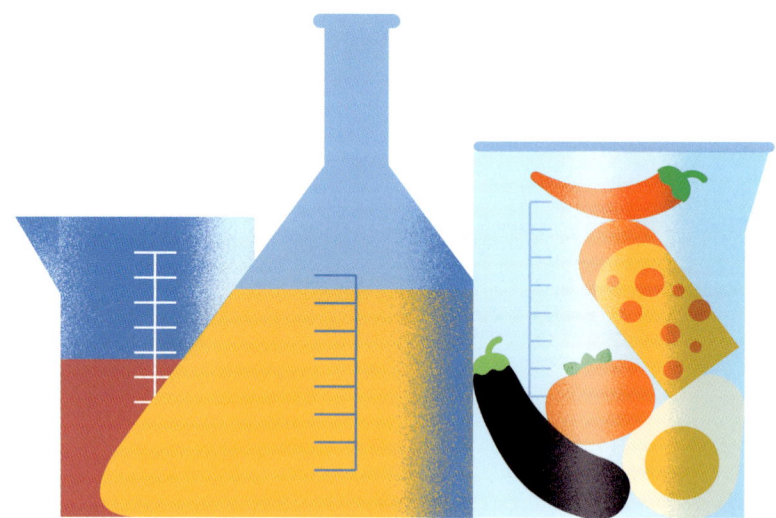

EINER ELIMINATIONSDIÄT PRÜFEN, OB WICHTIGE
Grundnahrungsmittel die Ursache sind. Oft schürt ein
bestimmtes Nahrungsmittel jahrelang Entzündungsprozesse, von denen Sie nichts ahnen. Da Nahrungsmittelunverträglichkeiten nicht immer ein so großes Thema
waren, lässt sich schlecht leugnen, dass sich etwas an
der Produktion unserer Nahrungsmittel und am Zustand
unserer Darmflora geändert hat, was zu einer Schädigung der Darmwand führt. Meine Patienten reagieren
auf zunehmend mehr Nahrungsmittel. Die neuesten
Übeltäter sind Getreide und Bohnen, wohl wegen der
Lektine (siehe Seite 37).

Eine Ernährungsumstellung erfordert (Willens-)Kraft. Die
gute Nachricht ist, dass dieses Programm keine Kosten
verursacht, weder Labortests noch der Überwachung
bedarf und oft ein neues Selbstgefühl sowie den Vorsatz
zum klugen Umgang mit Nahrung erzeugt. Die *wirklich*
gute Nachricht ist: Wenn Sie einen »Auslöser« – ein
Nahrungsmittel, das unangenehme Symptome verursacht –
entdecken und eliminieren, kann es Ihnen schon innerhalb
von 14 Tagen besser gehen (bei komplexeren Autoimmunerkrankungen kann es mehrere Monate dauern). Hier
eine Anleitung für eine mindestens zweiwöchige Stan-
dard-Eliminationsdiät.

SCHRITT 1 Laden Sie den »Food Sensitivity Questionnaire« von drfranklipman.com herunter, um sich einen ersten Überblick über Ihre Symptome zu verschaffen.

SCHRITT 2 Wählen Sie ein Grundprogramm, das die wichtigsten Auslöser ins Visier nimmt: Gluten, Milch-, Mais- und Sojaprodukte; oder einen umfassenderen Plan, der sekundäre Übeltäter einschließt: Eier, Nachtschattengewächse (Tomaten, Paprika, Kartoffeln, Auberginen können Entzündungen und Gelenkschmerzen verursachen), Getreide, Hülsenfrüchte und Erdnüsse. Viele streichen alle diese Nahrungsmittel, wie ich es bei der Be-Well-Entgiftung empfehle (eine Kur mit Nährstoffen und Ergänzungsmitteln, die ebenfalls bei Ungleichgewichten des Mikrobioms und der Entgiftung ansetzen). Oder Sie gehen es langsam an: Beginnen Sie mit dem Grundprogramm und gehen Sie zum vollständigen Programm über, wenn die Symptome bleiben.

SCHRITT 3 Verzichten Sie auf alle Nahrungsmittel, die Sie testen möchten. Holen Sie sich im Ernährungsteil dieses Buches Anregungen für gesunde, vollwertige und nahrhafte Mahlzeiten. Füllen Sie den Teller lieber nicht mit Fertigprodukten, die als »glutenfrei«, »ohne Milch«, »ohne Ei« etc. gekennzeichnet sind. Weitere Ideen finden Sie auf bewell.com.

SCHRITT 4 Führen Sie nach Ablauf der zwei Wochen alle zwei bis drei Tage eines der »gemiedenen« Lebensmittel wieder ein, um Ihre Reaktion zu testen. Essen Sie an diesen Tagen eine bis zwei Portionen davon. Notieren Sie innerhalb der nächsten 24 bis 48 Stunden alle sich einstellenden Symptome auf dem Fragebogen. Nach einer Phase der Elimination fällt die Reaktion auf einen Auslöser meist heftiger aus. Wenn Sie ein Nahrungsmittel täglich verzehren, fällt die unangenehme Wirkung oft weniger auf. Eine starke Reaktion ist ein klarer Hinweis darauf, dass ein Nahrungsmittel belastend wirkt und dauerhaft gemieden werden sollte.

Essen Sie in der Testphase keine Nahrungsmittel wie Pizza, die gleich drei gemiedene Nahrungsmittel enthält: Milchprodukte, Gluten, Tomaten. Sie wissen dann nicht, was eine Reaktion verursacht hat.

WELCHE ROLLE SPIELT DIE BLUTUNTERSUCHUNG?

Meist ziehe ich einfache Selbstversuche wie die Eliminationsdiät dem Labortest vor. Ich habe im Laufe meiner Karriere zu viele unklare Ergebnisse gesehen. Doch neuere Anbieter wie Cyrex bringen die Wende: Ihre hochmodernen Tests bei Nahrungsmittelunverträglichkeit können sogar feststellen, welche Gewebegruppen von Entzündungsreaktionen betroffen sind. Solche Tests können hilfreich sein, wenn die Eliminationsdiät keine befriedigenden Ergebnisse liefert, aber sie sind kostspielig und nicht überall erhältlich.

KULINARISCHE FREIHEIT!
MANIFEST EINES ARZTES

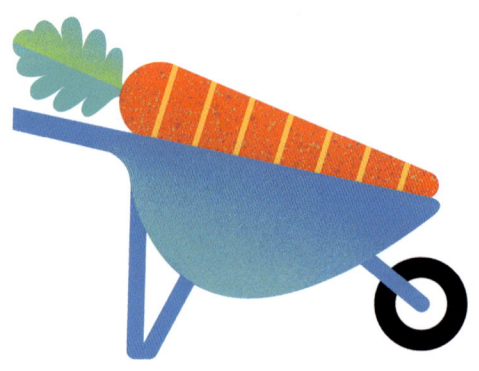

ESSEN SIE ECHTE, VOLLWERTIGE LEBENSMITTEL.

JE NATURBELASSENER UND UNBEHANDELTER, DESTO BESSER.

LESEN SIE GEWISSENHAFT ZUTATENLISTEN.

LERNEN SIE, PRODUKTE AUF EINEN BLICK EINZUSCHÄTZEN.

AUFGEWACHT!

INDUSTRIE- UND REGIERUNGSINTERESSEN, NICHT STOFFWECHSEL- UND NÄHRSTOFFBEDÜRFNISSE FORMEN UNSEREN GESCHMACK.

ZÄHLEN SIE KEINE KALORIEN.

ACHTEN SIE AUF KLASSE, SORGEN SIE SICH WENIGER UM MASSE UND FINDEN SIE HERAUS, WAS IHREN KÖRPER REIZT.

KAUFEN SIE GEMÜSE, ALS GINGE ES UM IHR LEBEN.

ROH, GEDÄMPFT, AUS DEM OFEN, GEKEIMT – ESSEN SIE GEMÜSE ZU JEDER MAHLZEIT.

GESUNDE NAH-RUNG IST IHR GUTES RECHT.

GIFTSTOFFE UND CHEMIKALIEN MÖGEN DIE NORM SEIN – DOCH DAS MÜSSEN SIE NICHT AKZEPTIEREN.

KOCHEN SIE, ABER SEIEN SIE NICHT ZU ANSPRUCHS-VOLL.

NICHT JEDE SELBST GEKOCHTE MAHLZEIT MUSS PERFEKT SEIN.

TESTEN SIE IHRE ÜBER-ZEUGUNGEN.

HALTEN SIE GESUNDE LEBENSMITTEL FÜR TEUER? KAUFEN SIE EN GROS UND KOCHEN SIE SELBST!

ZIEHEN SIE DAS ABENDESSEN VOR, SCHIEBEN SIE DAS FRÜH-STÜCK (AB UND ZU) HINAUS.

GÖNNEN SIE DER VERDAUUNG RUHE. SIE WIRD ES DANKEN.

BEZAHLEN SIE DEN LANDWIRT, NICHT DEN APOTHEKER (ODER ARZT).

GUTE LEBENSMITTEL SIND GÜNSTIGER ALS ARZTRECH-NUNGEN (UND MACHEN MEHR FREUDE).

SEIEN SIE SKEPTISCH.

BESONDERS, WENN ETWAS ZU GUT IST, UM WAHR ZU SEIN. COOLE LOGOS KÖNNEN NICHT ÜBER MIESE ZUTATEN HINWEGTÄUSCHEN.

GEHEN SIE IHREN WEG.

AUCH, WENN DIE MENSCHEN IN IHREM LEBEN NICHT MIT IHNEN GEHEN …

… ABER ESSEN SIE MIT ANDEREN!

GEMEINSAM KOCHEN UND ESSEN NÄHRT KÖRPER, GEIST UND SEELE.

NICHT VERGESSEN: DIE BESTEN LEBENS-MITTEL BRAUCHEN WEDER ETIKETTEN NOCH TÜTEN.

SIE SIND NACKT – WIE DIE NATUR SIE SCHUF.

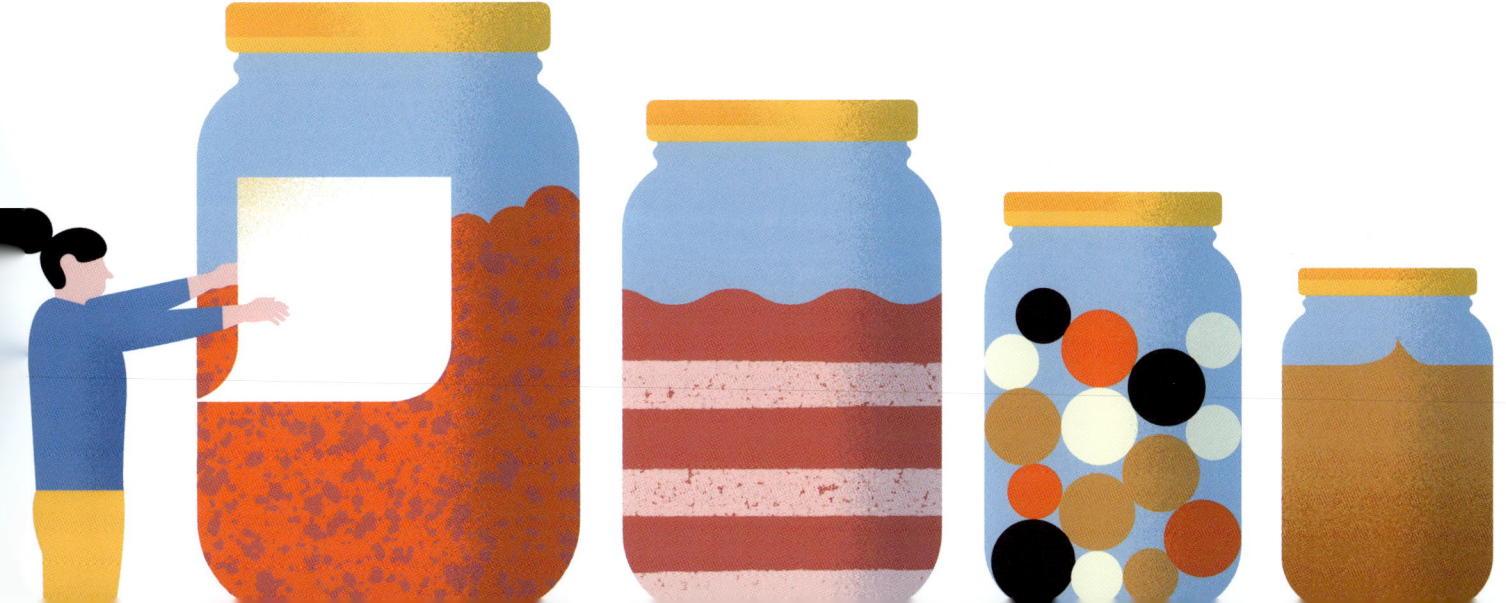

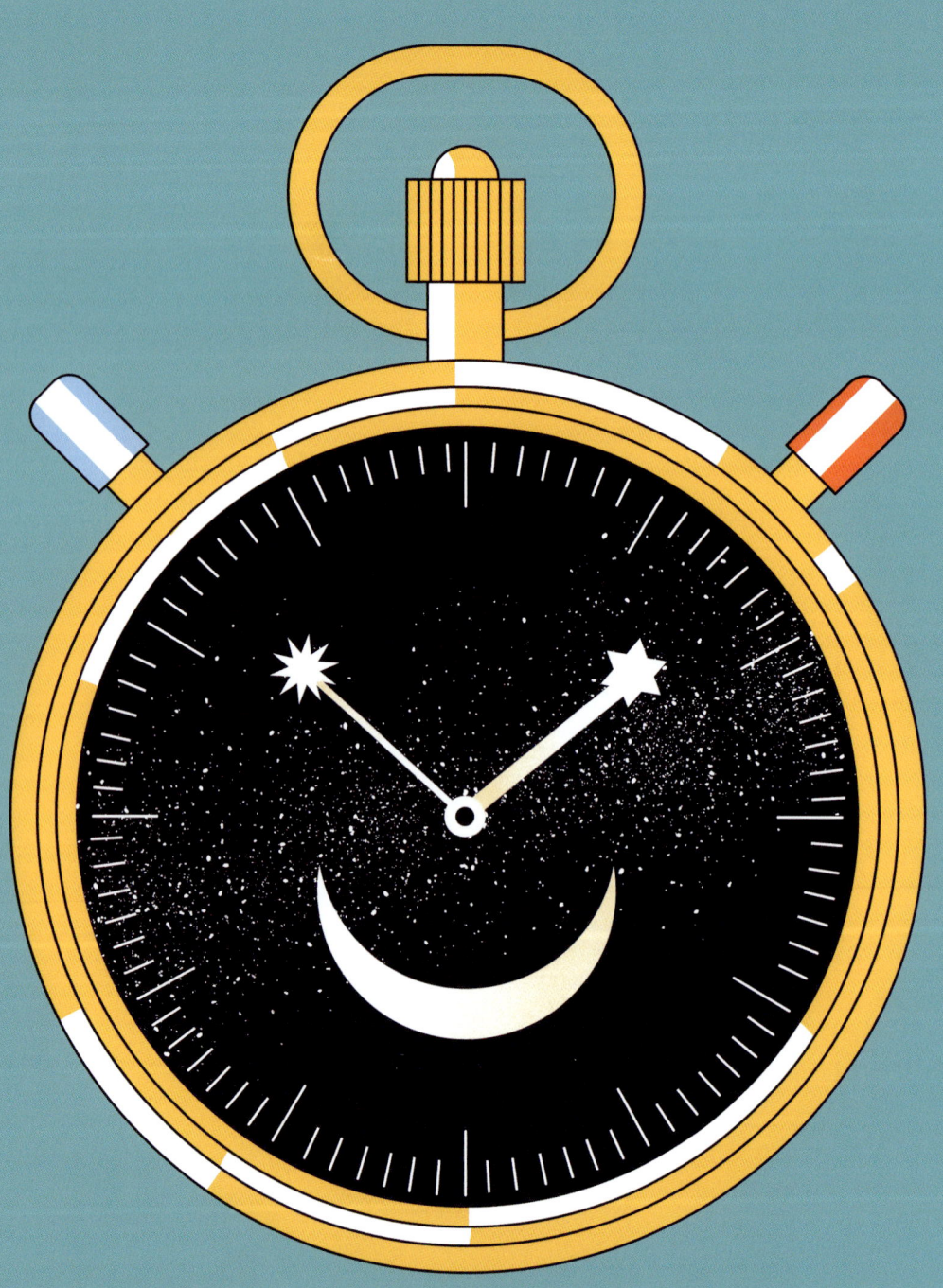

SCHLAF

EINER DER SÄTZE, DIE ICH IN DER PRAXIS AM HÄU-figsten höre, lautet: »Was kann ich tun, damit ich schlafen kann?« Noch nie waren Schlafmangel und -störungen in der Bevölkerung so weit verbreitet wie heute. Das fordert seinen Tribut, denn Schlaf ist einer der Eckpfeiler der Gesundheit: Er ist für eine gute geistige Leistung, eine ausgeglichene Stimmung, ein fittes Immunsystem, eine gesunde Stressreaktion, korrekte Zellreparatur und einen intakten Stoffwechsel unerlässlich.

Wenn es mit dem Schlafen nicht klappt, sind wir oft versucht, das Problem mit nächtlichem TV- und Wein-genuss, Medikamenten und anderen unnatürlichen Schlafhilfen zu übertünchen. Doch diese Krücken können Nebenwirkungen haben, werden Ihnen langfristig nicht zu besserem Schlaf verhelfen und können verhindern, dass Sie intensiver nach der Ursache forschen. Ein gestörter Schlaf ist ein Hinweis darauf, dass Sie Lebens-gewohnheiten ändern müssen oder ein anderer körper-licher Aspekt Ihrer Aufmerksamkeit bedarf. Die Maßnahmen auf dieser Ebene werden Ihnen helfen, entsprechende Korrekturen vorzunehmen und zu lernen, wie Sie und Ihre innere Uhr ticken. Jeder Mensch hat andere Bedürfnisse, aber eines ist offensichtlich: Eine der Hauptursachen für nächtliche Schlafprobleme ist der Stress tagsüber.

Wenn Sie sich häufig Schlaf vorenthalten, wird es Zeit für eine Neubewertung. Chronisch schlechter Schlaf hat zahllose negative Folgen, denn der Schlaf ist der Taktgeber – der Meisterdirigent, der *alle* körperlichen Rhythmen in Einklang bringt.

BESSER SCHLAFEN, ODER: 12 GRÜNDE, DEM SCHLAF PRIORITÄT EINZURÄUMEN

1 Schlafmangel kann dicker und älter machen und das Risiko für Herzerkrankungen und Diabetes erhöhen.

2 70 Prozent der US-Amerikaner schlafen heute zu wenig.

3 Wir schlafen meist zwei Stunden weniger als noch vor 40 Jahren – und entdecken, dass deshalb vermehrt Entzündungsmarker auftauchen. (Verluste sind auch beim natürlichen Zuwachs krebsbekämpfender Moleküle zu verzeichnen; sie steigen im Schlaf auf das Zehnfache an und werden nach dem Aufwachen weniger.)

4 Opfern Sie niemals Schlaf für Sport. Der Schlaf spielt die Hauptrolle. Sport ist nachrangig.

5 Acht Stunden Schlaf sind am besten (aber die Bedürfnisse sind unterschiedlich).

6 Gehen Sie ins Bett! Sagen Sie: »Ich bin müde«, wenn Sie müde sind, und handeln Sie danach.

7 Bremsen Sie das Gedankenkarussell. Geistige Unruhe ist der Feind des Schlafs.

8 Guter Schlaf erhöht die Produktivität, Depressionen nehmen ab. Tun Sie Ihrer Psyche etwas Gutes und machen Sie Schlaf zur Priorität.

9 Wenn Sie mit Schlaf knausern, verstärken sich Kampf-oder-Flucht-Reaktionen auf Alltagsprobleme. Körper und Geist sind auf Stress programmiert.

10 Wussten Sie, dass gesunde Menschen bei chronisch schlechtem Schlaf diabetesähnliche Symptome zeigen?

11 Sie wollen spätabends noch Ihr Social-Media-Profil pimpen? Licht aus: Schlaf repariert Verschleiß und hält körperlich – und optisch – jung!

12 Sie schlafen innerhalb von 30 Minuten ein und wälzen sich nachts selten länger als 15 Minuten herum? Entspannen Sie sich! Mit Ihrem Schlaf ist alles okay.

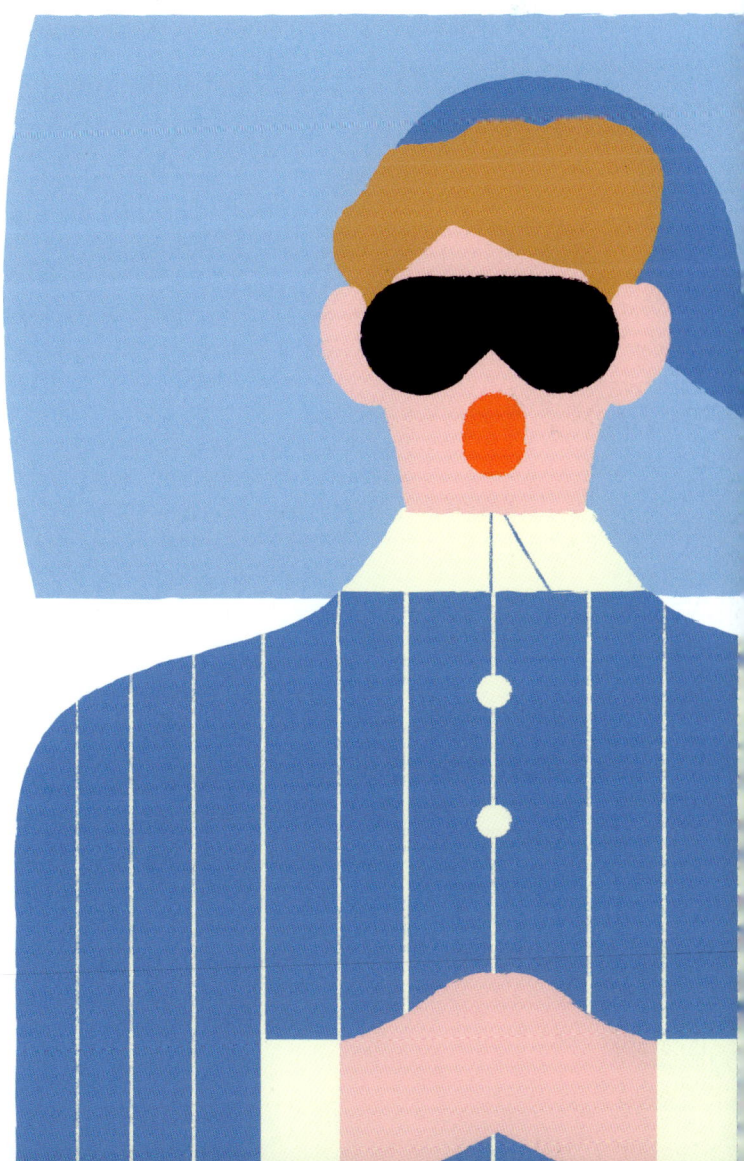

STELLEN SIE DIE INNERE UHR

GUTER SCHLAF IST DIE RICHTIGE MISCHUNG AUS QUANTITÄT (AUSREICHENDE MENGE), QUALITÄT (GEWÄHR-LEISTUNG VON TIEFSCHLAFPHASEN) UND RICHTIGEM TIMING (EINKLANG MIT DER INNEREN UHR). DER LETZTE FAKTOR WIRD AM HÄUFIGSTEN IGNORIERT. IN UNSERER MODERNEN WELT SIND WIR STÄNDIG VERNETZT, BEREISEN

DEN GANZEN GLOBUS, STEHT ALLES AUF ABRUF FÜR uns bereit. Da kann es verblüffen, dass grundlegende biologische Gesetze stärker sind als wir und sich nicht überlisten lassen.

Diese Gesetze beruhen auf der zirkadianen Rhythmik: Die innere Uhr gibt den Ton an und signalisiert dem Körper, wann es Zeit ist zu schlafen, zu erwachen und zu essen. Der Schlaf-Wach-Rhythmus wird von äußeren Faktoren wie Temperaturveränderungen und dem Überqueren von Zeitzonen beeinflusst (deshalb wirbelt ein Jetlag den Schlaf- und Essrhythmus durcheinander). Den größten Einfluss aber hat die regelmäßige Abfolge von hell und dunkel im 24-Stunden-Takt. Ihr Körper ist darauf programmiert, sich auf die Welt einzustellen, in der Sie leben: bei Dunkelheit zu schlafen, bei Helligkeit zu wachen.

Wissenschaftlich gesprochen gibt es einen Hauptzeitgeber im Hypothalamus des Gehirns, den *Nucleus suprachiasmaticus* oder suprachiasmatischen Kern. Zellen im Auge versorgen ihn während des Tages mit Informationen über Helligkeitsdauer und -stärke. Daraufhin sendet er Signale zu verschiedenen Zeitgebern in peripheren Körperbereichen, die zum Beispiel Verdauungsprozesse im Darm und die Immunfunktion ankurbeln. Aus diesem Grund können Verschiebungen des Hell-Dunkel-Rhythmus so viele weitere körperliche Vorgänge beeinträchtigen. In diesem Zustand der Dissonanz schlafen Sie schlecht und haben zudem das Gefühl, ständig gegen den Strom zu schwimmen.

Wenn es abends zu dämmern beginnt, befiehlt der Hypothalamus der Zirbeldrüse, Melatonin zu produzieren, um den Schlaf auf die Dunkelheit abzustimmen. Das Hormon Melatonin ist ein körpereigenes Schlafmittel. Es soll Sie schläfrig machen und veranlassen, zu Bett zu gehen. (Es hat auch eine stark antioxidative Wirkung: Es *muss* im

24-Stunden-Zyklus korrekt fließen, um Sie vor vorzeitiger Alterung, Konzentrationsschwierigkeiten, zunehmender Stoffwechselträgheit und mehr zu bewahren. Studien zufolge schützt es sogar vor Krebs.) Mit steigendem Melatoninspiegel erreicht das Wachsamkeitshormon Cortisol seinen Tiefpunkt. Ihr Aktivitätsniveau sinkt. Bei vollständiger Dunkelheit setzt die Zirbeldrüse rhythmisch Melatonin frei, damit Sie weiterschlafen und Regenerations- und Reparaturvorgänge stattfinden können. Wenn die Lichtsensoren die Helligkeit der Morgendämmerung wahrnehmen, versiegt das Melatonin und der Cortisolspiegel steigt, um Sie auf Aktivität vorzubereiten.

Registrieren die Rezeptoren der Augen dagegen das künstliche Licht von Glühbirnen oder Geräten – das sie *im Schlaf durch die geschlossenen Lider wahrnehmen können* –, befehlen die hochempfindlichen Zellen des suprachiasmatischen Kerns der Zirbeldrüse, den Melatoninfluss zu stoppen. Der Schlaf wird unterbrochen (und der gesundheitlich unentbehrliche Melatoninstrom versiegt). Was geschieht in einer modernen Umgebung, die so viele Gesetze auf den Kopf stellt (und als Zeit der »unsichtbaren Fehlkoordination« bezeichnet wird)? Sie werden nachts von hellem Licht bestrahlt und essen zu seltsamen Zeiten. Vermutlich bekommen Sie tagsüber nicht genügend natürliches Licht und gehen jeden Tag um eine andere Zeit zu Bett. All das bringt Sie aus dem natürlichen Takt. Da sind Schlafprobleme vorprogrammiert. Gerät die rhythmische Freisetzung von Melatonin und Cortisol chronisch aus dem Gleichgewicht, kann dies den gesamten 24-Stunden-Zyklus beeinflussen, sodass Sie nachts nicht schlafen können oder mittags ein Nickerchen brauchen. Verbunden mit Stress, schlechter Ernährung und chaotischen Essenszeiten können sich gesundheitliche Probleme im ganzen Körper einstellen – von den Hormonen über das Herz bis zum Gehirn.

DER NÄCHTLICHE SCHLAF HAT SEINEN EIGENEN RHYTHMUS. SIE DURCHLAUFEN VIER STADIEN, IM besten Fall vier- bis fünfmal pro Nacht. Die Wissenschaft erforscht gerade, inwiefern dieses Muster aus sich wiederholenden Zyklen der Schlüssel zur Funktion des Schlafs ist. Da jedes Stadium in der Biologie des Schlafs eine eigene Rolle spielt, ist ein ununterbrochener Schlaf besser. Doch Sie durchlaufen die Stadien nicht nacheinander: Die Reihenfolge lautet 1, 2, 3, 4, 3, 2, 1 REM (Rapid Eye Movement).

STADIUM I Sie dösen ein. Die Muskeln entspannen sich, die Augen bewegen sich langsamer. Sie werden leicht abgelenkt oder von Geräuschen geweckt.

STADIUM II Sie schlafen immer noch leicht, aber die Gehirnwellen verlangsamen sich. Körpertemperatur und Puls sinken in Vorbereitung auf den Tiefschlaf.

STADIUM III Der Beginn des Tiefschlafs, auch Delta- oder langsamwelliger Schlaf genannt. Die Gehirnwellen werden noch langsamer, beschleunigen nur noch gelegentlich. Der Körper setzt Wachstumshormone frei, um Zellen zu reparieren. Es sind plötzliche Energieanstiege zu verzeichnen – offenbar speichert der Körper im Tiefschlaf Energie für den nächsten Tag.

STADIUM IV Das Gehirn erzeugt fast ausschließlich Deltawellen. Jede Muskelaktivität endet. Es ist jetzt schwer, jemanden zu wecken.

REM Im REM-Schlaf sind die Träume lebendiger. Das Gehirn ist so aktiv wie im Wachzustand. Die Augen bewegen sich schnell, die Muskelbewegungen kommen vorübergehend zum Erliegen. Der REM-Anteil wird im Laufe der Nacht länger. Wenn Sie jetzt erwachen, sind Sie benommen und desorientiert. Wird Ihr Schlaf zu oft – durch plötzliche Geräusche oder einen schnarchenden Partner – gestört, fehlt Zeit zum Träumen. Das Gehirn kann die Ereignisse des Tages weniger gut filtern und kognitive Verknüpfungen herstellen. Dieser Mangel an Verarbeitungszeit wird mit Depressionen in Zusammenhang gebracht.

Wie können Sie sich vor Erschöpfung schützen? Indem Sie die natürlichen Rhythmen respektieren und Ihren Schlaf darauf abstimmen:

1. Denken Sie daran: Sie sind ein Mikrokosmos im Makrokosmos und in den übergeordneten Helligkeits- und Tagesrhythmus eingebettet, der Sie gesund erhalten soll.

2. Nehmen Sie sich Folgendes vor: Helfen Sie dem Körper, seine Routine zu finden, indem Sie jeden Abend zur gleichen Zeit – am besten gegen 22 Uhr, auf jeden Fall vor 23 Uhr – zu Bett gehen und jeden Morgen (sieben bis acht Stunden später) zur gleichen Zeit aufstehen. Wenn Sie die natürliche Müdigkeit ignorieren, überwinden Sie den toten Punkt oft dank Cortisol. Es putscht Sie auf, was später beim Einschlafen Probleme machen kann. Sie sind müde und aufgedreht zugleich.

3. Vermeiden Sie »sozial bedingten Jetlag«. Er stellt sich ein, wenn Sie Ihren Rhythmus stören, weil Sie am Wochenende besonders lange aufbleiben und sich am Montagmorgen zwingen, wieder früh aufzustehen. Je besser Sie im Rhythmus bleiben, desto leichter erwischen Sie Abend für Abend die Welle Ihres natürlichen Schlafs.

Jeder Mensch hat eine andere zirkadiane Rhythmik. Einige sind von Natur aus Eulen, andere eher Lerchen – sie gehen zeitig zu Bett und stehen früh wieder auf. (Die Fachbegriffe dafür sind Spät- und Frühtyp.) Unabhängig vom Typ sollten Sie die melatoninbedingte Müdigkeit stets als das Signal betrachten, schlafen zu gehen.

So schaffen Sie es früher ins Bett: Legen Sie sich an mehreren Abenden nacheinander jeweils zehn Minuten früher schlafen, bis die gewünschte Uhrzeit erreicht ist. Wie Sie die innere Uhr mit Licht und Dunkelheit auf den Taktgeber Natur abstimmen, lesen Sie auf Seite 98. Sie können auch ein tragbares Lichttherapiegerät namens Re-Timer verwenden (re-timer.com), um den Körper mit der Kraft des Lichts auf die gewünschte Schlafenszeit einzustellen.

>>

Wenn Sie bis spät in die Nacht online sind, dreht sich das Gedankenkarussell weiter, wenn Sie endlich das Licht löschen.

<<

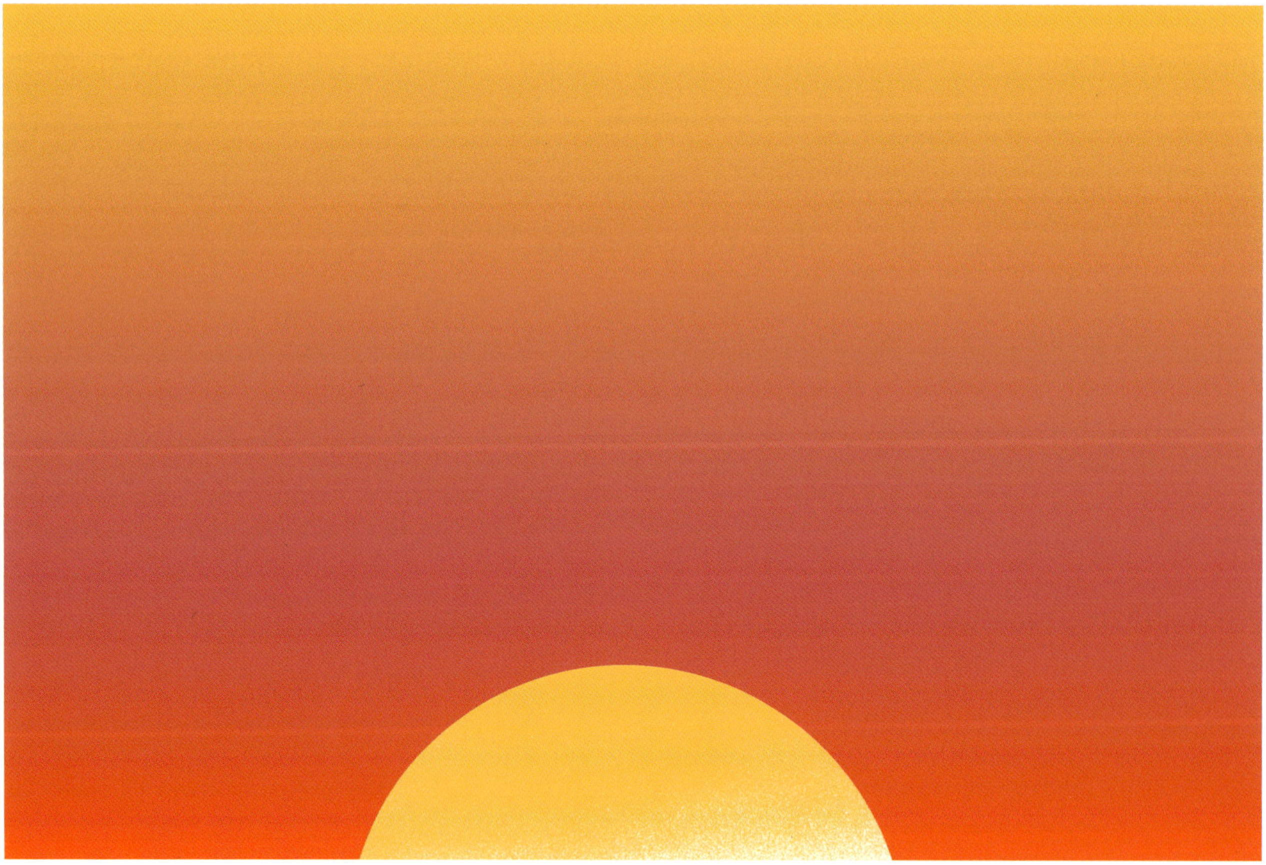

IM EINKLANG MIT DER SONNE

WAS PASSIERT, WENN MAN EINEN RHYTHMISCHEN MENSCHEN AUS SEINER NATÜRLICHEN UMGEBUNG IN DIE *HEUTIGE* WELT VERSETZT – MIT ELEKTRIZITÄT, HELL ERLEUCHTETEN BILDSCHIRMEN UND STÄNDIGEM INFORMATIONSFLUSS? SEIN GEHIRN ERHÄLT DIE FALSCHEN SIGNALE, UND DER ERHOLSAME SCHLAF KANN AUF DER

STRECKE BLEIBEN! KORRIGIEREN SIE IHREN UMGANG mit Licht und Dunkelheit. Es ist der beste Weg, um für etwas altmodische Ordnung zu sorgen und zu harmonischen Schlafmustern zurückzufinden, ohne gleich in den Dschungel zurückzukehren (siehe Seite 106). Indem Sie sich zur rechten Zeit Licht und Dunkelheit aussetzen, unterstützen Sie die Regulierung des Schlafzyklus. Wie gut Sie abends schlafen, ergibt sich zum Teil aus dem, was Sie morgens tun. Halten Sie sich an die folgenden Tageslichtregeln, um zur rechten Zeit ausreichend Licht zu bekommen.

TANKEN SIE LICHT. Wenn Ihr Schlafrhythmus durcheinander ist, sollten Sie gleich nach dem Aufwachen einen kurzen Spaziergang machen (noch ein Grund, sich einen Hund anzuschaffen, Seite 215). In den ersten beiden Stunden ist die innere Uhr für die energetisierende Wirkung des Lichts besonders empfänglich.

GEHEN SIE MEHRMALS TÄGLICH INS FREIE (ein doppelter Gewinn, da Sie sich ohnehin bewegen müssen – siehe Seite 120). Kleine Dosen natürlichen Lichts verhelfen zu maximaler Aufmerksamkeit und erhöhen die Vitamin-D-Aufnahme. Lassen Sie die Sonnenbrille daheim, damit es in die Augen fällt. Die Lichtintensität ist draußen sogar an einem bedeckten Tag größer als in einem durchschnittlich beleuchteten Büro. Und ziehen Sie die Schuhe aus (Seite 161)! Barfußlaufen alias Earthing (dt. »heilendes Erden«) bringt Cortisol ins Gleichgewicht und kann Ihnen helfen, Ihren Schlafrhythmus zu finden.

WENN IHRE ZEIT IM FREIEN BEGRENZT IST, SETZEN SIE SICH 30 BIS 90 MINUTEN TÄGLICH VOR EINE TAGESLICHTLAMPE, mit der auch Winterdepressionen und andere rhythmusbedingte Schlaf- und affektive Störungen behandelt werden. Stellen Sie die Lampe auf den Schreibtisch und baden Sie bei der Arbeit in Licht.

FINDEN SIE EIN ZEITFENSTER ZUM ABSCHALTEN. Versuchen Sie es mit Meditation (Seite 194) oder den Vorschlägen »Wie man sich aufs Zubettgehen vorbereitet« (Seite 110).

PLANEN SIE DEN BEVORSTEHENDEN ABEND. Was muss erledigt sein, bevor Sie das Licht ausmachen? Welche Aufgaben (oder welche Unterhaltung) zwingen Sie nach dem Abendessen noch an den Computer? Könnten Sie den Abend auch so gestalten, dass es nach Sonnenuntergang auch für Sie dunkler wird (Seite 102)? Eine vorausschauende Planung kann helfen, erfolgreich neue Gewohnheiten zu bilden.

Indem Sie sich zur rechten Zeit Licht und Dunkelheit aussetzen, unterstützen Sie die Regulierung des Schlafzyklus.

ENTDECKEN SIE IHRE URSPRÜNGLICHE
VERBINDUNG ZUR DUNKELHEIT

ACH, DUNKELHEIT! WIE WEIT HABEN WIR UNS VON DEM ENTFERNT, WAS FÜR UNSERE AHNEN DIE NORM WAR, ALS DIE STUNDEN NACH SONNENUNTERGANG NUR VOM ROTEN GLÜHEN BRENNENDER SCHEITE, VON MOND UND STERNEN ERHELLT WAREN. DA WIR KAUM MEHR TUN KONNTEN, ALS UNS VOR RAUBTIEREN IN

SICHERHEIT ZU BRINGEN, SCHLIEFEN WIR BALD NACH Einbruch der Dunkelheit ein. Erst mit Sonnenaufgang wurde es wieder hell. Unsere DNS – die entscheidet, wie wir funktionieren – ist mit dem Dunkel bestens vertraut.

Unser moderner Geist und unser modernes Leben sind es nicht! Wenn es heute Nacht wird und die Kinder im Bett sind, werden wir aktiv. Wir arbeiten in der Küche, holen Arbeit oder unser Leben nach und sind dabei überall in künstliches Licht getaucht – nicht nur im Haus: Unsere einst dunkle Umgebung erstrahlt, und der früher rätselhafte Sternenhimmel wird vom gleißenden Licht der Stadt erhellt. Experten zufolge soll sich in den letzten 50 Jahren die pro Kopf genutzte künstliche Beleuchtung verzehnfacht haben und das heutige Ausmaß an Helligkeit die menschliche Biologie verwirren (einige bezeichnen die Lichtverschmutzung sogar als Gesundheitsrisiko). Deshalb geht unsere innere Uhr um drei bis fünf Stunden nach im Vergleich zu damals, als wir noch in Höhlen hausten und zuweilen schon um 19 Uhr schliefen. Dieser Verlust lässt sich meist nicht durch Ausschlafen ausgleichen – ein derart großer Schlafmangel macht jeden müde.

Es besteht ein Zusammenhang zwischen zu viel künstlichem blauem Licht in der Nacht und einem erhöhten Risiko für Übergewicht, Depressionen, Schlafstörungen, Diabetes und Brustkrebs. Biologen wissen um die verheerenden Folgen künstlicher Beleuchtung für Nachttiere und migrierende Säuger, Vögel und Insekten. Warum sollte das bei uns anders sein?

Ein wichtiger Schritt, um den Rhythmus wiederzufinden und gesunden Schlaf zu gewährleisten, sind der mäßige Einsatz von Kunstlicht sowie »echte Dunkelheit« in der Nacht. Derzeit nehmen das nur Gesundheitsfanatiker

ernst. Sie haben auch den Trend ausgelöst, abends Brillen mit Blaulichtfilter zu tragen. Ich wage jedoch die Prognose, dass der verantwortungsvolle Umgang mit nächtlicher Beleuchtung eines Tages ebenso wichtig sein wird wie der Gemüseverzehr. Je weiter Sie sich vorindustriellen Lichtverhältnissen annähern, desto besser werden Sie schlafen. Das *ist* möglich, ohne die Freude an Heim und Leben zu verlieren. So nutzen Sie die Macht der Dunkelheit:

1. **LASSEN SIE DIE ELEKTRONISCHE SONNE UNTERGEHEN.** Die wichtigste Korrektur ist, elektronische Geräte einige Stunden vor dem Schlafengehen abzuschalten. So schützen Sie die Augen vor blauem Licht und helfen dem Kopf beim Abschalten. Installieren Sie Programme wie f.lux auf dem Computer, Apps wie Night Filter auf Android-Geräten, nutzen Sie bei iPhone oder iPad die »Night Shift«. (E-Book-Reader bieten ebenfalls Optionen für den Nachtgebrauch.) Sie können auch einen physischen Filter (von Reticare) für Computer und Smartphones erwerben, der die Augen vor der belastenden LED-Beleuchtung schützt. Verringern Sie zudem die Helligkeit des Bildschirms: Sollten Sie abends doch einmal an einem elektronischen Gerät arbeiten, wirkt das Licht weniger störend.

2. **BRINGEN SIE IHR SCHLAFZIMMER ZUM LEUCHTEN.** Wenn Sie vor dem Einschlafen lesen, sollten Sie Glühbirnen durch orangefarbene LEDs ersetzen, die Tausende von Stunden durchhalten. Sie sorgen normalerweise dafür, dass Babys das nächtliche Windelwechseln verschlafen! Auch Lampen aus rosa Himalayasalz verbreiten sanftes Licht. Ihren Befürwortern zufolge können sie die Luft von Schimmel und Bakterien reinigen und die »positiven Ionen« elektronischer

Geräte ausgleichen. (Testen Sie es selbst – viele Menschen sagen, dass Sie sich damit besser fühlen.)

3. **DIMMEN SIE DAS LICHT.** Fakt ist, dass blaues Licht die zirkadiane Rhythmik stört. Wenn Sie bis 23 Uhr in der Küche unter LED-Spots arbeiten, werden Sie nicht so leicht abschalten können. Es hilft, das Licht zu dimmen. Am besten aber ist es, »lichtintensive« Arbeiten früher abzuschließen und sich in den letzten beiden Stunden vor dem Schlafengehen in ein sanft beleuchtetes Refugium zurückzuziehen. Verwenden Sie Glühlampen, orangefarbene Leuchtmittel, Salzlampen oder Nachtlichter. Mit Kerzen lässt sich das Flackern des Lagerfeuers nachahmen, was ausgesprochen beruhigend wirkt! »Smart Lighting« kann die Beleuchtung mit einem Smart-Home-System vernetzen, um Ihr Zuhause abends in warmes Licht zu tauchen.

4. **TRAGEN SIE EINE BRILLE MIT BLAULICHTFILTER** für eine zeitlich angepasste Melatoninausschüttung. Sie hat orangefarbene Gläser (und Ähnlichkeit mit einer Arbeitsschutzbrille). Modisch gewinnen Sie damit keinen Blumentopf, aber einen Versuch ist es wert. Unter einer Bedingung: Tragen Sie die Brille, bis alle hellen oder weißen Lampen aus sind – auch beim Zähneputzen.

5. **PRÜFEN SIE DAS SCHLAFZIMMER AUF UNERWÜNSCHTEN LICHTEINFALL.** Da die Rezeptoren in den Augen im Schlaf lichtempfindlich bleiben, können Straßenlaternen sowie die Beleuchtung von Wecker, Elektrogeräten und Klimaanlage den Schlafrhythmus stören. Machen Sie das Schlafzimmer zu einem lichtgeschützten Rückzugsort: Verhindern Sie, dass Helligkeit durch Rollläden oder Vorhänge dringt (siehe Seite 109); entfernen Sie elektronische Geräte (drehen Sie den Wecker um oder ersetzen Sie ihn gleich durch ein analoges Modell); und kleben Sie weitere Lämpchen ab.

6. **VERWENDEN SIE EIN SCHWACHES NACHTLICHT IM BAD,** wenn Sie rausmüssen. Die Deckenbeleuchtung bleibt aus! Schon eine kurze Lichtbestrahlung stört das Melatonin und erschwert das Wiedereinschlafen.

DAS PROBLEM MIT DEN LEUCHTMITTELN

Das Problem ist, dass künstliches weißes Licht einen hohen Anteil kurzwelliger blauer Strahlung hat – genau wie Tageslicht. Trifft es auf die Sensoren in den Augen, signalisieren sie dem suprachiasmatischen Kern (Seite 98), dass es Tag ist: Zeit aufzuwachen! Besonders »blau« sind die Lämpchen in LED-Birnen, den Bildschirmen unserer Computer und Geräte. Sogar sogenannte Energiesparlampen haben eine bläuliche Tönung. Das Licht von Kerzen und Feuer ist umgekehrt eher langwellig. Es ähnelt dem Sonnenuntergang und signalisiert Ihrem Hauptzeitgeber, den Schlaf einzuleiten.

7. **SCHAUEN SIE NICHT AUFS HANDY, WENN SIE WISSEN WOLLEN, WIE SPÄT ES IST.** Die plötzliche Helligkeit wirkt wie ein Espresso – selbst wenn sie nur Sekunden dauert, während Sie den Wecker einstellen. Das Mobiltelefon gehört nicht ins Schlafzimmer. (Falls Sie Musik hören, weißes Rauschen erzeugen oder eine Schlaf-App nutzen möchten, siehe Seite 114.)

8. **MINIMIEREN SIE LICHTVERSCHMUTZUNG SO WEIT WIE MÖGLICH.** Verwenden Sie die Außenbeleuchtung nur bei Bedarf – steuern Sie sie über Bewegungsmelder oder Zeitschaltuhren oder verändern Sie den Beleuchtungswinkel. Brauchen Sie Hilfe dabei? Darksky.org zeigt, wie Sie die Lichtverschmutzung in der Nachbarschaft minimieren und gleichzeitig die Bürgerwissenschaft unterstützen können.

AUGEN ZU UND GEHIRN DURCHPUTZEN

Schlaf ist kein Luxus. Er ist für tägliche Instandhaltungsarbeiten unerlässlich und hilft, den Kopf fit und jung zu halten.

WENN SIE SICH DAS NÄCHSTE MAL UM DEN SCHLAF bringen wollen, bedenken Sie bitte: Er könnte eine entscheidende Rolle bei der Vermeidung vorzeitigen geistigen Verfalls spielen. Im Schlaf schützt sich das Gehirn vor toxischen Proteinen. Das glymphatische System (es entspricht dem lymphatischen System des Körpers) spült es mit Gehirn-Rückenmark-Flüssigkeit, um Proteine zu entsorgen, die sich infolge neurologischer Prozesse tagsüber ansammeln. Diese »nächtliche Reinigung« hält das Gehirn sauber und gesund, findet aber nur im Schlaf statt. Als gäbe es eine Putzkolonne, die nur die Nachtschicht arbeitet. Wenn Sie nicht ausreichend schlafen, hindern Sie sie an der Arbeit. Es ist, als würden Sie abends eine Party schmeißen, am nächsten Tag nicht aufräumen und dann weiterfeiern. Bald türmt sich der Müll und das Haus verwahrlost. Die Wissenschaft bringt diese Ansammlung von Giftstoffen mit neurologischen Funktionsverlusten in Verbindung. Vielleicht zeigen sich Konzentrations- oder Gedächtnisstörungen oder die kognitive Leistung lässt nach. (Möglicherweise sind Sie bei chronisch gestörtem Schlaf deshalb auch zerstreut.) Mit der Zeit kann der Proteinmüll im Gehirn sogar Demenz und Alzheimer-Erkrankung begünstigen.

Wenn man bedenkt, wie aktiv unser Gehirn heute ist und dass es in Endlosschleife denkt, Probleme löst und Dinge erschafft, scheint der einwandfreie Zustand dieses Entsorgungssystems wichtiger denn je. Schlaf (und sein zutiefst erholsames Gegenstück, die Meditation) ist kein Luxus. Er ist für tägliche Instandhaltungsarbeiten unerlässlich und hilft, den Kopf fit und jung zu halten. Geizen Sie nicht damit!

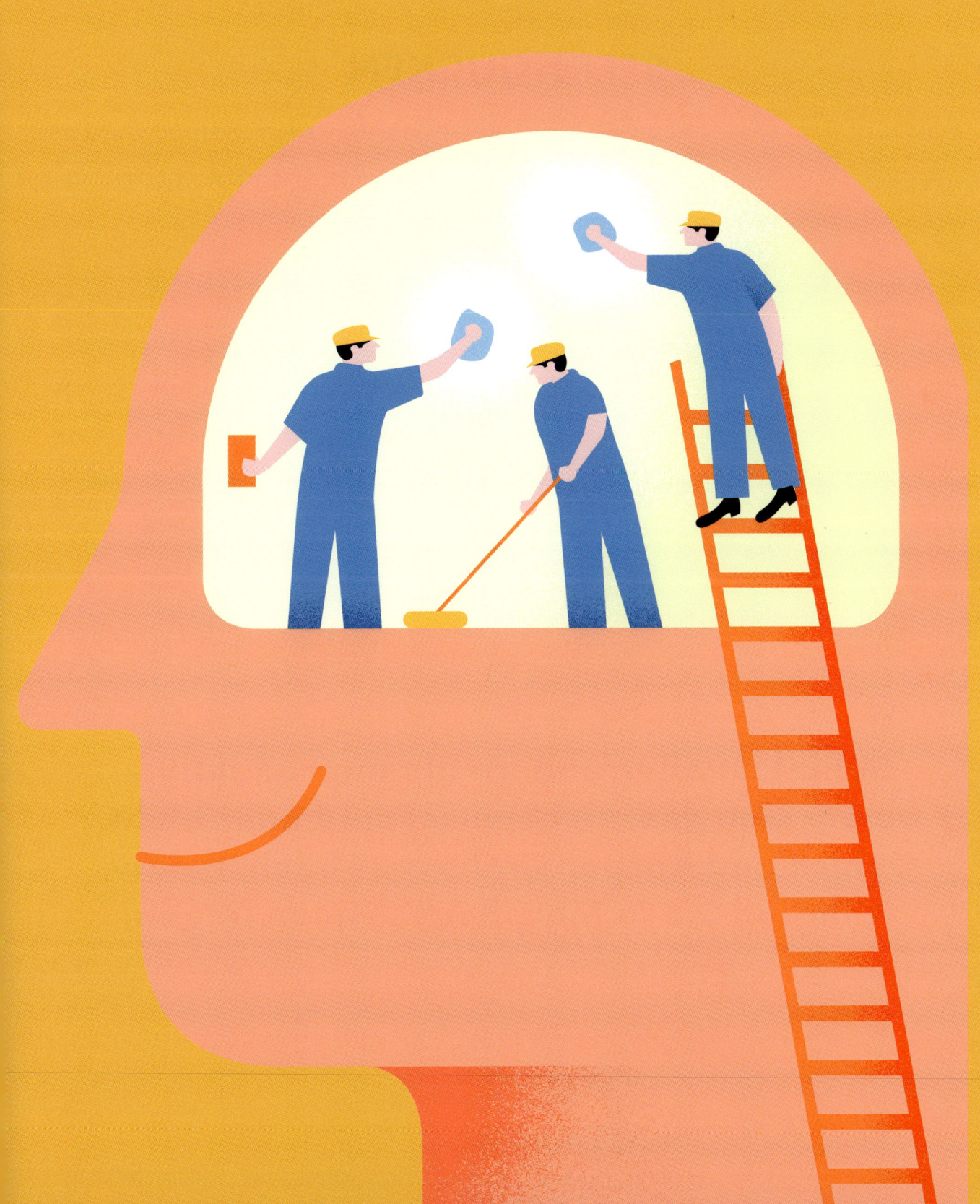

STERNGUCKEN

DER MENSCH HAT DAS PHYSIOLOGISCHE BEDÜRFNIS, IM FREIEN IN DIE DUNKELHEIT EINZUTAUCHEN. DIESES BEDÜRFNIS HAT EINEN BIOLOGISCHEN UND WOHL AUCH SPIRITUELLEN HINTERGRUND. FÜR EINE NEUE STUDIE WURDEN DIE TEILNEHMER EINE WOCHE ZUM CAMPEN IN DIE ROCKY MOUNTAINS GEBRACHT. DORT GAB ES

BIS AUF DAS ABENDLICHE LAGERFEUER NACHTS KEIN Licht. Schnell schliefen sie früher ein und insgesamt länger durch. Ihr Körper hatte sich dem natürlichen Hell-Dunkel-Rhythmus angepasst. Sie mussten nichts weiter tun, und die Korrektur hielt auch nach ihrer Heimkehr an. Offenbar ist einfaches Campen ein wirksames Mittel gegen eine Fehlregulation der Schlafmuster!

Aber es ist noch mehr als das. Die tiefe Erfahrung der Nacht ermöglicht etwas, das nicht greifbar und doch bedeutsam ist: das Staunen; eine neue Sichtweise. Der Mandala-Ring der Verbundenheit zeigt, dass dies für unser Wohlbefinden ebenso wichtig ist wie Nährstoffe oder Bewegung.

Wenn Sie in der (Groß-)Stadt leben, mag Ihnen ein Eintauchen in die Nacht riskant oder sinnlos erscheinen. Schließ-

lich strahlt so viel künstliches Licht in den Himmel und leuchtet heller als die Sterne. Behalten Sie dieses wirksame Rezept trotzdem in der Hinterhand, ob Sie nun Gelegenheit zu einem Ausflug ins Grüne (Seite 216) mit tiefschwarzem Himmel bekommen oder zu einer Gruppenveranstaltung in Ihrer Nähe – einem Vollmondspaziergang im Park, einem Astronomiekurs oder einem Open-Air-Konzert, bei dem Sie sich im Kreise Gleichgesinnter (Seite 234) im Dunkel verlieren können. Wir sind nicht für die moderne Abgetrenntheit vom nächtlichen Himmel gemacht. Probieren Sie diese einfache Maßnahme ein- bis zweimal aus, um zu sehen, wie sie Ihr Bewusstsein für die Auswirkungen des natürlichen Lichts und der natürlichen Dunkelheit auf Körper und Geist schärft.

Einen Astronomieclub in Ihrer Nähe finden Sie über sternklar.de/gad/astronomische-Vereine.htm.

Schlaf ist alles andere als unproduktiv – ob Sie sich dessen bewusst sind oder nicht. Gehirn und Körper sind sogar höchst aktiv, während Sie in Morpheus' Armen liegen.

ENT–DIGITALISIEREN **SIE DIE NACHT**

DIE BEWEISLAGE IST KLAR: WER BESSER SCHLAFEN WILL, MUSS DIE KONTROLLE ÜBER DIE ABENDLICHE NUT-ZUNG TECHNISCHER GERÄTE ZURÜCKGEWINNEN. DIE ABHÄNGIGKEIT VON DIGITALEN MEDIEN UND INFORMA-TIONEN – OB SIE (AUF DEM GROSSEN ODER KLEINEN BILDSCHIRM) IHRE LIEBLINGSSERIEN SCHAUEN ODER

DURCH SOZIALE MEDIEN SCROLLEN – UNTERDRÜCKT Schlafsignale; nicht nur wegen des störenden Lichts, sondern weil es wach macht und geistig anregt. Diese Aktivitäten geben Ihnen das Gefühl, die hart erarbeitete Freizeit zu genießen und abzuschalten. Die moderne Medienlandschaft ermöglicht es uns, jederzeit einen Serienmarathon einzulegen. Da ist es nicht leicht, den Stecker zu ziehen. Aber sehen Sie es mal so: Diese schein-bar harmlosen Gewohnheiten bewirken das Gegenteil einer natürlichen Entspannung des Körpers am Abend.

Sie sind auch dann nicht aus dem Schneider, wenn Sie Ihre Bildschirme in warmes Licht tauchen (Seite 102). Beob-achten Sie, wie die körperliche Entspannung ins Stocken kommen kann, wenn Sie sich trotz Schläfrigkeit einen Film oder eine Serie ansehen. Auf einmal sind Sie gar nicht mehr so müde. Oder nehmen Sie wahr, wie sich das Gedan-kenkarussell weiterdreht, wenn Sie bis spät in die Nacht online sind und endlich das Licht löschen.

Seit Jahren raten östliche Heiler sogar davon ab, vor dem Schlafengehen zu lesen. Ihre Begründung lautet, dass anregende geistige Aktivitäten den Schlaf behindern würden. Doch inzwischen haben wir das Buch weit hinter uns gelassen, und allmählich bekommen wir die Folgen zu spüren.

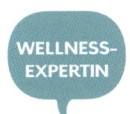 **WELLNESS-EXPERTIN** Unsere Wellness-Expertin **Ellen Vora** prak-tiziert integrative Psychiatrie und informiert ausführlich über die Themen Schlaf und Tech-nik. Sie sagt:

Wenn Sie abends im Äther verschwinden, wirkt das wie eine zu große Portion Pizza: Sie sind Versuchungen ausge-setzt, werden davon verschlungen und zu gedankenlosem Konsum verführt – und fühlen sich am nächsten Tag elend.

Moderne Apps sind so programmiert, dass Sie endlos weiterscrollen. Ihr Gehirn erwartet, dass irgendwann ein Ende kommt. Da es kein Ende gibt, geraten Sie in Schwie-rigkeiten. Entscheiden Sie bewusst, wie Sie Ihren Abend verbringen möchten. Wenn Sie auf einen Bildschirm starren möchten, sollten Sie wissen, dass dies Ihren Schlaf beein-trächtigen kann, darum seien Sie achtsam. Manchmal geht es nicht anders, aber wenn es nicht nötig ist, sollten Sie nicht einfach auf Autopilot schalten und automatisch auf Instagram gehen. Es gibt vier Möglichkeiten, dieses Bewusstsein fürs eigene Handeln zu entwickeln:

1. STELLEN SIE EINEN WECKER, DAMIT SIE WISSEN, WANN ES ZEIT IST, ALLE GERÄTE AUSZUSCHALTEN und zu entspannen – und Finger weg von der Schlum-mertaste!

2. TUN SIE SICH MIT EINEM ANDEREN MITGLIED IHRES HAUSHALTS ZUSAMMEN – OB LEBENSGE-FÄHRTE ODER MITBEWOHNER. Sprechen Sie behutsam an, wenn einer von Ihnen in die Technik-falle tappt. Am Anfang werden Sie sich wahrscheinlich anblaffen, aber diese Methode hilft.

3. VERGESSEN SIE NICHT: SCHLAF IST FÜR DIE PRODUKTIVITÄT UNVERZICHTBAR. Wenn Sie bis spät in die Nacht arbeiten, ist das der Qualität Ihrer Arbeit weniger dienlich, als wenn Sie um 22.30 Uhr einschlafen.

4. PRÜFEN SIE, WIE SIE SICH AM NÄCHSTEN MORGEN FÜHLEN, wenn eine Technikorgie Ihnen den Schlaf geraubt und seine Qualität gemindert hat. Beobachten Sie, ob Sie es körperlich oder geistig spüren oder wie der Morgen läuft. Achten Sie an diesem Abend darauf, es anders zu machen.

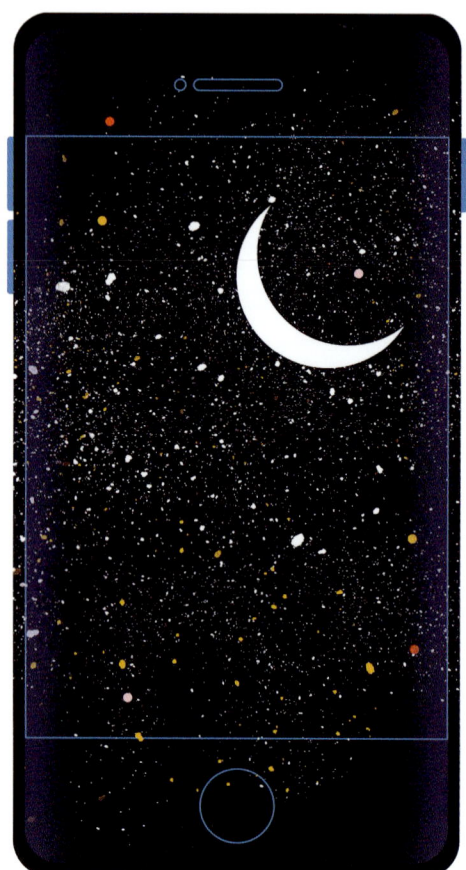

DIE GEHEIMNISSE
ERFOLGREICHEN SCHLAFS

GUTE SCHLÄFER …

… GEHEN INS BETT, WENN SIE MÜDE SIND. Übermüdete Säuglinge lassen sich kaum beruhigen. Das gilt auch für Erwachsene. Wenn Sie trotz Müdigkeit aufbleiben, werden Sie sich später schlaflos herumwälzen.

… ESSEN NICHT ZU SPÄT. Um im Einschlafrhythmus zu bleiben, sollten Sie spätestens zwei bis drei Stunden vor dem Schlafengehen essen (siehe Seite 79) und Zucker abends meiden. Stabilisieren Sie bei plötzlichem (Heiß-) Hunger den Blutzucker mit einem Löffel hochwertigem Mandelmus. Ein Absacken des Blutzuckerspiegels kann auch der Grund sein, weshalb Sie nachts aufwachen. Essen Sie dann einen weiteren Löffel Mandelmus.

… TRINKEN VOR DEM SCHLAFENGEHEN KEINEN ALKOHOL. Mag sein, dass Alkohol müde macht (Tequila bewirkt das Gegenteil!). Er ist jedoch keine gute Krücke, weil er das Einsetzen des REM-Schlafs verzögern kann, wodurch der Schlaf weniger erholsam wird. Beschränken Sie sich auf ein alkoholisches Getränk mindestens drei Stunden vor dem Schlafengehen, damit der Körper den Alkohol abbauen kann. Wenn schon ein Schluck Wein zum Abendessen Ihren Schlaf stört, gießen Sie etwas Sauerkirschsaft ins Glas. Er enthält geringe Mengen Melatonin.

… VERBANNEN TECHNIK (UND TV). Dieser Tipp ist ein Klassiker: Das Schlafzimmer sollte Schlaf und Sex vorbehalten sein.

… STEUERN DEN WLAN-ROUTER MIT ZEITSCHALTUHR. Sie widerstehen der Versuchung, vor dem Schlafengehen noch einmal online zu gehen, und schützen sich vor elektromagnetischen Wellen, die Forschungen zufolge im Schlaf noch schädlicher sind. Mehr auf Seite 165.

… SCHLAFEN IM STOCKDUNKLEN. Prüfen Sie, ob hormonblockendes Licht durchs abgedunkelte Fenster dringt. Verdunkelungsrollos und -vorhänge sind eine gute Investition – und im Baumarkt überraschend erschwinglich. Sie finden auch innovative (aber weniger schicke) Lösungen im Internet. Eine preiswerte Lösung, wenn Sie keine Kontrolle über Ihre Umgebung haben: Eine gute Schlafmaske, die nicht verrutscht.

… HABEN ES ANGENEHM KÜHL. Bei Zimmertemperaturen zwischen 16 und 19 °C schläft es sich erwiesenermaßen besser. Im Schlaf sinkt die Körpertemperatur. Eine kühle Umgebung (auch ein warmes Bad, Seite 110) kann dies unterstützen. Es ist besser, das Fenster zu kippen und sich in eine dickere Decke zu kuscheln, als die Heizung aufzudrehen. Auch im Sommer sollte das Schlafzimmer eher kühl sein. Tragen Sie bei kalten Füßen Socken oder legen Sie eine Wärmflasche in den Fußbereich. Das macht warm, ohne die Kerntemperatur zu erhöhen.

… STIMMEN SICH MIT DEM PARTNER AB. Der eine sollte nicht mit dem iPad hantieren, wenn der andere schlafen will. Ein eingeschränkter Technikgebrauch im Schlafzimmer kann ein Kompromiss sein. Werden Sie durch Bewegung geweckt, investieren Sie in eine Matratze mit minimaler »Übertragung«. Bei störendem Schnarchen können Ohrstöpsel und eine Soundmaschine mit weißem Rauschen helfen. Man kann den Schnarcher auch bei der Abklärung möglicher Ursachen wie Nahrungsmittelunverträglichkeiten, Allergien, Alkoholgenuss und Übergewicht unterstützen.

… VERWENDEN EINEN WECKER. Wenn Sie das leuchtende Smartphone (mit Alarmfunktion) verbannt und den superhellen Digitalwecker ausgesteckt haben, brauchen Sie eine Alternative – zum Beispiel einen preiswerten batteriebetriebenen Reisewecker. Geeignet sind auch Lichtwecker, die den Raum wie bei Sonnenaufgang langsam erhellen, oder Klangschalenwecker, die allmählich lauter werden. Beides ermöglicht stressfreies Aufwachen.

… GEHEN NIEMALS WÜTEND ZU BETT. Lassen Sie keine ängstlichen oder wütenden Gedanken zu, wenn das Licht aus ist. Sie »knipsen« die Stressreaktion an und können die Ausschüttung des Wachheits- und Wachsamkeitshormons Cortisol bewirken. Eine positive Affirmation oder eine Dankbarkeitspraxis können diesen unangenehmen Gedanken die Grundlage entziehen.

Gründe, dem Schlaf Priorität einzuräumen: Im Schlaf repariert, erholt, überholt und entgiftet sich der Körper. Die Qualität Ihres Schlafs ist ebenso wichtig wie das, was Sie tagsüber tun.

WIE MAN SICH AUFS
ZUBETTGEHEN VORBEREITET

MAN KANN NICHT DEN GANZEN TAG VOLLGAS GEBEN UND DANN URPLÖTZLICH AUFHÖREN, SICH HINLE-
GEN UND SCHLAFEN. SCHAFFEN SIE MIT DIESEN VERLÄSSLICHEN ÜBERGANGSRITUALEN EINEN PUFFER ZWI-
SCHEN TUN UND RUHEN – ZWISCHEN DER TATKRÄFTIGEN YANG-ENERGIE DES TAGES UND DEM NÄCHTLICHEN YIN-

ZUSTAND INNERER STILLE. KINDER SCHLAFEN BESSER, wenn sie eine Abendroutine haben. Erwachsene sind da nicht anders.

NEHMEN SIE EIN BAD. Eine warme Dusche oder ein warmes Bad vor dem Schlafengehen senken die Kerntemperatur, da das Blut in die Peripherie des Körpers strömt. Es wirkt schlaffördernd, da eine sinkende Körpertemperatur ein natürliches Element des Schlafrhythmus ist. Werten Sie Ihr Bad mit Bittersalz auf, das beruhigendes und muskelentspannendes Magnesium ins Gewebe beför-

dert und so Stress und Entzündungen lindert. Auch Lavendelöl ist eine probate Entspannungshilfe.

BEREITEN SIE EINEN GESUNDEN SCHLUMMERTRUNK. Kräutertees und -tränke erleichtern dem Nervensystem seit Urzeiten die Entspannung. Die Kamille ist der Klassiker, aber es gibt eine Fülle von Schlaftees sowie beliebte Mischungen mit chinesischen Kräutern. Jeder reagiert anders, und Sie können nur durch eigene Experimente herausfinden, was Ihnen hilft. Wenn Sie Kräuter gezielter einsetzen möchten, besuchen Sie einen Kräuterladen (oder einen Onlinehändler). Ziehen Sie Helmkraut in Erwägung, wenn Angst Ihr Gegner ist, da es das Nervensystem entspannt und stärkt; kalifornischen Mohn, wenn sich das Gedankenkarussell dreht; Baldrian, Passionsblume oder Magnolie, wenn Sie nachts aufwachen und nicht mehr einschlafen können. (Bei Kräutern gilt stets: Holen Sie sich professionelle Hilfe, wenn Sie schwanger sind oder Medikamente nehmen.) Zusätzliche Unterstützung kann die Einnahme von Magnesium oder schlaffördernden Nahrungsergänzungsmitteln (Seite 112) bieten.

HÖREN SIE MUSIK. Das ist ziemlich offensichtlich für alle, die schon mal ein Kind in den Schlaf gesungen haben. Studien zufolge kann die richtige Musik vor dem Schlafengehen die Schlafqualität – auch bei chronischen Störungen – deutlich erhöhen, wenn man sie regelmäßig hört. Wir wissen noch nicht genau, wie Musik den Schlaf fördert; aber sie kann die Lustzentren im Gehirn stimulieren, die physiologische Erregung verringern sowie die Ausschüttung von körpereigenen Opioiden (natürlichen Schmerzmitteln) und Oxytocin (dem Bindungshormon) veranlassen. Sie scheint körperlichen und emotionalen Schmerz zu lindern – der manche Menschen am Schlafen hindert.

Eine Möglichkeit sind langsame klassische Stücke und Reggae. Inzwischen steht uns auch eine Schatzkiste voll Musik zur Verfügung, die eigens dafür komponiert wurde, leichter in einen Zustand mit langsameren Hirnwellen zu gelangen. Dies gilt besonders für Musik mit binauralen Beats, bei der zwei unterschiedliche Frequenzen verschmelzen. So kann das Gehirn deutlich niederfrequentere Töne erleben, als es normalerweise hören kann. Die Hemi-Sync-Methode (hemi-sync-shop.de) hilft, Hirnwellen zu verlangsamen. Sync Project (syncproject.co) ist Vorreiter im Bereich »Musik als Medizin« und widmet schlaffördernden Klängen eine ganze Kategorie.

MACHEN SIE RESTORATIVE YOGA. Üben Sie unmittelbar vor dem Schlafengehen eine oder zwei Haltungen von Seite 206. Sie aktivieren die für Ruhe und Entspannung zuständigen Funktionen des Nervensystems. Gedämpftes Licht und beruhigende Musik können die Erfahrung intensivieren. Einen Online-Kurs finden Sie bei supersleepyoga.com. Die Übungen sollen schläfrig machen (und Sie wieder einschlafen lassen, falls Sie aufwachen).

ÜBEN SIE LOSZULASSEN. Verwenden Sie im Bett drei bis zehn Minuten auf eine einfache Übung, die Körperbewusstsein und Atmung kombiniert. Entspannen Sie zunächst mit der 4-7-8-Atmung (Seite 185). Wandern Sie mit Ihrer Aufmerksamkeit dann von den Zehen über Bauch, Brust, Herz und Arme zum Kopf. Danken Sie allen Körperteilen und erlauben Sie ihnen zu ruhen. Spüren Sie, wie die einzelnen Körperteile beim Loslassen in die Matratze sinken. Lassen Sie sich von Bodyscan-Meditationen auf YouTube leiten. Nachdem Sie ein paarmal zugehört haben, können Sie problemlos alleine üben.

Lassen Sie keine ängstlichen oder wütenden Gedanken zu, wenn das Licht aus ist. Sie »knipsen« die Stressreaktion an.

VERTREIBEN SIE
DEN SCHLAFLOSIGKEITSBLUES

GUTE SCHLAFHYGIENE UND EIN BEWUSSTSEIN FÜR DIE ABENDLICHEN GEWOHNHEITEN GARANTIEREN KEINEN PERFEKTEN SCHLAF. BEI – GELEGENTLICHER ODER HÄUFIGER – SCHLAFLOSIGKEIT DÜRFTEN SIE SICH DESSEN SCHMERZLICH BEWUSST SEIN. DA UNSER LEBEN SO STARK VON STRESS UND ANGST DURCHDRUNGEN

IST, NIMMT SCHLAFMANGEL ZU. SCHLAFMITTEL SIND eine Wachstumsbrache (deren Umsatz 2020 weltweit 80 Milliarden Dollar erreichen soll). Sie können anfangs eine Hilfe sein, erhöhen aber das Demenzrisiko, machen süchtig und können bizarres Verhalten verursachen.

Obwohl es für diese lähmende Erfahrung selten eine rasche Lösung gibt, kann es die Schlaflosigkeit lindern, wenn Sie in folgenden Bereichen ansetzen.

BETRACHTEN SIE AUFWACHEN ALS NORMAL. Wenn Sie hin und wieder wach werden und problemlos wieder einschlafen, besteht kein Grund zur Sorge. Forschungen zeigen, dass es im Laufe der Entwicklungsgeschichte normal war, nachts aufzuwachen. Schwierig wird es erst, wenn Sie sich darüber aufregen und nicht mehr beruhigen können.

DROSSELN SIE DEN KOFFEINKONSUM. Die Menschen reagieren unterschiedlich empfindlich auf Koffein, aber die wenigsten wissen, dass die Substanz über sieben Stunden im Körper bleiben kann. Bei Schlafproblemen *müssen* Sie den Koffeingenuss einschränken: Nehmen Sie weniger Koffein zu sich und niemals nach Mittag. Wenn es ohne Nachmittagskaffee nicht geht, probieren Sie koffeinfreien Kaffee-Ersatz mit Löwenzahn- und Zichorienwurzel.

KEINE NAHRUNGSERGÄNZUNG NACH 17 UHR! Manche Menschen können Vitamine und andere Ergänzungsmittel nachts problemlos verstoffwechseln, andere werden davon wach. Nehmen Sie diese Präparate mit Ausnahme von Magnesium oder anderen Schlafmischungen bis Mittag, falls Sie nicht sicher sind, ob sie Sie beeinträchtigen.

ACHTEN SIE TÄGLICH AUF BEWEGUNG UND SPORT. Wer mindestens 150 Minuten in der Woche sportelt, berichtet doppelt so häufig von zufriedenstellendem Schlaf wie Nichtsportler. Ziehen Sie auch Kraftsport in Betracht: Zur Reparatur der Muskeln nach dem Training wird Wachstumshormon angefordert und im Tiefschlaf ausgeschüttet, weshalb Bodybuilder gut schlafen. Wer abends trainiert, sollte bis spätestens 20 Uhr fertig sein, damit Zeit zum Entspannen bleibt.

HALTEN SIE NICKERCHEN KURZ. Wenn Sie tagsüber schlafen, sollte es vor 16 Uhr geschehen und nicht länger als 30 Minuten dauern, damit Sie nicht in Tiefschlaf fallen, was den nächtlichen Schlaf stören kann.

SCHLAFFÖRDERNDE NAHRUNGSERGÄNZUNGSMITTEL. Für den Einstieg eignen sich Magnesiumcitrat in Pulverform, Magnesiumglycinat oder -threonat (beginnen Sie mit 300 mg und steigern Sie bei Bedarf auf 400–500 mg täglich) sowie Glycin (beginnen Sie mit 3 g täglich und erhöhen Sie bei Bedarf die Dosis), einzeln oder zusammen in Wasser eingenommen. (Magnesiumcitrat wirkt abführend.) Wenn das nicht hilft, versuchen Sie es mit L-Theanin und GABA. Da jeder anders reagiert, müssen Sie experimentieren. Beginnen Sie mit mindestens 200–400 mg L-Theanin oder 300–600 mg GABA täglich, um zu sehen, was funktioniert. Sie können auch in Kombination wirksam sein.

WÄLZEN SIE SICH NICHT HERUM, WENN SIE WACH WERDEN. Hören Sie – ohne Licht anzuschalten – beruhigende Musik (Seite 191) oder ein Hörbuch oder machen Sie den Bodyscan (Seite 111).

LASSEN SIE SICH AUF SCHLAFAPNOE UNTERSUCHEN. Wenn Sie immer erschöpft erwachen, sollten Sie Ihren Arzt danach fragen. Das Leiden ist recht verbreitet, stört die Atmung im Schlaf und verhindert so den Tiefschlaf. Es kann gefährlich werden, lässt sich aber einfach zu Hause behandeln. Die entsprechenden Geräte sind heute kleiner und einfacher zu handhaben.

ÜBERPRÜFEN SIE IHRE MEDIKAMENTE. Antihistaminika, Diuretika, Antipsychotika, Antidepressiva, abschwellende Mittel, Asthmamedikamente und einige Blutdruckmedikamente können Schlaflosigkeit verursachen und den REM-Schlaf stören. Fragen Sie Ihren Arzt oder Apotheker, ob Medikamente Ihren Schlaf stören könnten.

VERSUCHEN SIE ES MIT FLOATING. Diese Methode zur Bekämpfung von Stress und Schmerz wird immer beliebter. Sie kann den Cortisolspiegel senken, Entzündungen lindern und dadurch oft zu besserem Schlaf verhelfen. Sie schweben etwa eine Stunde in der Stille einer mit Wasser und rund 500 Kilogramm Bittersalz gefüllten Kapsel und lassen den beruhigenden Zauber dieser mutterleibsähnlichen Umgebung wirken. Floating-Center gibt es vielerorts, und auch manche Wellness-Einrichtung bietet Floating an.

ZIEHEN SIE EINE CHRONOTHERAPIE IN ERWÄGUNG. Wenn Sie nicht vor 2 Uhr einschlafen, ganz egal, was Sie tun, könnte eine Chronotherapie helfen. Bei dieser Behandlung wird mit Licht die zirkadiane Rhythmik neu eingestellt. Sie hilft erwiesenermaßen gegen die Depressionen, die oft mit Schlafstörungen einhergehen.

Schlafmittel können anfangs eine Hilfe sein, erhöhen aber das Demenzrisiko, machen süchtig und können bizarres Verhalten verursachen.

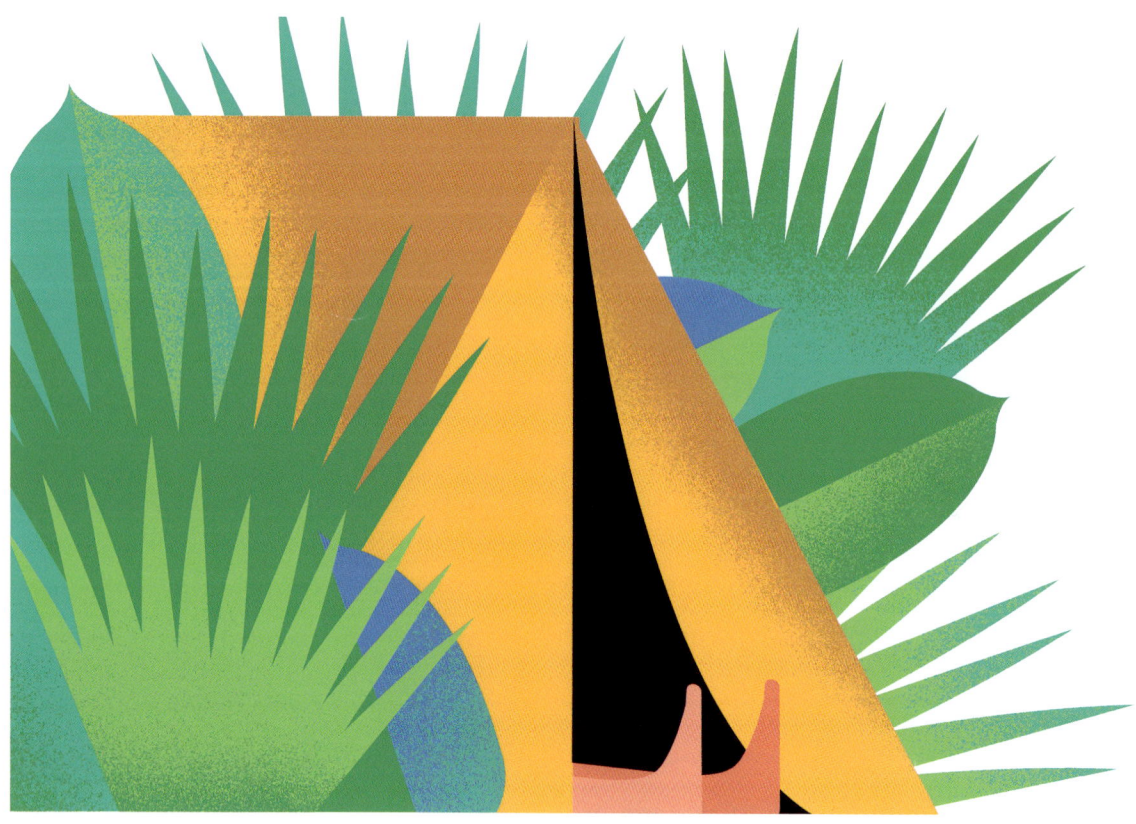

TESTEN SIE DIE NEUEN MÖGLICHKEITEN
(UND GEHEN SIE SCHLAFEN!)

DAS GESCHÄFT MIT DEM SCHLAF BOOMT. ES GIBT BESSERE BETTEN, BESSERE LAKEN, UND NUN VERSPRICHT EINE FLUT VON APPS, PROGRAMMEN UND GERÄTEN SÜSSE TRÄUME. FITNESS-ARMBÄNDER LIEFERN INFORMATIONEN ÜBER SCHLAFMUSTER – ABER NOCH STEHT NICHT FEST, WIE GENAU DIE DATEN SIND. (UM SCHLAF-

STÖRUNGEN AUF DEN GRUND ZU GEHEN, EMPFIEHLT sich der Weg ins Schlaflabor.) Wollen Sie wirklich die ganze Nacht neben einem Gerät liegen, das vielleicht elektromagnetische Felder erzeugt? Wenn Sie mit App einschlafen, sollten Sie den Flugmodus des Smartphones einschalten und es möglichst mit einem Lautsprecher verbinden, den Sie nicht so leicht erreichen. So sind Sie nicht versucht, danach zu greifen, falls Sie aufwachen.

Betrachten Sie all das als kurzfristige Strategien zur Informationssammlung und Gewohnheitsbildung. Kein Gerät ist stärker als angesammelter Stress oder wirksamer, als die Muskeln mit Sport zu ermüden. Das Ziel ist guter Schlaf ohne Accessoires und Interventionen. Schließlich hat die Evolution dafür gesorgt, dass der Mensch – ohne sich allzu viele Gedanken zu machen – auf dem blanken Boden schlafen kann.

>>

Ein gestörter Schlaf ist ein Hinweis darauf, dass Sie Lebensgewohnheiten ändern müssen oder ein anderer körperlicher Aspekt Ihrer Aufmerksamkeit bedarf.«

<<

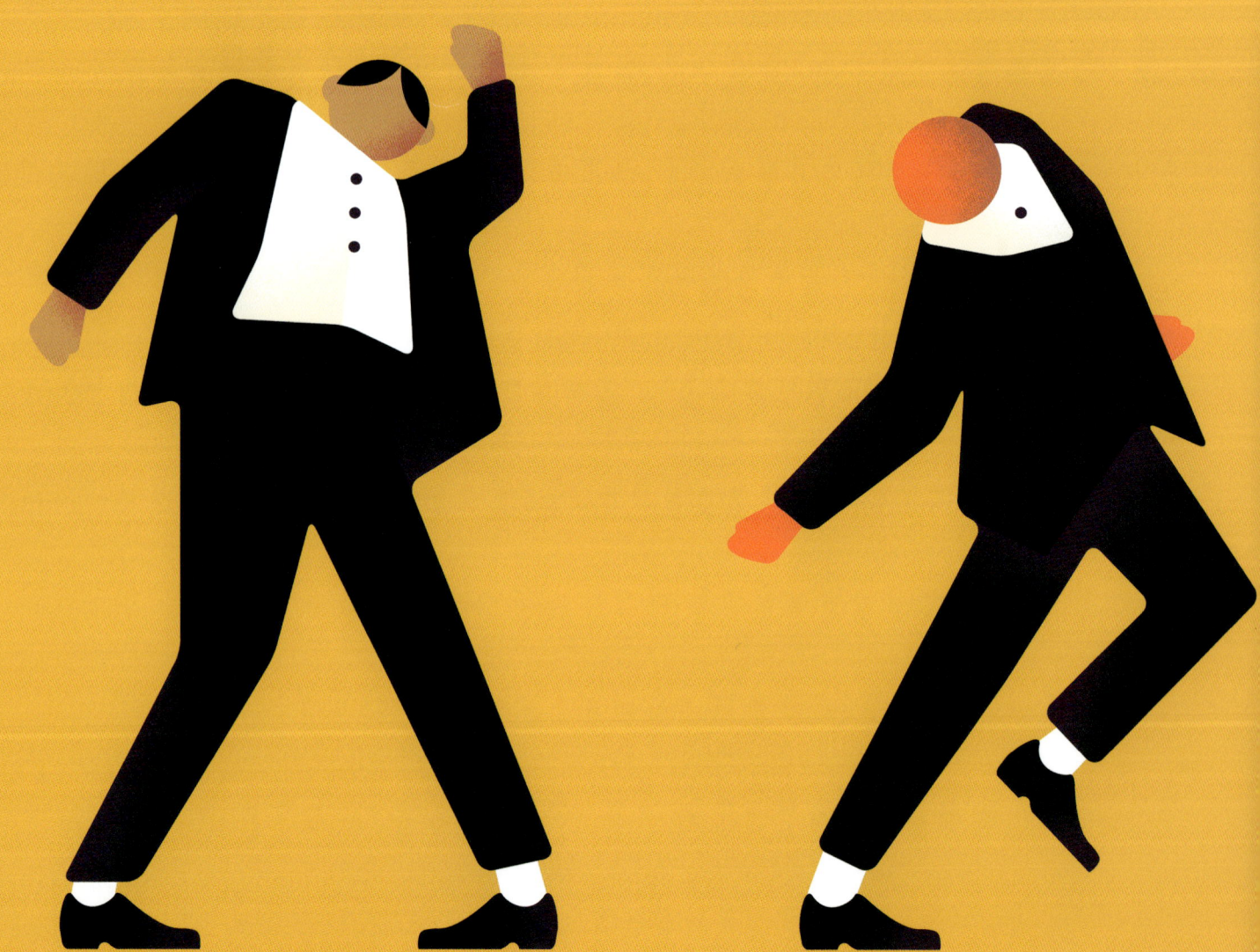

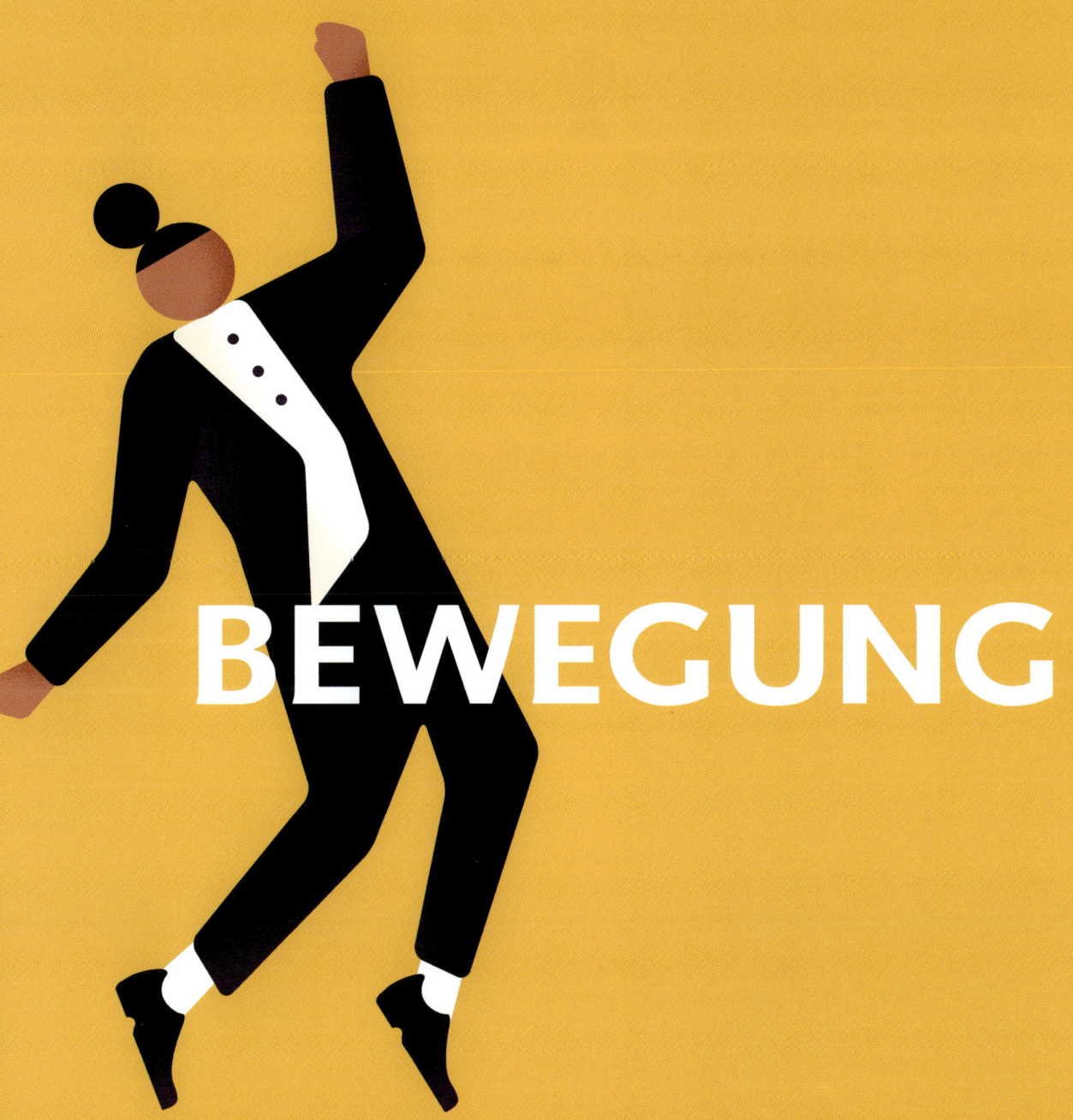

BEWEGUNG

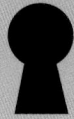

DIESER RING DES MANDALAS HEISST »BEWEGUNG«, nicht »Training«. Bevor es Fitnessstudios, Laufbänder und Turnschuhe gab, gab es Bewegung. Unsere Vorfahren haben sich im Laufe der Geschichte meist sehr viel bewegt – den ganzen Tag und so gut wie jeden Tag. (Sie sollen knapp zehn Kilometer für Nahrung und Wasser zurückgelegt haben.)

Die Ironie unserer »mobilen« Gesellschaft ist, dass wir zwar unsere Arbeit mitnehmen können und überall vernetzt sind, körperliche Bewegung aber an Bedeutung verliert. Wir sitzen und sitzen. Wer Glück hat, erlebt isolierte Phasen sportlicher Betätigung – obwohl auch dies von vielen als künstlich empfunden wird.

Uns geht es hier nicht um das Streben nach Fitness oder das Verbrennen von Kalorien an sich (was das Gewicht angeht, lässt sich eine schlechte Ernährung nicht mit Sport ausbügeln). Es geht darum, wieder Bewegung in den Tag zu bringen, damit Sie den Körper einsetzen (und sich daran erfreuen) können, wie die Natur es vorsieht; damit er Sie mühelos durch das Leben trägt, das Sie leben möchten. Dies ist mit einem engagierten Training vereinbar, sofern es auf langsamen, aber steten Fortschritten, einer klugen Ernährung und gesundem Schlaf basiert.

Bewegung macht *alles* besser: Stoffwechsel und Mikrobiom, Schlaf und alle Körperrhythmen, Abwehrkräfte, Stressreaktion und das gesamte Gleichgewicht Ihres Lebens. Sie reduziert sogar Entzündungsprozesse. Dazu müssen Sie weder ein berühmter Rennradfahrer sein noch einen Körper aus Stahl formen. Sie müssen sich lediglich beim Aufwachen fragen: »Wie kann ich mich heute mehr bewegen?«

FINDEN SIE ETWAS,
DAS SIE BEWEGT

WAS WÄRE, WENN SIE SPORT NICHT MEHR ALS LÄSTIGE PFLICHT, SONDERN ALS PRAXIS BETRACHTEN WÜRDEN? ALS EINE BEZIEHUNG, DIE IHNEN KRAFT GIBT UND MANCHMAL EINE OASE DER ERLEICHTERUNG ODER ERHOLUNG IST? UNSERE WELLNESS-PARTNERIN **SADIE LINCOLN** IST GRÜNDERIN UND GESCHÄFTSFÜHRERIN

WELLNESS-EXPERTIN von Barre3, einem Training für einen starken, ausgewogenen Körper. Sie macht sich für eine regelmäßige Bewegungspraxis stark. Ich bin ein großer Fan ihrer achtsamen und zweckmäßigen Methode – einer Verbindung aus Ballett, Pilates und Yoga. Der zu Grunde liegende Ansatz ist ein anderer, als sich zum Besuch des Fitnessstudios zu zwingen. Sadie erzählt, wie eine kleine Veränderung der Einstellung helfen kann, langfristig bei einer Sache zu bleiben und Spaß daran zu haben:

Mit einer regelmäßigen *Praxis*, die Sie lieben, können Sie Bewegung als Teil eines ganzheitlichen Seins zurückerobern, statt sie als etwas zu betrachten, das es zu »erreichen« gilt. Sie beruht auf einer völlig anderen Geisteshaltung als der Versuch, einem perfektionierten Fitnessideal zu entsprechen, wie wir es seit Jahrzehnten tun. Dies führt oft dazu, dass Sie ein Ziel verfolgen, das nicht authentisch und entweder vom unerreichbaren Standard einer Branche geprägt ist oder einem persönlichen Ideal aus früheren sportlichen Zeiten entspringt!

Der Schlüssel zu einer dauerhaften Bewegungspraxis ist, dass sie Ihr Körperbewusstsein schulen sollte und die Fähigkeit zu wissen, wo Sie sich in diesem Augenblick befinden. Das ändert sich von Tag zu Tag – je nachdem, wie *Sie* sich fühlen und was Sie brauchen: mal eine Herausforderung, mal Atem und Beweglichkeit. Diese Praxis kann alles sein – von Barre3 und Yoga bis zum Gewichtheben. Der Lehrer sollte jedoch stets eine Methodik vermitteln, die Ihnen zeigt, wie Sie die Bewegung Ihren Stärken und Schwächen anpassen, damit eine Verbindung zum Gewahrsein des gegenwärtigen Augenblicks entsteht. Schauen Sie sich um: Macht jeder eine etwas andere Version der Haltung oder Übung? Dann sind Sie auf der richtigen Spur. Dann kann der Zauber sich entfalten, und ganz allmählich werden Sie die Antwort auf die Frage finden: »Was brauche ich heute?« Der Körper verändert sich ständig; genau wie die Welt, in der wir leben. Warum sollte unsere Bewegungspraxis immer gleich sein? Dieser achtsamere Ansatz ist anfangs vielleicht nicht so anspruchsvoll wie erwartet. Aber bleiben Sie dran! Wir sind süchtig danach, etwas zu spüren – »ohne Fleiß kein Preis«. Ersetzen Sie dieses alte Denken durch: »Trainiere klüger, nicht härter.« So lernen Sie, sich selbst der beste Lehrer zu sein.

Suchen Sie sich zunächst etwas, das Sie anspricht und Ihnen Spaß macht. Testen Sie Online-Angebote, um zu sehen, was Ihr Interesse weckt. Besuchen Sie anschließend nach Möglichkeit einen Kurs, denn die Gemeinschaft und die Kultur gemeinsamer Bewegung sind ebenso wichtig wie die Praxis selbst. Suchen Sie sich einen Lehrer, der darauf brennt, Sie zu unterrichten, statt einfach seine Show abzuziehen. Weiß er oder sie, wie Sie heißen? Sieht er oder sie Ihnen in die Augen? Korrigiert er oder sie Ihre Haltung und stellt Fragen? Ob Barre-Studio, Dojo, Yoga Shala oder Kletterhalle: Eine Gruppe ist im modernen Leben von großem Nutzen – sie wirkt Einsamkeit entgegen. Es gibt nichts Schöneres, als die Erfahrung von Bewegung gemeinsam zu erforschen.

BEWEGEN SIE SICH
(SO VIEL WIE MÖGLICH)

SPORTLICHES TRAINING BEREICHERT, MACHT STARK UND IST DIE VORAUSSETZUNG FÜR KÖRPERLICHE HÖCHSTLEISTUNGEN. ABER ES IST NICHT DER WEISHEIT LETZTER SCHLUSS. EINE 60-MINÜTIGE EINHEIT IM STUDIO IST POSITIV, ABER DIE BEWEGUNGSLOSEN STUNDEN DAVOR UND DANACH MACHEN IHRE WIRKUNG

ZUNICHTE – UND AM ENDE SIND SIE FRUSTRIERT, WEIL Sie keine Fortschritte machen oder das Verhältnis von Fett zu Muskelmasse bleibt. Das Training kann die Zipperlein Ihres an Stühlen klebenden Körpers sogar verstärken, denn beim Gewichtheben entstehen winzige Risse, die dann »falsch« zusammenwachsen können. Verzichten Sie nicht auf Training, das Spaß macht. Doch wenn Sie ins Schwitzen geraten, um im Morgengrauen im Studio zu sein, sollten Sie sich tagsüber mehr um Bewegung bemühen.

FÜR BEWEGUNG GEMACHT

Die Mechanik des Körpers, die sich über Jahrtausende so wunderbar entwickelt hat, unterstützt zahlreiche Aktivitäten: häufiges Gehen über größere Entfernungen; Lageveränderungen (Aufstehen und Hinsetzen; Schwenks, Drehungen und Ausfallschritte in verschiedene Richtungen); Ziehen, Schieben und Heben von Dingen (und sei es das Gewicht des eigenen Körpers). Diese Aktivitäten schmieren die Gelenke und schützen sie vor Verletzungen, halten die Sehnen fit (für Gewichtsbelastungen oder plötzliche Bewegungen) und ermöglichen fließende Bewegungen des gesamten Stütz- und Bewegungsapparats ohne Schmerz und Einschränkung. Sie sind auch ein Schutz: Bei Bewegung bildet das Muskelgewebe sogenannte Myokine. Diese Botenstoffe haben eine wichtige krankheitsvorbeugende und entzündungshemmende Wirkung.

Was ist, wenn diese geniale Maschine nicht bewegt wird? Eine derart große Veränderung der Lebensgewohnheiten hat unerwünschte Nebenwirkungen. Abgesehen vom Unbehagen und der Ungelenkigkeit aufgrund eingeschränkter Mobilität geht Bewegungsmangel mit einem höheren Krebsrisiko, Depressionen, schwächeren kogni-

tiven Leistungen, Prädiabetes (auch bei gesundem Gewicht), geschwächter Sexualität und Fortpflanzungsfähigkeit, Schlafstörungen sowie degenerativen Erkrankungen der Bandscheiben und den entsprechenden Rückenschmerzen einher. Der Wandel zu einer Kultur des Sitzens belastet den Körper schwer.

Wir leben in Kisten, reisen in Kisten, essen aus Kisten, arbeiten in Kisten – und müssen uns dringend daraus befreien! Leichter gesagt als getan, wenn uns verschiedene Faktoren (wie Arbeit, Pendeln oder Angehörige)

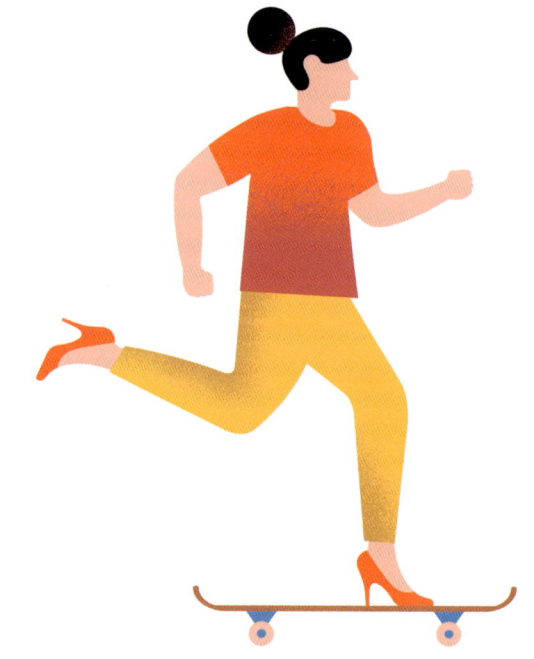

zeitlich einschränken. Aber wir können auch innerhalb dieser Grenzen kreativ werden. Finden Sie kleine Zeitfenster für körperliche Aktivität. So machen Sie solide Schritte zur Unterstützung und zum Schutz der Gesundheit – unabhängig davon, ob Sie es tatsächlich ins Training, zum Laufen oder Radfahren schaffen (was oft nicht klappen wird). Nutzen Sie die Tipps dieses Mandala-Rings und integrieren Sie folgende Maßnahmen in Ihren Alltag:

MACHEN SIE BEWEGUNG ZU EINEM NEBENASPEKT ANDERER AUFGABEN. Erkunden Sie mit Ihren Kindern die Natur oder schnallen Sie den Säugling in die Babytrage und gehen Sie spazieren. Parken Sie bei Besorgungen ein paar Straßen weiter und gehen Sie das letzte Stück. Gibt es auf der Fahrt zur Arbeit eine alternative Route, sodass Sie einen Teil laufen oder mit dem Rad fahren können?

VERÄNDERN SIE IHRE ARBEITSGEWOHNHEITEN, Müssen Sie im Sitzen telefonieren? Mit Block und Headset können Sie sich beim Telefonieren bewegen. Und wer sagt, Meetings müssten im Konferenzraum stattfinden? Kreativität und Teamwork fließen besser, wenn der Körper in Bewegung ist. Überkreuzbewegungen wie das Gehen unterstützen sogar den Informationsaustausch zwischen den Gehirnhälften.

FRISCHEN SIE IHR SOZIALLEBEN AUF. Gehen Sie mit Freunden spazieren oder treiben Sie gemeinsam Sport, statt zum Kaffeetrinken oder Abendessen zu gehen. Wenn es dunkel ist, können Sie zum Beispiel Yoga, Tanzen oder gemischte Kampfkünste ausprobieren.

MACHEN SIE DEN WEG ZUR ARBEIT ZU EINEM SPIEL. Wenn Sie in einem der oberen Stockwerke eines Bürogebäudes arbeiten, probieren Sie folgende Übung: Steigen Sie eine Woche lang jeden Tag ein Stockwerk früher aus dem Aufzug. Steigen Sie am Montag ein, am Dienstag zwei, am Mittwoch drei Stockwerke früher aus und so weiter.

GEHEN SIE VOR DEM MITTAGESSEN EINMAL UM DEN BLOCK. Machen Sie einen kurzen Spaziergang. Lassen Sie das Essen nicht liefern, sondern holen Sie es selbst! So erhöhen Sie nicht nur Ihre Schrittzahl, sondern verbessern die Insulinempfindlichkeit, entlasten Verdauungs- und Nervensystem. Sie fühlen sich wacher und haben weniger Heißhunger auf Süßigkeiten, die sofort Energie versprechen.

NUTZEN SIE MIKROTRAININGSEINHEITEN. Bewegen Sie sich mindestens ein- bis zweimal am Tag zehn Minuten. Diese zehn Minuten können Ihren Zustand völlig verändern. Das sind nur drei Songs einer Pop-Playlist. (Wenn Sie glauben, keine zehn Minuten zu haben, opfern Sie den Social-Media-Check und holen Sie sich diese Zeit zurück!)

Bewegungsmangel geht mit erhöhtem Krebsrisiko, Depressionen, schwächeren kognitiven Leistungen, Prädiabetes, geschwächter Sexualität und Fortpflanzungsfähigkeit sowie Schlafstörungen einher.

TRAINIEREN SIE SICH STARK!

KRAFT MACHT WIDERSTANDSFÄHIG, LANGLEBIG UND SCHÜTZT VOR KRANKHEIT. SOFERN SIE BEI DER ARBEIT KEINE SCHWEREN GEGENSTÄNDE HEBEN ODER VERSCHIEDENE BAUMEL-, HÄNGE-, DRUCK- UND ZUGBEWEGUNGEN MACHEN, WERDEN SIE KRAFTTRAINING MACHEN MÜSSEN. STRONGMAN-IKONE PAVEL TSATSOULINE

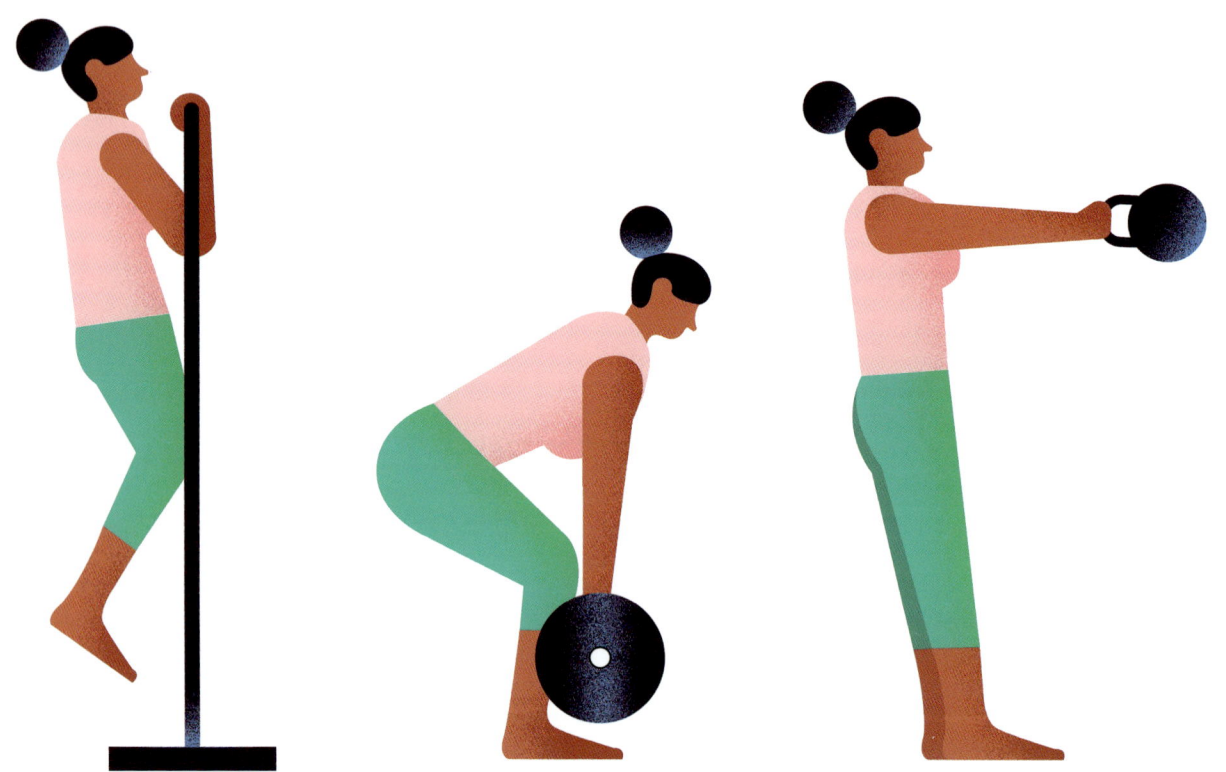

(ER MACHTE DIE KUGELHANTEL IN DEN USA POPULÄR) soll die Kraft als »Mutter aller körperlichen Qualitäten« bezeichnet haben. Sie unterscheidet sich von der kardiovaskulären Fitness und der Beweglichkeit, die am häufigsten trainiert werden.

Kraft ist die Fähigkeit, eine Last von A nach B zu tragen (wenn dies schnell geschieht, ist das Leistung). Muskeln,

Sehnen und Bänder müssen strukturell in der Lage sein, die Lasten des Lebens zu tragen. Auch die Gelenke müssen gesund sein, um Bewegung unter Last zu unterstützen. Sie können Kraft als körperliche Integrität betrachten: als die Fähigkeit, mit allen Anforderungen des Lebens fertigzuwerden. Die Voraussetzungen sind immer gleich – ob Sie drei Einkaufstüten und ein zappelndes Kind tragen oder den eigenen Körper durch den Raum bewegen

möchten: Sie brauchen hochkarätiges Muskel- und belast-
bares Bindegewebe. Der Aufbau von Kraft schützt entscheidend vor Verletzungen – gerade, wenn Sie älter werden
(mit zunehmendem Alter nimmt die Muskelmasse ab;
indem Sie beizeiten Muskeln aufbauen, beugen Sie
Verlusten vor). Kraft ist auch der Schlüssel, um alltagsbe-
dingten Schmerzen vorzubeugen und eine positivere,
selbstbewusstere geistige Haltung zu erzeugen – weil Sie
besser aussehen, aber auch, weil das Krafttraining die
Ausschüttung stimmungsaufhellender Endorphine fördert.

Mit einem ungefährlichen und effektiven Krafttrainings-
programm – das unter Umständen nur ein paar kurze
Einheiten pro Woche umfasst – senken Sie auch die Risikofaktoren für Diabetes (Krafttraining verhindert erwiesenermaßen Insulinresistenz), Herzerkrankungen und Krebs.

Aber wo fängt man an? Es gibt viele Möglichkeiten –
Gewichtheben, Kugelhanteln, Training mit dem eigenen
Körpergewicht –, doch das kann auch einschüchtern. Oder
nicht respekteinflößend *genug* sein: Wenn man sich untrai-
niert ins Krafttraining stürzt oder trainiert, ohne die korrekte
Technik zu lernen, ist das der schnellste Weg zu körper-
lichem Verschleiß. Denn zur Dysfunktion kommt nun noch
Kraft, obwohl Gelenke und Bindegewebe noch nicht auf
die neue Belastung vorbereitet sind. Die Folgen bekommt
der Physiotherapeut (oder Chirurg!) zu sehen.

Wenn Sie einen qualifizierten Trainer haben, der das Trai-
ningspensum langsam steigert, ist das wunderbar. (Seien
Sie wählerisch und bitten Sie immer um Empfehlungen.)
Auch für alle anderen gibt es Möglichkeiten, den eigenen
Kurs festzulegen.

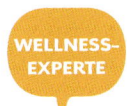

WELLNESS-EXPERTE

Ich habe unseren Kraftsporttrainer und Bewe-
gungserzieher Adam Ticknor um ein effektives
und sicheres Anfängerprogramm zum schritt-
weisen Kraftaufbau gebeten.

MONAT EINS Beginnen Sie mit der Grundkräftigung.
Wiederholen Sie das folgende Programm fünf- bis sechsmal
täglich, um korrekte Bewegungsmuster aufzubauen, die
Rumpfmuskulatur zu aktivieren sowie Schultern, Hüften
und Bindegewebe vorzubereiten. Üben Sie einmal nach
dem Aufstehen und einmal nach dem Zähneputzen. Das
sind zwei Runden, bevor Sie aus dem Haus gehen. Wiederholen Sie die Übungen am Vormittag statt einer Kaffee-
pause. Das wäre die dritte Runde. Und so weiter.

30 SEKUNDEN HÄNGEN. Trainieren Sie an einer Klimm-
zugstange in der Tür oder einem Klettergerüst im Park.
Im Büro können Sie das modifizierte umgekehrte Rudern
am Schreibtisch oder einem anderen stabilen Tisch machen:
Setzen Sie sich auf den Boden, strecken Sie die Beine
unter dem Tisch aus, fassen Sie die Tischplatte und ziehen
Sie sich mit fest angespanntem Rumpf und geradem Körper
(»Brett«) Richtung Tischplatte nach oben. 30 Sekunden
halten.

30 SEKUNDEN KNIEBEUGE. Füße hüftbreit oder weiter
auseinander, Unterschenkel senkrecht zum Boden. Senken
Sie den Po nach hinten, ohne die Haltung der Unterschenkel
zu verändern oder mit den Knien zueinander zu knicken.

30 SEKUNDEN BÄRENGANG. Kommen Sie in den Vier-
füßlerstand. Die Hände sind unter den Schultern, die Knie
unter der Hüfte! Die Zehen sind aufgestellt. Krabbeln Sie
erst vorwärts durch den Raum, dann rückwärts zum
Ausgangspunkt zurück, indem Sie die gegenüberliegenden
Hände und Füße gleichzeitig bewegen: Zuerst bewegen
sich die rechte Hand und der linke Fuß, dann die linke
Hand und der rechte Fuß vor oder zurück. Der Rücken ist
flach, nicht gerundet.

30 SEKUNDEN HANDSTAND AN DER WAND. Oder Sie
wandern mit den Füßen an der Wand nach oben, bis ein
rechter Winkel zwischen Rumpf und Beinen entsteht, oder
legen die Beine auf einen Stuhl.

GEHEN MIT GEWICHTEN (Seite 125), möglichst täglich.

Arbeiten Sie gleichzeitig an Ihren Schlafmustern. Sie brauchen Schlaf, um Kraft aufbauen zu können.

Der Aufbau von Kraft schützt entscheidend vor Verletzungen – gerade, wenn Sie älter werden.

MONAT ZWEI Beginnen Sie mit dem Langhantel-Kreuzheben mit einwandfreier Technik (Anleitung auf Seite 132). Mit dieser einen Übung entwickeln Sie ein Grundniveau an Kraft in Rumpf und Beckenboden, korrigieren Knie- und Hüftscharnierbewegungen und lernen, die Schultern in die richtige Position zu bringen, bevor Sie zum Training mit Kugelhanteln (Kettlebells) übergehen. Machen Sie täglich Ihre Übungen, die Sie auch variieren können, wenn sie zu einfach werden. Gehen Sie weiterhin mit Gewichten.

MONAT DREI Beginnen Sie mit dem Kugelhanteltraining: Schwingen Sie die Hantel beidhändig bis auf die Höhe von Brust oder Nase, nicht über den Kopf. Kurse und Online-Angebote machen das Training erschwinglich. Trainieren Sie möglichst im russischen Stil. Mit der Kugelhantel setzen Sie das beim Kreuzheben Erlernte in dynamische Bewegung um. Frauen beginnen mit 10–12 Kilogramm, Männer mit 14–18 Kilogramm. Ihr Ziel: 100 Schwünge am Tag, die Sie nach Belieben aufteilen können. Nach Ablauf des Monats sollten für 100 Schwünge nur noch drei Sätze nötig sein. Machen Sie auch mit dem Kreuzheben und dem täglichen Spaziergang mit Gewichten weiter.

Um wirklich stark zu werden, müssen Sie Können und Leistung immer weiter steigern. Sonst gewöhnt sich der Körper an die Belastung. Er lernt, effizient Muskeln aufzubauen, und die Entwicklung gerät ins Stocken (außerdem wird es langweilig). Diese Übungen sind der Ausgangspunkt für Ihr Krafttraining, und nun amüsieren Sie sich! Nach dreimonatiger Vorarbeit sind Sie gut in Form für den Einstieg in ein Kraft- und Stärkungsprogramm, das Sie anspricht – ob Gewichtheben, Kugelhanteltraining, Eigengewichtsübungen oder Sportarten wie Klettern, die mittels Bewegung Kraft aufbauen. Sie sind auch fit für das hochintensive Stoffwechseltraining und deutlich weniger verletzungsgefährdet.

Auf der Internetseite strongfirst.com finden Sie hervorragend ausgebildete Kraftsporttrainer.

GEMÜTLICH GEHEN
MIT GEWICHTEN

MACHEN SIE JEDEN TAG EINEN SPAZIERGANG MIT ZUSÄTZLICHEM GEWICHT IN FORM EINER GEWICHTS-WESTE. AUF DIESE WEISE KÖNNEN SIE GEFAHRLOS KONDITION AUFBAUEN, DA DIE WIRBELSÄULE VON ALLEN SEITEN BELASTET UND DER RUMPF ZUSAMMENGEPRESST WIRD. DAS SORGT FÜR STABILITÄT IN DER BEWEGUNG

UND VERBESSERT IHRE HALTUNG. ES UNTERSTÜTZT die Entspannung der überlasteten Trapezmuskeln (die den Kopf tragen) und signalisiert der gesamten Rumpfmuskulatur, aktiv zu werden und den Körper aufzurichten. Das Gehen mit Gewichten kann sogar die Hüftmuskulatur lockern, dadurch den Bewegungsumfang der Hüfte und auch Ihren Gang verbessern.

Am besten geht es mit einer Weste, bei der die Gewichte gleichmäßig um den Oberkörper verteilt sind. Sie sollte nach Möglichkeit nicht mehr als zehn Prozent Ihres Körpergewichts wiegen. Gehen Sie damit täglich oder so oft wie möglich 45 Minuten bis eine Stunde spazieren. (Joggen Sie nicht mit Gewichtsweste. Der Aufprall wäre zu stark!) Sie können auch je einen bepackten Rucksack auf Brust und Rücken schnallen, aber mit Weste geht es leichter. Sie sollte angenehm knapp sitzen. Holen Sie sich bei Verletzungen zunächst die Einschätzung eines Profis, um den Schaden nicht zu vergrößern.

Sie müssen nicht flotten Schrittes marschieren. Das Ziel ist ein *langer, gemütlicher Spaziergang mit Gewichten.*

Bewegung macht alles besser: Stoffwechsel und Mikrobiom, Schlaf und alle Körperrhythmen, Abwehrkräfte, Stressreaktion und das gesamte Gleichgewicht Ihres Lebens.

WEG MIT DEM STUHL (UND BRECHEN SIE KÖRPERLICHE MUSTER AUF)

ES HEISST, STÜHLE SEIEN JUNKFOOD FÜR DEN KÖRPER. DAS MAG SICH EXTREM ANHÖREN, WEIL SIE DURCHAUS IHREN SINN HABEN, ABER WIR HABEN VERSTANDEN: DAS STÄNDIGE SITZEN (AM SCHREIBTISCH, IM AUTO, WOHN- UND ESSZIMMER) FÖRDERT SCHLECHTE GEWOHNHEITEN UND HAT DEGENERATIVE NEBEN-

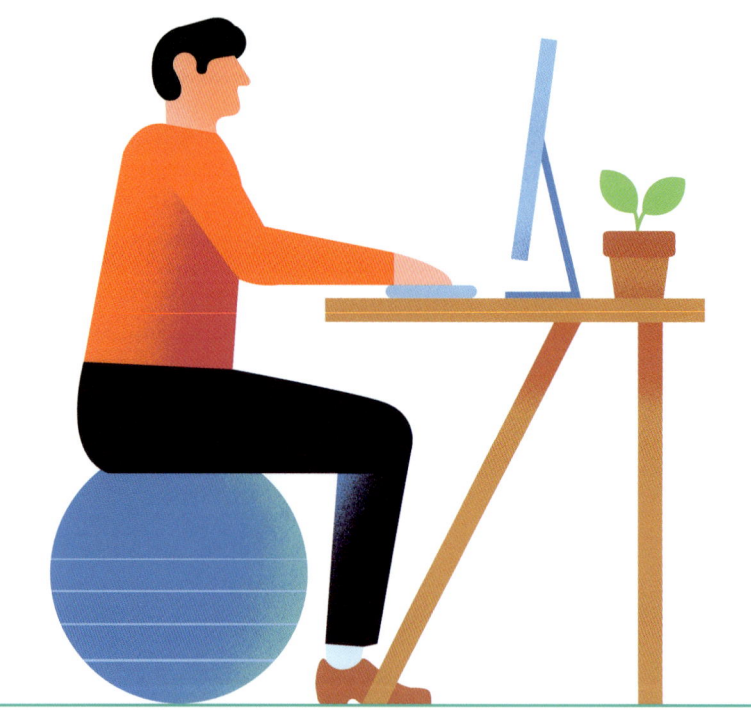

WIRKUNGEN. LANGES SITZEN LÄSST DEN KÖRPER verkümmern: Er verfällt durch Nichtgebrauch. Wer sitzt, bewegt sich nicht. Er sitzt im wahrsten Sinne des Wortes fest. Spitzentrainer sagen, viele Erwachsene seien in ihrer Beweglichkeit eingeschränkt: Gelenke arbeiten nicht reibungslos, Muskeln nicht mühelos. Schultern sind verhärtet, Hüften verspannt, Ellenbogen und Unterarme eingeschränkt, Waden verkrampft. Rumpf- und Gesäßmuskulatur werden geschwächt und der Rücken durch das Vorbeugen überdehnt. All das kommt daher, dass wir zu lange sitzen! Probieren Sie Folgendes: Stehen Sie nach einer Weile am Schreibtisch auf und setzen Sie sich auf den Boden (vorausgesetzt, Sie haben keine Verletzungen). Diese Bewegung – eine der menschlichen Grundfunktionen – wird wahrscheinlich eher knirschen als fließen. Das sollte nicht sein. Hinsetzen und Aufstehen vom Boden sind wichtige Bewegungen über den gesamten Bewegungsumfang, schmieren die Gelenke und bauen funktionelle Muskelkraft auf.

Kleben Sie weniger an Ihrem Stuhl. Verändern Sie im Laufe des Tages die Haltung und suchen Sie nach Möglichkeiten, nach unten zu kommen, aufzustehen, die Seiten zu wechseln. Hier geht es nicht um alles oder nichts, denn ständiges Stehen ist auch nicht ideal. Der Körper mag es multidimensional mit unterschiedlichen Richtungen und Ebenen.

DIESE ACHT TIPPS SCHAFFEN ABHILFE BEI BEWEGUNGSMANGEL:

1. **FALLS SIE IM ALLTAG SITZEN MÜSSEN, NUTZEN SIE ERGONOMISCHE SITZGELEGENHEITEN.** Ich mag es am liebsten, wenn sie Bewegung ermöglichen – vom Aktiv-Stuhl Swopper bis hin zu einem großen Gymnastikball (er sollte so groß sein, dass die Oberschenkel bei flach aufgestellten Füßen parallel zum Boden sind). Sie aktivieren die Rumpfmuskulatur, halten die Durchblutung in Gang und beleben das Nervensystem, weil Sie mit ständigen Mikrobewegungen Haltung bewahren müssen. Wenn Ihr Rücken Unterstützung braucht, sollte ein guter Chiropraktiker die besten Tipps geben können.

2. **ACHTEN SIE BEIM GYMNASTIKBALL DARAUF,** dass er nicht platzen kann, und passen Sie auf, dass er nicht davonrollt, wenn Sie sich schnell hinsetzen (was mit Stöckelschuhen gefährlich sein kann). Stabiler sind Modelle mit Ballschale.

3. **WECHSELN SIE ZWISCHEN BALL UND STUHL,** bis Sie sich daran gewöhnt haben. Aber bleiben Sie nicht sitzen! Sie müssen trotzdem mindestens alle 45 Minuten aufstehen und ein paar Schritte gehen, einige Dehnungsübungen oder Ausfallschritte machen. Verwenden Sie den Timer Ihres Telefons (oder eine altmodische Sanduhr), um in den Rhythmus zu kommen.

4. **INVESTIEREN SIE IN EINEN HÖHENVERSTELL-BAREN SCHREIBTISCH.** Erklären Sie Ihrem Arbeitgeber, dass dies die Produktivität erhöhen kann, da das Gehirn besser mit Sauerstoff versorgt wird, was die geistige Energie erhöht. Sie fühlen sich wohler, die Konzentration steigt. Ein Schreibtischaufsatz für den Laptop ist eine günstigere Möglichkeit, aber die ideale Lösung ermöglicht abwechselndes Sitzen und Stehen.

5. **VERÄNDERN SIE IM LAUFE DES TAGES MÖGLICHST MEHRMALS DIE POSITION.** Knien Sie sich an einen niedrigen Tisch, setzen Sie sich auf den Boden und laufen Sie beim Telefonieren herum. Sie werden sich am Ende des Tages ganz anders fühlen.

6. **SCHLÜPFEN SIE AM SCHREIBTISCH AUS DEN STÖCKELSCHUHEN.** Wenn Sie in den Schuhen sitzen, verkürzen sich die Sehnen im Bein. Dies ist eine der Hauptursachen für Achillessehnenverletzungen bei Frauen, die den ganzen Tag sitzen und anschließend sofort joggen gehen. Hilfreich ist auch, abwechselnd hohe und flache Schuhe zu tragen.

7. **MACHEN SIE BEWEGUNG AM ARBEITSPLATZ ZUM NORMALFALL.** Diese Vorstellung mag anfangs beunruhigend sein. Aber vergessen Sie, was die Kollegen denken. Sorgen Sie dafür, dass *Sie* widerstandsfähig und glücklich sind! Mit Ihrem exotischen Verhalten werden Sie vermutlich einen Trend auslösen und die Bürokultur weniger statisch machen. Probieren Sie es!

8. **BEMÜHEN SIE SICH AUCH ZU HAUSE UM EINE URZEITLICHE EINSTELLUNG.** Lassen Sie sich nicht aufs Sofa oder in den Sessel plumpsen, sondern überlegen Sie sich eine Alternative, die den vollen Bewegungsumfang des Körpers ausschöpft. Lesen oder spielen Sie auf dem Boden mit Kindern oder Haustieren. Essen Sie manchmal am Couchtisch zu Abend. Sie könnten das Sofa sogar gegen Sitzsäcke tauschen – sodass Sie zum Hinsetzen und Aufstehen die Rumpf- und Gesäßmuskulatur brauchen. Einer meiner Lieblingstricks: Stellen Sie häufig benutzte Küchenutensilien wie Teller und Tassen in einen Unterschrank. So müssen Sie mehrmals täglich eine Kniebeuge machen (gehen Sie in die Knie, statt sich hinunterzubeugen). Und warum nehmen Sie statt des Staubsaugers nicht die Kehrgarnitur, um die Ecken zu putzen? Kleine Veränderungen wie diese helfen Ihnen, öfter den ganzen Körper zu beanspruchen.

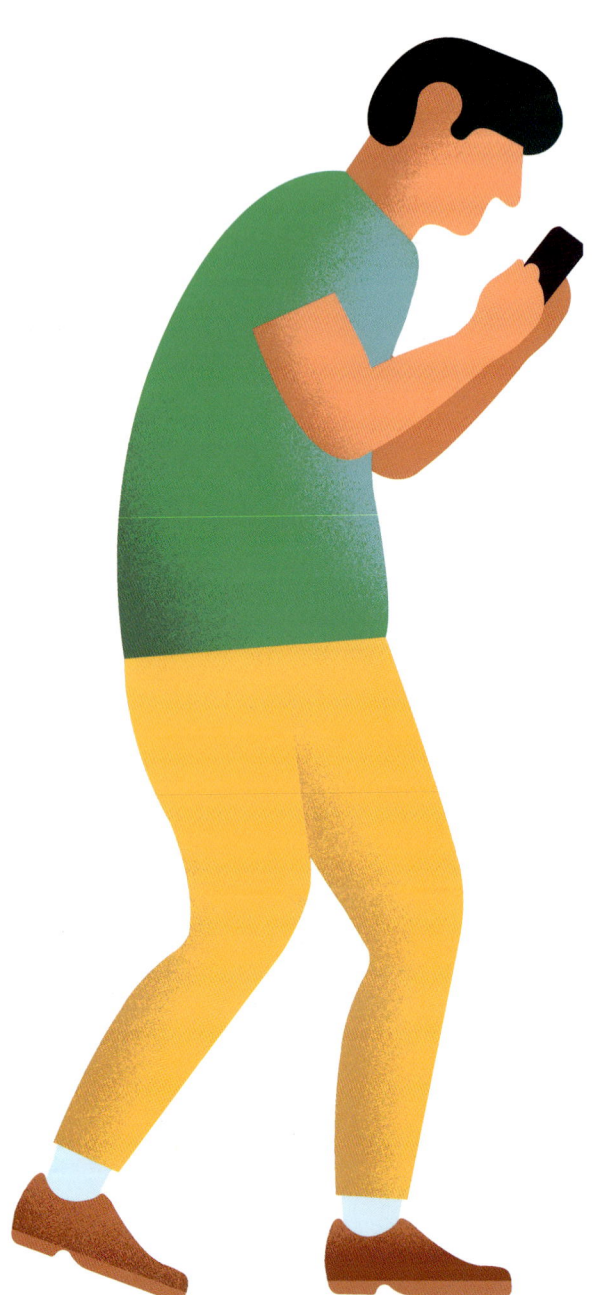

HALTUNGS-
SCHÄDEN BEHEBEN

ES GIBT EINE KATEGORIE KÖRPERLICHER LEIDEN, DIE
Chiropraktiker und Ausrichtungsspezialisten als »Tech-
nik-Haltungsschäden« bezeichnen – und sie nehmen zu.
Ursächlich sind unbewusste Haltungskompromisse den
ganzen Tag, weil wir an Computer und andere Geräte
gefesselt sind. Wir nehmen eine gekrümmte oder vorgereckte Haltung ein, die irgendwann die Ausrichtung
der Wirbelsäule beeinträchtigt. Es kommt zu strukturel-
len Beschwerden wie Rückenschmerzen und einem Ungleichgewicht der Hüften. Werden die Nervenwurzeln
gequetscht, die durch den Spinalkanal verlaufen und das
ganze Nervensystem mit Informationen versorgen, können überall im Körper lokalisierte Störungen wie Kopfschmerzen, Probleme mit Verdauung und Fruchtbarkeit
(und mehr) entstehen.

**WELLNESS-
EXPERTIN**
Es kann Zeit, Geld und Mühe kosten, Beein-
trächtigungen der Wirbelsäule zu beseitigen.
Schlechte Technikgewohnheiten sollten unbe-
dingt korrigiert werden. Die Chiropraktikerin
Keren Day erklärt, wie Sie eine Behandlung bei ihr
vermeiden.

DAS PROBLEM: RUNDRÜCKEN

Wenn Sie nach der Tastatur greifen (oder einen Säugling
im Arm halten), rollen die Schultern nach vorn, die Wirbelsäule rundet sich. Der Rücken wird gedehnt, die Körper-
vorderseite wird zusammengedrückt und verkrampft: Es
kommt zu Rückenschmerzen. (Wussten Sie, dass eine
verspannte Rumpf- und Bauchmuskulatur die Ausrichtung
der Wirbelsäule stören kann?) Sie bekommen weniger
Sauerstoff, was zu Energiemangel und Konzentrationsstörungen führt. Ein Rundrücken kann sogar eine negative
Geisteshaltung verursachen. Und wenn Sie im Anschluss
unmittelbar dazu übergehen, im Training Gewichte über
den Kopf zu stemmen, können Sehnenentzündungen oder
ein Riss in der Rotatorenmanschette die unerwünschte
Folge sein.

DIE ABHILFE: Verbessern Sie die Ergonomie am Arbeitsplatz. Die Füße sollten flach auf dem Boden stehen, die Oberschenkel parallel dazu (verwenden Sie gegebenenfalls eine Fußstütze), die Ellenbogen nah am Körper, Unterarme und Hände parallel zur Arbeitsfläche, ohne die Handgelenke unnatürlich zur Tastatur zu heben.

Investieren Sie in einen ergonomischen Bürostuhl, der die natürliche Krümmung der Wirbelsäule unterstützt, und stehen Sie alle 45 Minuten auf (Seite 127).

Heben und senken Sie die Schultern häufig und machen Sie große Kreise mit den Armen.

Öffnen Sie Brust und Rücken jeden Abend mit Haltungen aus dem Restorative Yoga wie dem Schneidersitz im Liegen (Seite 206) oder der Übungsreihe mit der Faszienrolle (Seite 139).

DAS PROBLEM: SMARTPHONE-NACKEN

Eine häufige Fehlstellung der Generation Smartphone. Beim Blick nach vorne oder unten auf das Display wird der Hals vorgeschoben. Das geschieht meist auch, wenn Sie die Augen zusammenkneifen, um eine kleine Schrift lesen zu können. Wenn Sie ständig nach unten schauen, überdehnen Sie den Nacken und schnüren sich vielleicht sogar die Luft ab. Das kann Spannungskopfschmerzen und Migräne, Tennisarm, Karpaltunnelsyndrom, Taubheit oder Kribbeln in den Armen, Schmerzen zwischen den Schulterblättern sowie Sehnenentzündungen der Schulter verursachen.

DIE ABHILFE: Ihr Blick sollte unabhängig vom Gerät gerade nach vorn gerichtet sein, die Schrift sollte gut erkennbar sein. Legen Sie das Telefon oder Tablet niemals in den Schoß. Mobilfunkgeräte im Lendenbereich sind schlecht für die Fortpflanzungsorgane, außerdem müssen Sie das Kinn senken und überlasten dabei den Nacken. Lernen Sie das Tippen auf Augenhöhe oder verwenden Sie für Ihre Nachrichten die Spracheingabe. So ersparen Sie Handgelenken und Unterarmen die unnötige Belastung. Es kann einen oder zwei Tage dauern, bis Sie sich daran gewöhnt haben. Nutzen Sie einen Ständer für Telefon oder Tablet, wenn Sie im Flugzeug lesen oder andere Medien nutzen. Legen Sie im Zug oder Auto ein Reisekissen auf die Armstütze und unter den Ellenbogen, um das Gerät höher zu halten.

Achten Sie am Schreibtisch darauf, dass der Mittelpunkt des Bildschirms auf Augenhöhe ist – ob Sie sitzen oder stehen. Stellen Sie den Laptop auf ein Podest oder einen Bücherstapel. Schließen Sie eine externe Tastatur sowie eine ergonomische Maus an (sie verhindert ein Überdrehen des Handgelenks).

Gewöhnen Sie sich bei beiden Problemen an, tagsüber immer wieder auf die Körperhaltung zu achten. Werden Sie sich bewusst, wenn Sie den Atem anhalten, was die Wirbelsäule noch weiter einengt. Lockern Sie sich mit bewusstem Atmen, häufiger Bewegung und kleinen Anpassungen.

Wir nehmen eine gekrümmte oder vorgereckte Haltung ein, die irgendwann die Ausrichtung der Wirbelsäule beeinträchtigt.

FIT MIT HIIT

HIIT IST ANGESAGT. DAS HOCHINTENSIVE INTERVALLTRAINING (HIIT) IST EINE EFFIZIENTE MÖGLICHKEIT, DEN KÖRPER MIT KURZEN, INTENSIVEN TRAININGSPHASEN UND LANGSAMEREN REGENERATIONSPHASEN ZU KRÄFTIGEN. ES EIGNET SICH HERVORRAGEND, UM DIE FETTVERBRENNUNG ANZUKURBELN, DIE GLUKOSETOLERANZ

UND DIE KOGNITIVEN FUNKTIONEN (ÜBER EINEN ANstieg des Wachstumsfaktors BDNF) zu verbessern. Studien zufolge ist all das mit HIIT effizienter zu erreichen als mit einem langen, langsamen Ausdauertraining. Die kurzen, intensiven Intervalle sind gut für Herz und Kreislauf und erhöhen den Grundumsatz – Sie verbrennen also auch in den folgenden 24 Stunden mehr Energie –, da sie die Ausschüttung von Fettverbrennungshormonen und die Energiegewinnung in den Mitochondrien steigern (deren Funktion mit dem Alter nachlässt). Es hat sich auch gezeigt, dass kurze und sehr intensive HIIT-Einheiten die Insulinempfindlichkeit bis zu drei Tage lang erhöhen. Ein Bonus: Für HIIT braucht man fast keine Ausrüstung. Ein Sprungseil oder das eigene Körpergewicht genügen.

Wenn sich ein kurzes, knackiges Workout besser anhört als eine Stunde auf dem Fahrradergometer, sollten Sie zwei Punkte beachten. Erstens: HIIT sollte eine Qual sein. Die Intervalle sollen sich mörderisch anfühlen und nah an der Maximalleistung sein (sodass eine Unterhaltung unmöglich ist). Zweitens: Sie müssen vorher unbedingt eine gewisse Kondition aufbauen und korrekte Bewegungsmuster einüben (Seite 123). Wenn Sie ohne diese Grundlage Intensität und Geschwindigkeit erhöhen und sich etwa unvorbereitet in eine endlose Reihe komplexer, extrem anstrengender Übungen stürzen, steigt die Verletzungswahrscheinlichkeit sprunghaft an. Fragen Sie sich, ob Sie gute Voraussetzungen haben. Schaffen Sie fünf Liegestütze oder einen sauberen Klimmzug? Dann dürfen Sie loslegen. (Eine letzte Warnung für Personen mit Bluthochdruck oder Herzproblemen: Fragen Sie Ihren Arzt, bevor Sie mit HIIT beginnen.)

Steigern Sie die Intensität allmählich mit diesen drei Übungsplänen von Wellness-Experte Adam Ticknor. Sie bestehen aus einem kurzen »hochintensiven« Teil und einer langen »Regenerationsphase« – und erzielen trotzdem

die gewünschten Ergebnisse. Wärmen Sie sich vorher stets einige Minuten (mit Gehen und Mobilisierungsübungen) auf.

1. **SUCHEN SIE SICH EINEN STEILEN ANSTIEG.** Sprinten Sie maximal 10 – 14 Sekunden lang so schnell wie möglich den Hang hinauf. Erholen Sie sich 3 Minuten lang, indem Sie gemütlich wieder herunterschlendern. 7 Wiederholungen.

2. **STELLEN SIE FAHRRADERGOMETER ODER RUDERMASCHINE** auf moderaten Widerstand, beginnen Sie mit einem 20-Sekunden-Sprint und radeln/rudern Sie dann 2 – 3 Minuten gemächlich. 6 – 8 Wiederholungen. Informieren Sie sich mit Videos im Internet über die korrekte Haltung beim Rudern.

3. **STEIGERN SIE SICH BEIM SEILSPRINGEN** auf Doppeldurchschläge (wenn das Seil bei jedem Sprung zweimal durchschwingt). Damit können Sie eine gute Rumpfstabilität aufbauen. Das Erlernen des neuen Bewegungsmusters trainiert auch das Gehirn.

Davor sieht der Trainingsplan folgendermaßen aus: Wärmen Sie sich einige Minuten mit einfachen Sprüngen auf und versuchen Sie dabei 25 Doppeldurchschläge. Machen Sie anschließend 2 Minuten lang *so viele Runden wie möglich* mit: 30 Sekunden Einfachsprüngen gefolgt von 5 Sit-ups plus 5 Klimmzügen *oder* 5 Liegestützen *oder* 5 Dips. 2 Minuten Pause. 3–5 Wiederholungen. Steigern Sie das Trainingsintervall auf 3 Minuten, sofern Sie dazu in der Lage sind.

Wenn Sie den Doppeldurchschlag gemeistert haben, machen Sie im ersten Schritt *so viele Runden wie möglich* mit 25 Doppeldurchschlägen.

MACHEN SIE MORGENS MOBIL

MACHEN SIE FOLGENDE FÜNF-MINUTEN-MOBILISATION MORGENS VOR DEM AUFSTEHEN. SIE DIENT DER VORBEREITUNG AUF DEN TAG, MACHT GELENKIG UND WIRKT STEIFIGKEIT UND SCHMERZEN ENTGEGEN. IM GRUNDE ERINNERN SIE DEN KÖRPER NACH DER IM LIEGEN VERBRACHTEN NACHT DARAN, WIE MAN SICH BEWEGT.

TESTEN SIE DIE ÜBUNGEN EINE WOCHE LANG UND prüfen Sie, ob Sie sich tagsüber – oder bei der späteren sportlichen Betätigung – leichter und geschmeidiger bewegen. Machen Sie die Übungen in Rückenlage, in beliebiger Reihenfolge und jeweils zehnmal.

ARME

HANDKREISEN: Die Arme zur Decke strecken. Die Hände erst im Uhrzeigersinn, dann gegen den Uhrzeigersinn kreisen.

SCHULTERZUCKEN: Die Arme zur Decke strecken, Ellenbogen durchgedrückt. Arme zur Decke ziehen, sodass sich die Schulterblätter vom Bett heben, und wieder sinken lassen.

ÜBERKOPFDEHNUNG: Die Finger verschränken und die Arme mit den Handflächen nach oben senkrecht zur Decke strecken. Die Hände nun so weit wie möglich zum Kopfteil oder zur Wand nach hinten dehnen. Arme senken und wiederholen.

ÜBERKOPFDRÜCKEN: Die Hände ans Kopfteil oder die Wand hinter Ihnen legen. Rhythmisch dagegen drücken und den unteren Rücken in die Matratze pressen.

GEBETSHALTUNG: Die Hände vor dem Gesicht aneinanderlegen. Ellenbogen und Unterarme fest zusammenpressen, in einen 90-Grad-Winkel zum Körper bringen. Die Hände über den Kopf zur Wand heben und wieder absenken. Wenn die Ellenbogen am Bauchnabel sind, die geschlossenen Hände und Unterarme zu den Füßen senken. Es sollte eine fließende Bewegung sein. In der Gebetshaltung die Hände im Uhrzeigersinn und gegen den Uhrzeigersinn kreisen.

UNTERARMKREISEN: Einen Arm aus der Schulter senkrecht nach oben strecken. Den Oberarm fixieren. Mit dem Unterarm große Kreise beschreiben und dabei den Daumen möglichst nah an den Bizeps bringen. Mit dem anderen Arm wiederholen.

BEINE

FUSSKREISEN: Die Beine entspannt strecken. Mit den Füßen große Kreise im Uhrzeigersinn und gegen den Uhrzeigersinn beschreiben.

STRECKEN UND BEUGEN: Die Beine entspannt strecken. Die Zehen abwechselnd zur Matratze strecken und zum Schienbein ziehen. (Sie können mit beiden Füßen gleichzeitig üben.)

KNIEKREISEN: Die Beine entspannt strecken. Ein Bein heben und das Knie beugen, sodass Hüfte und Knie je einen 90-Grad-Winkel bilden. Mit dem Unterschenkel große Kreise im Uhrzeigersinn und gegen den Uhrzeigersinn beschreiben. Mit dem anderen Bein wiederholen.

HÜFTDREHUNG: Die Beine aufstellen, die Füße hüftbreit auseinander. Die Hüften mal nach links, mal nach rechts drehen, sodass die Knie mal nach links, mal nach rechts fallen.

SCHNEEBESEN: Kniekreisen mit beiden Beinen. Die Bewegung in den Hüften spüren.

KOPF UND HALS

KINN ZUR BRUST: Kinn auf die Brust senken, um den Nacken zu dehnen.

KINNHEBEN: Der Kopf liegt waagerecht, der Blick geht zur Decke. Gesicht zur Decke strecken und dabei den Hals vom Bett heben.

RECHTS UND LINKS: Den Kopf drehen, als wollten Sie Nein sagen.

OHR ZUR SCHULTER: Neigen Sie das rechte Ohr zur rechten Schulter, um die linke Halsseite zu dehnen. Seite wechseln.

DIE BESTE ÜBUNG ALLER ZEITEN:
DAS KREUZHEBEN

WENN SIE EINE EINZIGE FITNESSÜBUNG WÄHLEN MÜSSTEN, UM EIN LEBEN LANG GESUND UND STARK ZU BLEIBEN, WÄRE DIES DAS KREUZHEBEN (»DEADLIFT«). DABEI BEUGEN SIE SICH AUS DEN HÜFTEN NACH VORNE, UM DIE LANGHANTEL ZU FASSEN, RICHTEN SICH MIT LEICHT GEBEUGTEN KNIEN AUF, ZIEHEN DIE HANTEL DABEI

BIS ZUM KNIE NACH OBEN UND SENKEN SIE WIEDER ab. Korrekt ausgeführt bringt das enorm viel. Bei dieser Verbundübung müssen mehrere große Muskelgruppen zusammenarbeiten. Sie aktiviert alle Muskeln im Körper und baut von Kopf bis Fuß gesundes Muskelgewebe auf. Die starke Kontraktion der Rumpfmuskeln und die starke Stabilisierung des Beckenbodens erzeugen eine gesunde Bauch- und eine widerstandsfähige Rücken-muskulatur. Die Übung trainiert die (meist vernachlässigte) Gesäß- und rückwärtige Oberschenkelmuskulatur und bringt so die wichtigste Kraftquelle des Körpers zum Sprudeln. Sie verbessert die Durchblutung aller Gewebe, was zusammen mit der Kräftigung des Beckenbodens für besseren Sex sorgt. Das Kreuzheben kann Ihnen tatsächlich helfen, Ihr orgasmisches Potenzial zu verwirklichen. Und es ist nicht nur etwas für Bodybuilder der Schwergewichtsklasse! Sie können es gefahrlos erlernen – vorausgesetzt, Sie haben keine Verletzungen – und sich allmählich immer weiter steigern.

Nach einigen Wochen Kraftaufbau (Seite 122) können Sie das Kreuzheben lernen – am besten mit Trainer. (Heute können Sie sogar online um eine Einschätzung Ihrer Form bitten.) Beginnen Sie mit deutlich mehr Gewicht, als Sie heben können, und lassen Sie die Beugebewegung von einem Trainier begutachten. Auf diese Weise lernen Sie, zuerst die Rumpfmuskulatur anzuspannen und Last auf den Körper zu bringen, ehe Sie beschleunigen, um den richtigen Bewegungsablauf zu verinnerlichen. Sobald Sie bereit sind, packen Sie etwas weniger Gewicht auf die Hantel, als Sie selbst auf die Waage bringen, und machen nach jeder Wiederholung eine Minute Pause. Steigern Sie sich in zwei Wochen auf Ihr Körpergewicht und in zwei weiteren Wochen auf 125 Prozent Ihres Körpergewichts. Erhöhen Sie den Trainingsumfang dabei *allmählich* auf fünf Sätze mit je fünf Wiederholungen pro Einheit.

Das Buch *Starting Strength: Einführung ins Langhanteltraining* von Mark Rippetoe enthält eine hervorragende Anleitung.

Korrekt ausgeführt aktiviert diese einfache Bewegung alle Muskeln im Körper und baut von Kopf bis Fuß gesundes Muskelgewebe auf.

BESSER LAUFEN

LAUFEN SIE WIE DER WIND – ABER LERNEN SIE ZUERST DIE TECHNIK. ES MAG IHNEN LÄCHERLICH VORKOMMEN, DASS SIE DAS LAUFEN ERST *LERNEN* MÜSSEN. SCHLIESSLICH LAUFEN SIE SCHON FAST SO LANGE, WIE SIE GEHEN. ABER SIE MÜSSEN DIE TECHNISCHE FERTIGKEIT TATSÄCHLICH ERWERBEN UND PERFEKTIONIEREN.

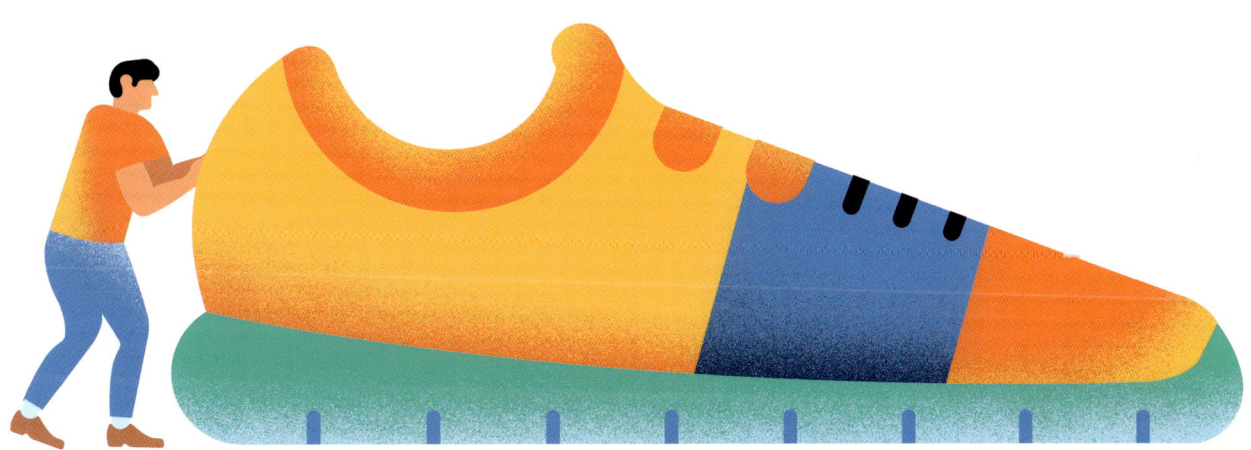

EIN SCHLECHTER STIL KANN DEN KÖRPER RUINIEREN. Da ich so viele Patienten mit Aufprallverletzungen vom Laufen habe, bin ich skeptisch geworden. Ich war immer der Ansicht, dass das Laufen fantastisch für den Kopf, aber nicht ganz so toll für den Körper ist, da die Gelenke bei regelmäßigem Training oft zu starken Belastungen ausgesetzt sind. Aber die richtige Technik kann die korrekte Ausrichtung vermitteln. Mit Programmen wie Chi-Running und der Pose-Methode können Sie lernen, den Fuß unmittelbar unter statt weit vor dem Becken aufzusetzen (was den Körper bei jedem Schritt »bremst« und staucht), den Oberkörper auszurichten sowie schneller und effizienter zu laufen. (Beim Laufen auf dem Laufband

sollten Sie vorsichtig sein; es ist einer der Hauptrisikofaktoren für eine schlechte Technik und verstärkt schlechte Gewohnheiten.) Mit etwas Übung werden Sie sich geschmeidiger bewegen und schneller und weiter laufen.

Gefahrlosere Möglichkeiten des Herz-Kreislauf-Trainings im Studio, die den Körper umfassender beanspruchen, sind die Rudermaschine oder die schräge Jakobs-Leiter. Diese nutzt den vollen Bewegungsumfang, aber Sie bewegen sich nur so schnell, wie Sie können. Ein Fahrradergometer ist sicher, aktiviert aber nicht den ganzen Körper.

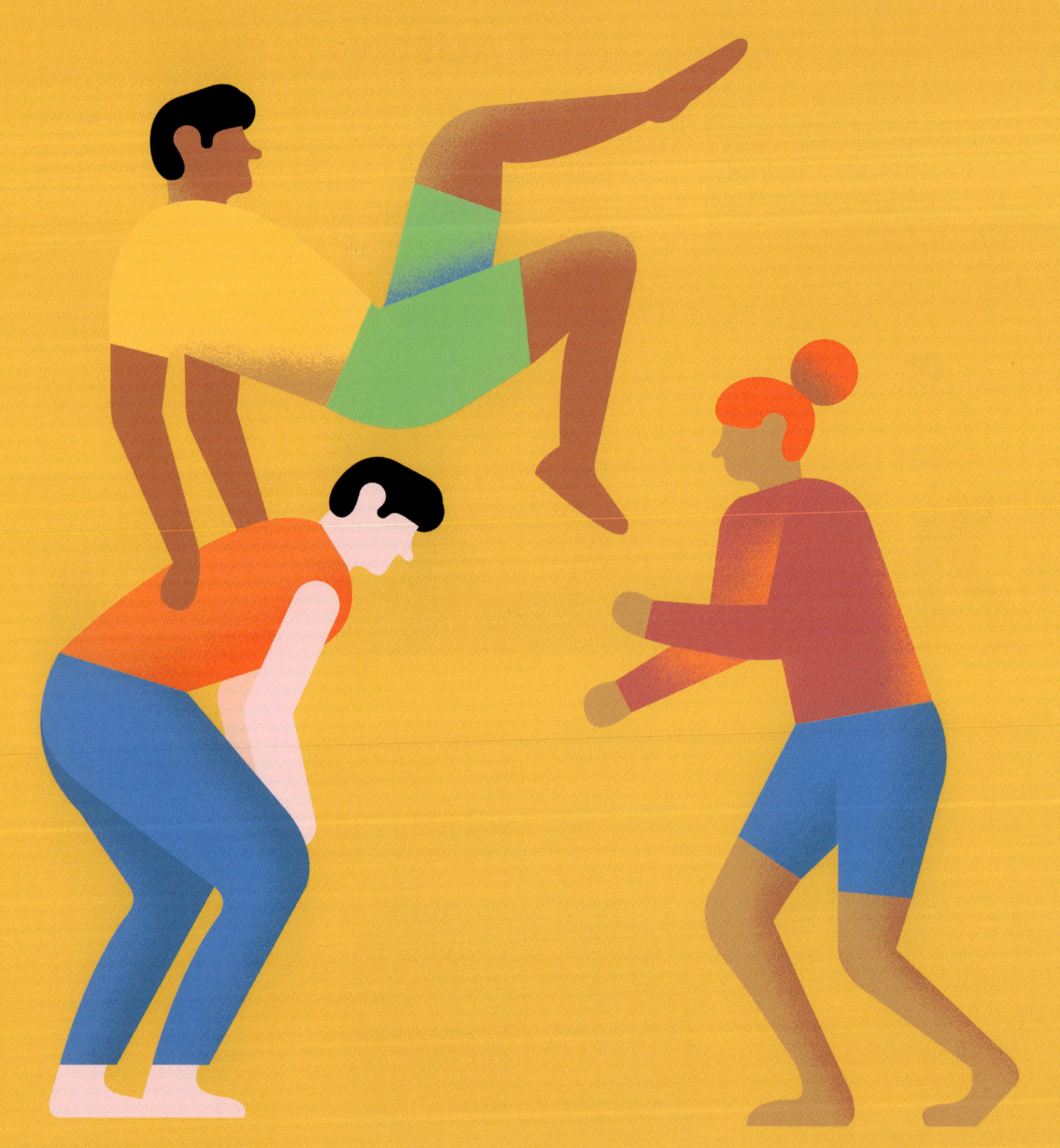

SPIELEN WIE **EIN KIND**

WORUM GEHT ES BEIM SPORT? DARUM, AM MEISTEN PUNKTE UND DIE BESTEN MUSKELZUWÄCHSE ZU ER-ZIELEN – DIE KONKURRENZ ZU BESIEGEN? ODER DARUM, DIE BESTE VERSION VON *SICH SELBST* ZU SEIN: EIN NEUGIERIGER UND AKTIVER MENSCH, DER SICH FREI BEWEGEN UND LEBENDIG FÜHLEN KANN? DIESES ZIEL

ERREICHEN SIE, WENN SIE ÜBER DAS LINEARE TRAI-ning in Studio oder Halle hinausgehen, um sich auf dem Spielplatz der Natur über, unter und um ihre organische Elemente herumzubewegen wie damals als Kind. Wann haben Sie zum letzten Mal eine Laufeinheit unterbro-chen, um auf einen Baumstamm zu steigen, über Steine zu springen, in weiten Sprüngen über den Rasen zu flie-gen oder von einem Ast zu baumeln? Oder den täglichen Spaziergang in ein Offroad-Abenteuer verwandelt, in-dem Sie über Steine hüpfend Flüsse durchquert und sich durch Zaunlücken gequetscht haben?

Wenn Sie sich die Erlaubnis geben zu spielen, geschieht etwas Erstaunliches: Weitere Teile des Körpers erwachen. Wenn Sie springen, landen und Bewegungswinkel verän-dern, werden die Mechanorezeptoren in Ihren Muskel-Seh-nen-Übergängen, Knochen und Bändern aktiviert. Sie helfen, die Position im Raum zu bestimmen. Das macht Sie beweglich (und weniger verletzungsanfällig, falls Sie im Alltag stolpern oder stürzen). Wenn Sie der Heraus-forderung, sich von hier nach dort zu bewegen, dadurch begegnen, dass Sie neue Körperhaltungen ausprobieren

und sich auf allen vieren bewegen, wird das Gehirn aktiv, um räumliche Probleme zu lösen. Die Verbindung zwischen Körper und Geist wird stärker. Vielleicht kommen Sie sogar in einen Flow und sind ganz im Hier und Jetzt. Im physi-schen Kontakt mit unberechenbarem natürlichem Terrain müssen Sie sich zudem der Angst stellen, was die Belast-barkeit erhöht. Außerdem weiß jedes Kind: Spielen macht Spaß – und kostet nichts!

Sehen Sie sich bei der nächsten Laufeinheit oder beim Spaziergang um – auch im Stadtpark. Gibt es Möglich-keiten zum Spielen? (Wenn Sie mit Kindern unterwegs sind, wird Ihnen dies ganz leicht fallen. Auch Parkbänke und Wände zählen.) Erforschen Sie das Element, klettern Sie drauf, hängen Sie sich dran, probieren Sie alles aus.

EINE AUSWAHL SPIELERISCHER LIEB-LINGSSEITEN:

- MovNat (movnatdeutschland.de)
- Animal Flow (animalflow.com)
- Peace Sticks (peacesticks.com)

Wenn Sie sich die Erlaubnis geben zu spielen, geschieht etwas Erstaunliches: Weitere Teile des Körpers erwachen.

YIN UND YANG IM GLEICHGEWICHT:
RUHE UND REGENERATION

WIR SIND EINE KULTUR DER EXTREME. WIR BEWEGEN UNS NICHT GENUG UND TREIBEN NICHT AUSREICHEND SPORT; ODER TRAINIEREN SO INTENSIV, DASS WIR UNS SOGAR VERLETZEN. WIR TUN ZU VIEL ODER ZU WENIG. AM BESTEN ABER WÄRE ES, WENN WIR DIE EXTREME VERBINDEN UND ANSTRENGUNG DURCH RUHE AUS-

GLEICHEN WÜRDEN. DIE REGENERATION IST UNVER-zichtbarer Bestandteil jedes Trainingsplans. Doch davon hört man in unserer leistungsbesessenen Kultur immer we-niger, in der wir oft mehrmals die Woche zum Spinning eilen oder uns für ein straffes Trainingsprogramm anmel-den, das gewaltige Erfolge verspricht, wenn wir hart genug arbeiten. Manchmal motiviert uns ein persönliches Ziel; wir wollen für ein wichtiges Ereignis in Form kommen. Doch oft tun wir es, weil nur intensive körperliche Anstrengung die Angst und Intensität in unserem Leben zerstreut und uns hilft, uns geerdet und präsent zu fühlen.

Keine schlechten Trainingsgründe. Aber zugunsten von Langlebigkeit und Erfolgen, auf die Sie wirklich stolz sein können, sollten Sie kurz innehalten und prüfen, ob Ihr Training zu viel feuriges, aggressives Yang und nicht genug erholsames, heilendes Yin enthält. Ein Rennwagen geht häufiger kaputt und verbringt mehr Zeit in der Werkstatt. Wenn Sie sportlich ehrgeizig sind und das schnelle, kraft-volle Training lieben, müssen auch Sie Ihren Körper tipp-topp pflegen und bedenken: Je härter Sie trainieren, desto wichtiger wird die Regeneration. Sie müssen dazu an Ruhe-tagen nicht zum Bewegungsmuffel mutieren, sondern gleichen die muskelbeanspruchende Yang-Aktivität mit sanfteren Yin-Möglichkeiten der aktiven Erholung aus: gemütlichen Spaziergängen mit Gewichten (Seite 125), Beweglichkeits- und Techniktraining (um den perfekten Handstand zu meistern), absichtslosem Gehen und Spielen im Freien sowie ergänzenden Bewegungsformen wie Tai-Chi, Qigong oder (erholsamem, nicht superanspruchs-vollem) Yoga. Oder mit Faszientraining (Seite 137) und leicht erlernbaren dynamischen Dehnungen. Dabei werden die Muskeln gefahrlos und wirkungsvoll über ihren gesamten Bewegungsumfang gedehnt – anders als beim Dehnen der alten Schule, wo man statisch in der Dehnung

verharrt, bis es schmerzt, was Verletzungen am Muskel-ansatz verursachen kann. Und denken Sie an den Schlaf: Er ist unerlässlich für alle, die fleißig trainieren.

Leichte Bewegung fördert die Durchblutung und hilft, die bei intensivem Training anfallenden Zwischenprodukte der Milchsäure auszuspülen, die andernfalls die Funktion des Muskelgewebes einschränken und die nächste Einheit erschweren. Sie kann heftigem Muskelkater vorbeugen und beweglich halten. In Ruhe kann der Körper Ressourcen für die Regeneration abzweigen, um sich an die Anforde-rungen des absolvierten Trainings anzupassen. Sie können sich auch einem weiteren Punkt auf Ihrem Trainingsplan widmen: der Fähigkeit, in den Körper hineinzuhören und zu spüren, wo er Hilfe braucht, sowie ein besseres Bewusst-sein für seine Bewegung zu entwickeln, was bei jeder Form des Bewegungstrainings nützt. Wenn Sie sehr ehrgeizig sind, sollten Sie unbedingt für einen gewissen Ausgleich sorgen, um Ihre Fitness harmonischer anzu-gehen.

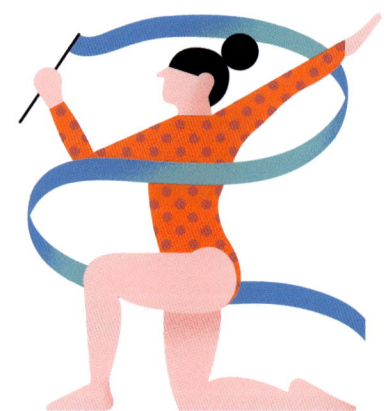

FASZIENTRAINING

ES WIRKT WUNDER, WENN SIE 5–10 MINUTEN TÄGLICH MIT DER SCHAUMSTOFFROLLE ARBEITEN. BETRACH-
TEN SIE SIE ALS ÜBERLEBENSWICHTIGES INSTRUMENT: ZUM AUSGLEICH EINES SITZENDEN LEBENSSTILS, UM
MUSKELN UND SEHNEN ZU MASSIEREN, DIE SIE MIT DEN HÄNDEN NICHT ERREICHEN, UND UM DIE WIRBELSÄULE

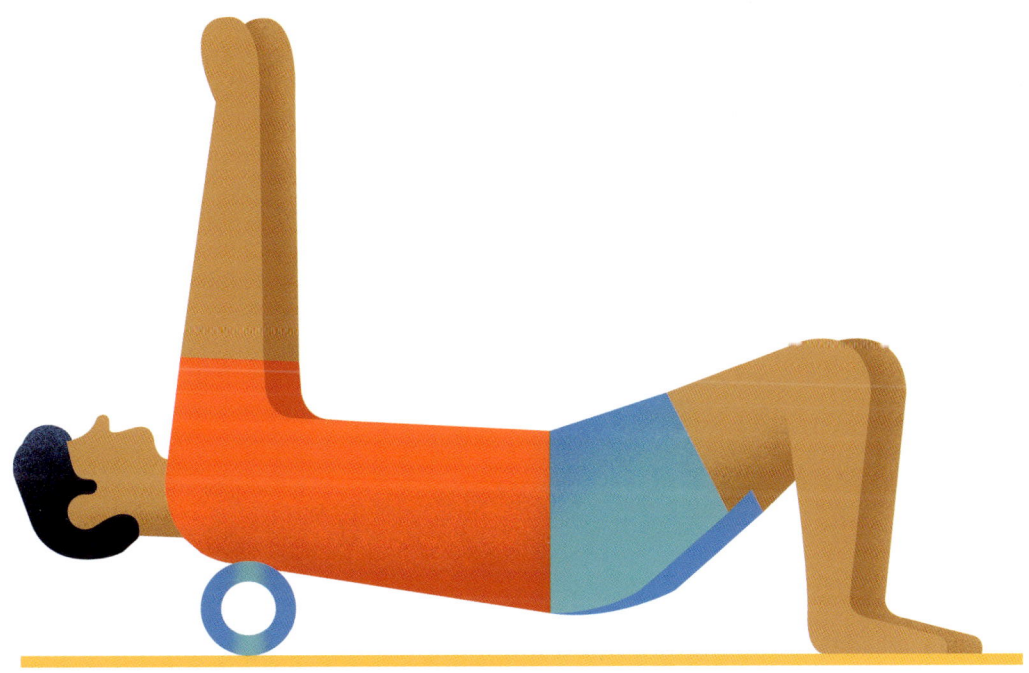

VOM LANGEN SITZEN ZU ENTLASTEN. BEI MUSKEL-
kater nach einem harten Training können Sie damit
Durchblutung und Heilung ankurbeln. Die Rolle schenkt
auch sofort Energie, denn wenn die Durchblutung zu-
nimmt und schmerzende Muskeln entspannen, erhöht
sich die Sauerstoffzufuhr zum Gehirn. Mit diesem kos-
tengünstigen 90-cm-Zylinder werden Sie zum Körper-
therapeuten!

Die Arbeit mit der Schaumstoffrolle ist auch deshalb so
wirksam, weil sie einen Bindegewebstyp stimuliert, den
die westliche Medizin häufig ignoriert: die Faszien. Diese

dünne, gallertartige Membran ist mit Knochen, Muskeln,
Sehnen, Nerven, Blutgefäßen und Organen verbunden
und umgibt sie. Das lateinische Wort *fascia* bedeutet
»Band« und beschreibt das Erscheinungsbild dieser zusam-
menhängenden Weichgewebsschichten. Die oberfläch-
lichen Faszien liegen gleich unter der Haut. Die tiefen
Faszien sind stabiler und kompakter. Sie stützen, verbinden
und gliedern die verschiedenen Körperteile und sind
besonders mit der Muskulatur verflochten.

Die Faszien ermöglichen die erfolgreiche Übertragung
muskulärer Kräfte auf andere Gewebe, ohne sie zu schä-

digen. Sie helfen den Muskeln, bewegungsbedingt Länge und Form zu verändern, und gewährleisten so eine korrekte Ausrichtung. Ich halte sie auch für das Medium der Energiemeridiane der traditionellen chinesischen Medizin. Im Westen werden die Faszien als Sinnesorgan bezeichnet, weil sie der Sitz der Nerven sind, Schmerz dort seinen Ursprung hat und dem Gehirn gemeldet wird.

WELLNESS-EXPERTIN Haltungsexpertin Lauren Roxhburgh ist eine Autorität auf dem Gebiet des Faszientrainings und eine Freundin des Be-Well-Teams. Für sie ist die Faszienrolle ein wichtiges Instrument, um in dieser Welt etwas für sich zu tun, in der wir »überarbeitet, überlastet, überernährt und überreizt« sind.

Gesunde Faszien sind glatt, elastisch, feucht. Da viele Menschen Stress, Anspannung und Giftstoffe darin speichern, können sie bei Entzündungen oder Verletzungen, schlechter Haltung und repetitiver Belastung, sogar emotionalen Traumata oder Angst ihre Geschmeidigkeit

verlieren, fest und hart werden. Denken Sie an einen eingetrockneten Schwamm, der hart und bröckelig ist: Wenn Sie ihn wässern, wird er feucht und weich. Das Training mit der Rolle gibt den Faszien Feuchtigkeit und »Saft« zurück – Eigenschaften, die wir mit Jugend assoziieren. Es kurbelt auch den Abtransport von Giftstoffen über die Lymphe an. Dies hat eine starke Selbstheilungswirkung und hilft, die Folgen eines bewegungsarmen modernen Lebens zu beseitigen, das die Energie stagnieren lässt und Schmerz verursacht.

Regelmäßiges Faszientraining ist der Schlüssel zum Erfolg – genau wie geistige Aufgeschlossenheit: Bearbeiten Sie mit der Faszienrolle nicht nur abends die verhärteten Muskeln. Nutzen Sie sie auch, um Stress abzubauen, die Verdauung zu verbessern und das Nervensystem zu beruhigen. Dies lässt sich mit einfachen zehnminütigen Übungsfolgen erreichen, die Ihnen helfen, den Körper von Kopf bis Fuß auf ganzheitliche Weise zu harmonisieren und zu kräftigen. Sie lassen sich gut nach dem Sport oder vor dem Zubettgehen in den Alltag einbauen.

Bei Bewegung bildet das Muskelgewebe sogenannte Myokine. Diese Botenstoffe haben eine wichtige krankheitsvorbeugende und entzündungshemmende Wirkung.

Faszientraining für den Rücken

Diese Übungen helfen, durch Sitzen und eine vorgebeugte Haltung entstandene Knoten und Verspannungen zu lösen. Sie lindern auch Stress, da sich die Last der Welt oft auf Schultern und Rücken legt. Und sie machen wach: Probieren Sie es aus, wenn Sie im Laufe des Tages ein Tief haben.

SCHRITT 1   KOMMEN SIE IN DIE RÜCKENLAGE, BEINE AUFGESTELLT, FÜSSE HÜFTBREIT VONEINANDER entfernt. Legen Sie die Faszienrolle quer unter den mittleren Rücken und die Hände unter den Kopf, um ihn zu stützen.

SCHRITT 2   HEBEN SIE DIE HÜFTEN UND SCHIEBEN SIE DIE FÜSSE NOCH ETWA 30 ZENTIMETER VOM Rumpf weg. Atmen Sie ein und rollen Sie mit dem Körper nach unten, bis der Nacken die Rolle berührt. Atmen Sie aus und rollen Sie zurück zur Rückenmitte. Steuern Sie die Bewegung mit den Beinen, spannen Sie die Rumpfmuskulatur an und aktivieren Sie die Oberschenkel. Wiederholen Sie die Übung bis zu einer Minute. Verändern Sie die Massagewirkung, indem Sie die Arme über den Kopf nach hinten (Ellenbogen neben den Ohren) oder senkrecht zur Decke strecken, um das Gewicht anders auf der Rolle zu verteilen.

SCHRITT 3   LEGEN SIE SICH DER LÄNGE NACH AUF DIE ROLLE, DER KOPF RUHT AUF DEM OBEREN Ende. Die Knie sind gebeugt, die Füße stehen hüftbreit nebeneinander auf dem Boden. Legen Sie die Hände an die Ohren und lassen Sie die Ellenbogen zum Boden sinken. Atmen Sie 30 Sekunden lang ein und aus. Spüren Sie die Öffnung in Brust und Schultern.

SCHRITT 4   ROLLEN SIE NUN BIS ZU EINER MINUTE LANG VORSICHTIG NACH RECHTS UND LINKS, um den Bereich zwischen Wirbelsäule und Schultern zu massieren. Dies lindert sanft den Druck in der Wirbelsäule und schafft Platz zwischen den Wirbeln. Wahrscheinlich werden Sie sich anschließend auch energiegeladener und wacher fühlen.

DIE WAHL DER RICHTIGEN FASZIENROLLE

Wählen Sie eine Rolle mittleren Härtegrads mit leicht strukturierter Oberfläche (die Struktur unterstützt den Abtransport der Lymphe). Sie sollte stützen, aber auch ein wenig nachgeben.

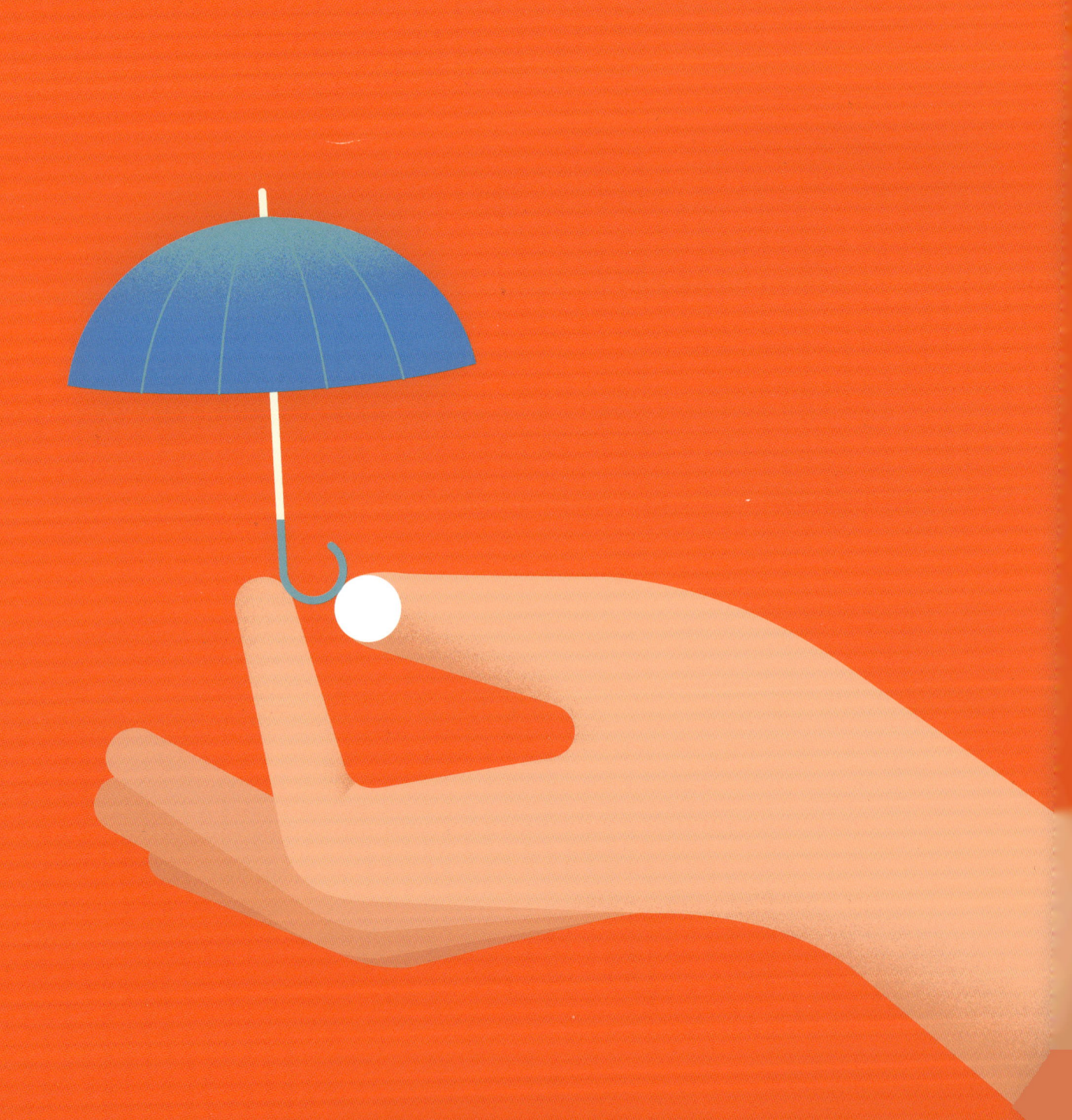

SCHUTZ

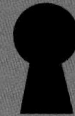

DIE ZUTATEN FÜR PRODUKTE, DIE WIR TAGTÄGLICH ganz nah an uns heranlassen – die wir verzehren, einatmen, auf die Haut auftragen und die uns im Schlaf umgeben –, sind oft völlig unreguliert. Sie dachten, »irgendjemand« würde die Sicherheit aller verfügbaren Produkte schon gewährleisten? Da irren Sie. Was den Schutz Ihrer Gesundheit und Ihres Wohlbefindens angeht, müssen Sie die Recherchen anstellen und die Entscheidungen treffen!

Wir leben mit zahllosen Stressoren, die unsere Vorfahren niemals hätten erahnen können und auf die unser Körper evolutionär nicht eingerichtet ist. Sie überfordern unsere Entgiftungssysteme, die nun mit Chemikalien, krebserregenden Verbindungen und sogar unsichtbaren elektromagnetischen Strahlen fertigwerden müssen und am Limit sind. Wir verstehen gerade erst, wie sich die ständige Konfrontation mit diesen unnatürlichen Stressoren auswirkt, aber niemand untersucht die Wechselwirkung dieser Elemente im Körper. Ganzheitliche Ärzte wissen, dass eine ständige chemische Belastung so gut wie sicher unter anderem eine Rolle bei Autoimmunerkrankungen, Krebs, Nervenerkrankungen, Fruchtbarkeitsproblemen, Aufmerksamkeitsdefizit-/Hyperaktivitätsstörung (ADHS) und Allergien spielt. Nimmt die Belastung allmählich zu, können die unterschiedlichsten quälenden Symptome entstehen, die wir dann als Erschöpfung infolge eines modernen Lebens oder als unvermeidliche Folgen des Alters abtun.

Beseitigen Sie so viele schädliche Einflüsse wie möglich, wählen Sie einfache Alternativen und schaffen Sie die Voraussetzungen dafür, dass Ihr Körper Ihre Gesundheit zuverlässig erhalten kann. Wenn Sie heute den ersten Schritt machen, morgen den nächsten und immer so weiter, werden Sie nach und nach gründlich aufräumen.

MEDIKAMENTE AUF DEM PRÜFSTAND

SEIT WANN IST ES NORMAL, DASS MAN ARZTPRAXEN MIT EINEM REZEPT FÜR EIN MEDIKAMENT (ODER ZWEI ODER DREI) VERLÄSST? SEIT ETWA 20 JAHREN. UNSER ÜBERLASTETES UND ZERSPLITTERTES GESUND-HEITSSYSTEM LEGT DEN SCHWERPUNKT DARAUF, SYMPTOME SO SCHNELL WIE MÖGLICH MIT MEDIKAMENTEN

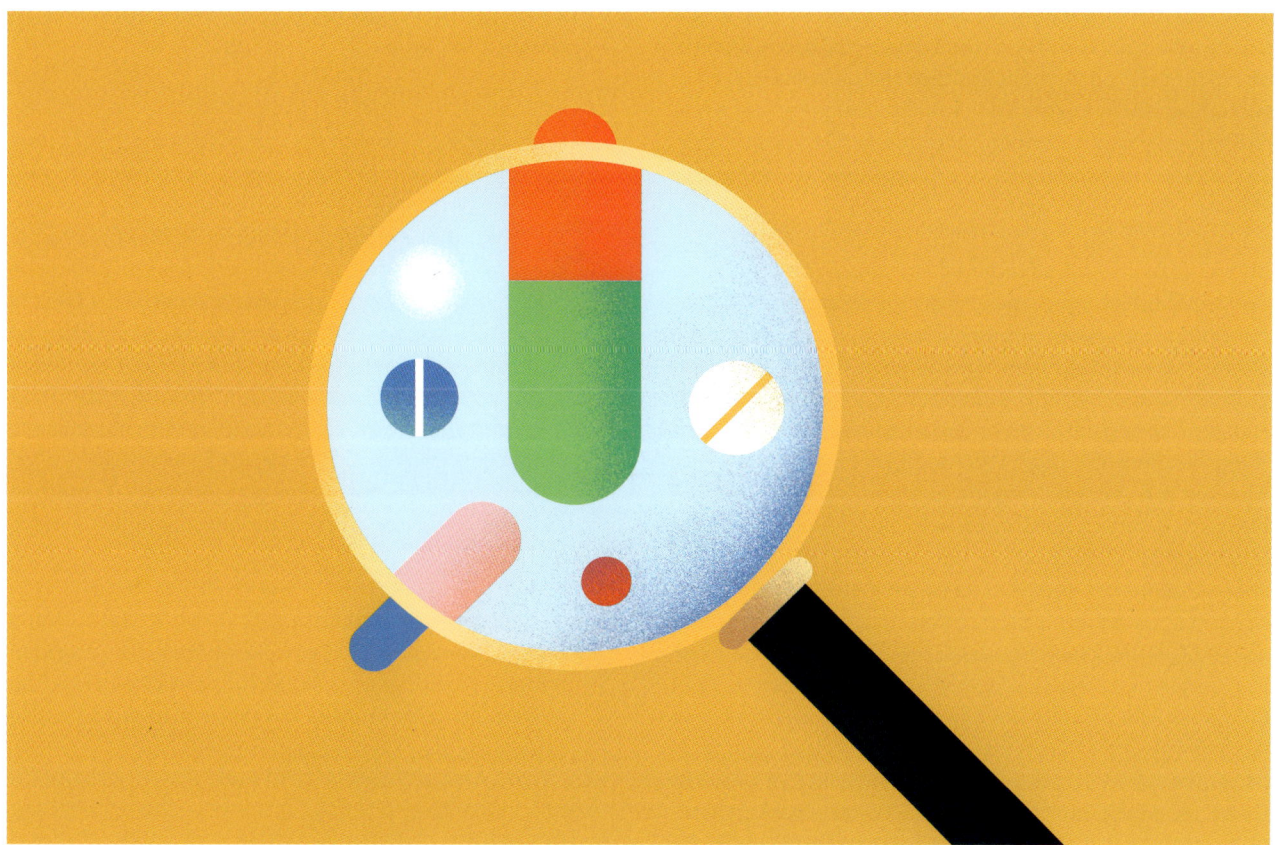

ZU BESEITIGEN – OHNE DIE NEBENWIRKUNGEN UND die häufige Unwirksamkeit dieser Strategie groß zu erwähnen (welche die zu Grunde liegenden Probleme oft nicht löst). Allmählich holen uns die Folgen dieses von Schnelligkeit und Profit getriebenen Ansatzes ein.

Ich habe deutlich mehr junge Patientinnen und Patienten mit Autoimmunerkrankungen wie Lupus erythematodes, Hashimoto-Thyreoiditis und Morbus Crohn. Oft sind Anti-

biotikatherapien bei Akne, Nebenhöhlenproblemen oder kleineren Kinderkrankheiten, verbunden mit einer schlechten Ernährung, die Wurzel dieser Leiden und die Ursache für einen entzündeten und lädierten Darm. Diese Patienten müssen den Darm sanieren und heilen (Seite 174), nicht noch mehr symptomlindernde Medikamente nehmen. Es werden auch häufig Schlafmittel verschrieben (welche die korrekten Schlafmuster meist langfristig nicht wiederherstellen). Antidepressiva werden wie Bonbons verteilt und können Gewichtszunahme, eine geschwächte Libido und sexuelle Funktionsstörungen, aggressives Verhalten oder Suizidgedanken verursachen – und allmählich sind sich viele Experten einig, dass sie zuweilen mehr schaden als nützen. Diese Verschreibungswut ist nicht so harmlos, wie es vielleicht den Anschein hat. Es deutet einiges darauf hin, dass Nebenwirkungen neuer Medikamente geheim gehalten werden. Eine angesehene medizinische Fachzeitschrift veröffentlichte eine Studie, wonach 65 Prozent der bei Arzneimitteltests festgestellten Nebenwirkungen nicht in den Berichten auftauchen, die Ärzte zu Therapieentscheidungen heranziehen. (Derzeit schlagen Fluorchinolon-Antibiotika wie Ciprofloxacin wegen der starken Nebenwirkungen hohe Wellen.)

Meiner Ansicht nach sind die schlimmsten Übeltäter unter den rezeptpflichtigen und -freien Medikamenten Protonenpumpenhemmer gegen Sodbrennen (sie stören die Darmflora, was das Infektionsrisiko erhöht und die Nährstoffaufnahme hemmt; es besteht auch ein möglicher Zusammenhang mit Demenz und vorzeitigem Tod); Entzündungshemmer wie Ibuprofen und Celecoxib (sie können Übelkeit, Erbrechen, Magengeschwüre verursachen, die Darmschleimhaut schädigen und zu einem übermäßig durchlässigen Darm, Kopfschmerzen und Schwindel führen) sowie Statine zur Regelung des Cholesterinspiegels (sie können unter anderem Gedächtnis- und Nervenprobleme sowie Muskelschmerzen auslösen). Dann wäre da noch die Gefahr der Abhängigkeit von schmerzstillenden Opioiden, die oft zu leichtfertig verordnet werden. Diese Arzneimittel sollen Symptome behandeln und gelegentlich auch unterdrücken, beseitigen aber nicht ihre Ursache. Es ist, als würde die Öllampe Ihres Wagens aufleuchten, aber statt einem Kfz-Mechaniker einen Blick unter die Kühlerhaube zu erlauben, kleben Sie ein Pflaster auf die Lampe und fahren weiter. Zu allem Übel werden oft mehrere Medikamente gegen verschiedene Symptome eingenommen, weil die Schwierigkeiten einfach woanders auftauchen, um auf ein Grundproblem aufmerksam zu machen.

1. **SETZEN SIE MEDIKAMENTE NICHT SELBSTSTÄNDIG** ab, aber unterziehen alles, was Sie aktuell einnehmen, einer Prüfung: Fragen Sie Ihren Arzt nach dem Grund der Verordnung, um einschätzen zu können, ob etwas unbedingt nötig ist, welche Wechselwirkungen es gibt und ob es durch alternative Maßnahmen (im Besonderen Ernährung und Lebensstil) ersetzt werden kann. (Siehe Fragenkatalog auf der gegenüberliegenden Seite.)

2. **INFORMIEREN SIE SICH ÜBER DIE URSACHEN** von Krankheiten, die besonders oft medikamentös behandelt werden (wie Entzündungen, Autoimmunerkrankungen, erhöhte Cholesterinwerte, Ängste und Depressionen, Haut- und Nebenhöhlenprobleme, gängige Infektionen), sowie über erfolgreiche Strategien, um den Körper zu heilen und wieder ins Gleichgewicht zu bringen. So bekommen Sie einen klareren Blick auf verordnete Medikamente und entscheiden über Strategien, die bei den Grundproblemen ansetzen – entweder in Verbindung mit oder anstelle von Arzneimitteln. Das Kapitel »Was tun …« ab Seite 245 hilft, einen Anfang zu machen. Es enthält Grundprogramme zur Behandlung häufiger Leiden.

3. **MACHEN SIE SICH ÜBER ALTERNATIVEN SCHLAU** und ziehen Sie erstklassige Quellen zu Rate. Wenn Sie die finanziellen Möglichkeiten haben, einen renommierten Arzt oder eine Ärztin für funktionelle Medizin aufzusuchen, kann dies ein guter Anfang sein. Sie finden sie zum Beispiel auf ifm.org.

STELLEN SIE IHREM ARZT ODER IHRER ÄRZTIN DIE FOLGENDEN »ZEHN WICHTIGEN FRAGEN« ZU IHRER MEDIKATION

1. WAS BEWIRKT DIESES MEDIKAMENT?

2. SOLL ES DIE ZU GRUNDE LIEGENDE ERKRAN-KUNG HEILEN oder meine Symptome lindern?

3. SIND UNANGENEHME NEBENWIRKUNGEN MÖGLICH? Leicht oder schwer? Häufig oder selten?

4. GIBT ES LANGZEITSTUDIEN ZU DIESEM MEDI-KAMENT? Wurde es an Senioren oder Frauen getestet? (Viele Arzneimittel werden an jungen Männern oder Männern mittleren Alters getestet, die oft anders auf Medikamente und Dosierungen reagieren. Stellen Sie diese Frage unbedingt, wenn eine langfristige Einnahme vorgesehen ist.)

5. HAT ES MEHR VOR- ALS NACHTEILE?

6. SOLL DIESES MEDIKAMENT EIN PROBLEM VERHINDERN ODER BEHANDELN?

7. WELCHE BEWEISE GIBT ES FÜR DIE WIRK-SAMKEIT DIESES MEDIKAMENTS?

8. WIE HOCH IST DIE »ANZAHL DER NOTWEN-DIGEN BEHANDLUNGEN«? (Sie können selbst auf der Internetseite thennt.com nachsehen. Suchen Sie eher nach der Kategorie (Statine) als nach dem Namen des Präparats (Atorvastatin).)

9. GIBT ES NATÜRLICHE ALTERNATIVEN, DIE ICH ZUERST PROBIEREN KANN?

10. ICH MÖCHTE ZUERST DIE NATÜRLICHEN ALTERNATIVEN TESTEN. Wären Sie bereit, mir drei Monate Zeit dafür zu geben und mich danach erneut zu untersuchen?

Es deutet einiges darauf hin, dass Nebenwirkungen neuer Medikamente geheim gehalten werden.

BELASTENDE GIFTE:
MANIFEST EINES ARZTES

LASSEN SIE VORSICHT WALTEN:

GEHEN SIE KEIN RISIKO EIN, WENN NICHT ERWIESEN IST, DASS ETWAS ABSOLUT SICHER IST.

MEIDEN SIE ALLE GENETISCH VERÄNDERTEN NAHRUNGSMITTEL.

DIE ZELLUMGEBUNG BEEINFLUSST, OB KRANK MACHENDE GENE ANGESCHALTET WERDEN ODER NICHT.

GIFTSTOFFE UND SCHLECHTE ERNÄHRUNG ERZEUGEN EINE SEHR UNGÜNSTIGE UMGEBUNG.

DIE MÄCHTIGEN WERDEN NÖTIGE VERÄNDERUNGEN NICHT ANSTOSSEN.

DAS VERBRAUCHERVERHALTEN BEEINFLUSST DEN MARKT. FORDERN SIE ÄNDERUNGEN VON HERSTELLERN UND REGULIERUNGSBEHÖRDEN.

INFORMIEREN SIE SICH ÜBER STOFFE, DIE ENDOKRINE FUNKTIONEN BEEINTRÄCHTIGEN.

SIE KÖNNEN IN NAHRUNGSMITTELN, KOSMETIKPRODUKTEN UND EINRICHTUNGSGEGENSTÄNDEN LAUERN UND VERHEERENDE AUSWIRKUNGEN AUF DIE HORMONFUNKTION HABEN.

MAG SEIN, DASS ANDERE IHRE BEMÜHUNGEN ABTUN, IHR LEBEN ZU ENTGIFTEN.

IGNORIEREN SIE SIE, FOLGEN SIE IHREM INSTINKT UND MACHEN SIE WEITER.

KONZENTRIEREN SIE SICH AUF DIE KLEINEN DINGE, DIE SIE TUN KÖNNEN,

STATT SICH UM ALL DAS ZU SORGEN, WAS SIE NICHT TUN KÖNNEN. ES GEHT UM DEN ALLMÄHLICHEN ABBAU DER TOXISCHEN BELASTUNG. EINE KLEINE VERÄNDERUNG FÜHRT ZUR NÄCHSTEN, UND DIE POSITIVE WIRKUNG SUMMIERT SICH.

SPICKZETTEL »CLEAN EATING«

DIE UMSTELLUNG AUF SCHADSTOFFFREIE LEBENSMITTEL GEHÖRT ZUM WICHTIGSTEN, WAS SIE FÜR DIE GESUNDHEIT TUN KÖNNEN: SIE SENKT DIE BELASTUNG DURCH CHEMIKALIEN, DIE (UNTER ANDEREM) FÜR NEUROLOGISCHE, VERHALTENS- UND AUTOIMMUNSTÖRUNGEN SOWIE ATEMWEGSERKRANKUNGEN

VERANTWORTLICH SIND, UND ERHÖHT DEN NÄHR-wert der Lebensmittel. Während ich diese Zeilen schreibe, erreichen uns alarmierende Informationen aus Europa, wonach Pestizide und andere Agrarchemikalien gefähr-licher für das Gehirn sind, als bislang bekannt war – besonders für Kinder und werdende Mütter. Aber nicht immer ist es möglich, sich von einem Tag auf den anderen ausschließlich biologisch zu ernähren. Außerdem kann bei Lebensmittelgruppen wie Fleisch die Orientierung schwierig sein. Wo fängt man an? Beginnen Sie mit dem, was Sie am häufigsten essen, und ersetzen Sie aufge-brauchte Produkte durch sauberere Alternativen. Blei-ben Sie am unteren Ende der Nahrungskette und essen Sie reichlich Gemüse, ergänzt durch gesunde Fette und kleine Mengen von hochwertigem Protein. Das ist ein-fach und erschwinglich. Ich wiederhole: Konventionelle Fertigprodukte sind wahrscheinlich voll mit chemischen Rückständen und genetisch veränderten Inhaltsstoffen wie Samenölen sowie Mais-, Soja- und Rübenzuckerpro-dukten. Halten Sie sich fern davon.

Lassen Sie sich von den folgenden Tipps beim Einkauf leiten. Tun Sie, was Sie können – in dem Wissen, dass die vielen kleinen Veränderungen Ihre Küche innerhalb weniger Monate völlig verwandeln werden. Das Mantra lautet: *Fortschritt, nicht Perfektion!*

OBST UND GEMÜSE

Nicht alle Obst- und Gemüsesorten werden gleich behan-delt: Einige werden häufiger mit Pestiziden, Herbiziden oder Fungiziden gespritzt, oder die Chemikalien dringen leichter ein. Dies gilt oft für Beeren, Äpfel, Spinat, Wein-trauben, Kartoffeln, Stangensellerie und Paprikaschoten. Wenn Sie haushalten müssen, stellen Sie mit den Infor-mationen der Environmental Working Group (EWG) über das »Dreckige Dutzend« und die »Sauberen 15« (auf ewg.

org gibt's auch eine App) sicher, dass die am häufigsten verzehrten Lebensmittel aus biologischem Anbau stammen oder möglichst wenig gespritzt wurden. Fragen Sie auf dem Bauernmarkt, welche Höfe auch ohne Biozertifizie-rung chemiefrei arbeiten – es gibt sie. Erkundigen Sie sich nach verwendeten Pestiziden *und* Herbiziden (und seien Sie skeptisch, wenn angeblich ungespritztes Obst und Gemüse groß und üppig ist).

Die App »Essen ohne Chemie« (essen-ohne-chemie.info) hilft beim Erkennen von Schadstoffen in Nahrungsmitteln. Whatsonmyfood.org gibt Aufschluss über Pestizidrück-stände auf Nahrungsmitteln und warum dies Anlass zur Besorgnis gibt.

GETREIDE, BOHNEN, HÜLSENFRÜCHTE

Es ist bekannt, dass in den USA fast alle Mais- und Soja-produkte aus konventionellem Anbau genetisch verändert und damit fragwürdig sind. Ich empfehle, hier ausschließ-lich »bio« zu kaufen. Das Problem mit Glyphosat, einer antibiotisch wirksamen (und bekannt krebserregenden) Substanz in Unkrautvernichtungsmitteln, macht deutlich mehr Nahrungsmittel wie Weizen, Hafer, Bohnen und Linsen suspekt (siehe Seite 153). Noch ein Grund, nur wenig (oder gar kein) Getreide zu verzehren und sich bei stärkehaltigen Hülsenfrüchten zurückzuhalten. Diese Nahrungsmittel sollten stets aus biologischem Anbau stammen. (Siehe Seite 37, wenn Sie vermuten, dass Sie sie wegen der enthaltenen Lektine schlecht verdauen.)

Besorgniserregend sind auch Arsenfunde im Reis. Biopro-dukte sind keine Hilfe, da dieses Gift – das mit Herz- und einigen Krebserkrankungen in Zusammenhang gebracht wird – unabhängig von der Anbautechnik über verunrei-nigtes Wasser und Erde aufgenommen wird. Achten Sie auf moderaten Reisverzehr (einschließlich Reisnudeln, -cracker und -drinks). Garen Sie Reis in reichlich Wasser, um die Belastung zu senken (1 Tasse Reis auf 6 Tassen Wasser; Kochwasser abgießen). Vorheriges Einweichen senkt das Arsenniveau deutlich. Und übertreiben Sie nicht mit Naturreis: Er ist am stärksten belastet. Machen Sie lieber Blumenkohlreis (Seite 63)!

TIERISCHE PRODUKTE

Da die Giftstoffkonzentration mit jedem Glied der Nahrungskette steigt, sind saubere tierische Lebensmittel besonders wichtig. Leider enthalten Fleisch, Geflügel, Milchprodukte und Eier aus konventioneller Landwirtschaft oft Antibiotika und Hormone. Geschätzte 70 Prozent der US-Antibiotika landen in der Viehwirtschaft, damit die Tiere schneller wachsen und den in überfüllten Ställen häufig auftretenden Krankheiten widerstehen.

FLEISCH: Darin enthaltene Antibiotika verändern nicht nur die Zusammensetzung unseres Mikrobioms und können hormonelle Schwierigkeiten verursachen (einschließlich einer zu früh einsetzenden Pubertät), sie begünstigen auch eine allgemeine Antibiotikaresistenz. Konventionell aufgezogene Tiere bekommen auch fast immer Futter aus genetisch verändertem Mais oder Soja, das zudem Spuren von Pestiziden und Herbiziden sowie viele entzündungsfördernde Omega-6-Fettsäuren enthält. Produkte von Tieren, die auf der Weide stehen oder mit Gras und Heu gefüttert werden und in Grünzeug schwelgen, haben dagegen mehr schützende Omega-3-Fettsäuren, krebshemmende konjugierte Linolsäure und mehr von den essentiellen fettlöslichen Vitaminen A, D, E, und K_2.

Erkundigen Sie sich beim Einkaufen immer wieder, wie ein Tier gefüttert wurde. Das Futter entscheidet, wie hoch der Nährstoffgehalt und die Schadstoffbelastung für *Sie* sind. Aber Sie müssen die richtigen Fragen stellen. »Grasfütterung« oder »Weidefleisch« sind auch in Deutschland Werbeversprechen, keine gesetzlich geschützten Begriffe. Sie sollten auf Biosiegel und die Kennzeichnungen der »Initiative Tierwohl« auf dem Etikett achten. Eine vollständige Liste der Lebensmittelbezeichnungen finden Sie auf den Websites bmel.de oder bund.net. (Bitte beachten Sie, dass die Bezeichnung »natürlich« bei Fleisch keinen Hinweis auf die Qualität gibt. Es bedeutet schlicht, dass das Produkt keine Zusatzstoffe enthält.)

Die deutsche »Initiative Tierwohl« ist ein Zusammenschluss der Landwirtschaft, Fleischwirtschaft und des Einzelhandels. Das Siegel der Initiative zeichnet Geflügel- und Schweinefleischprodukte von Betrieben aus, die bestimmte Kriterien bei der Tierhaltung erfüllen.

FAUSTREGEL: Kaufen Sie das beste Fleisch, das Sie sich leisten können, und verzehren Sie es in Maßen, wenn die Tiere nicht ausschließlich mit Gras gefüttert wurden.

GEFLÜGEL: Auch Geflügel aus Massentierhaltung ist ein trauriges, toxisches Kapitel. In den USA werden die Tiere oft im Chemiebad desinfiziert. Häufig wird auch das in Europa verbotene Gefäßgift Phosphat gespritzt, um sie praller zu machen. Kaufen Sie nach Möglichkeit Freilandgeflügel aus einem lokalen und humanen Biobetrieb. Die zweitbeste Lösung ist Biogeflügel eines bekannten US-Anbieters, der statt des Chemiebads auf Luftkühlung setzt.

>> **Was den Schutz Ihrer Gesundheit und Ihres Wohlbefindens angeht, müssen Sie die Recherchen anstellen und die Entscheidungen treffen.** <<

MILCHPRODUKTE UND EIER: Wenn Sie sich für den Verzehr von Milchprodukten entscheiden, sollten diese »bio« sein. Prüfen Sie die Herkunft gewissenhaft. Bei Eiern sollten Sie wissen, dass die Begriffe »Bodenhaltung« und »Freilandhaltung« nichts über ethische Behandlung, gesundes Futter oder allgemeine Vitalität der Hennen aussagen. Achten Sie auf das KAT-Siegel. Kaufen Sie am besten Freilandeier aus der Region. Prüfen Sie das Angebot im Laden anhand der Kennzeichnung der Eier (was-steht-auf-dem-ei.de).

FISCH: Die Fischauswahl ist heikel. Allzu oft ist dieses von Natur aus gesunde Lebensmittel mit inakzeptablen Mengen des Nervengifts Quecksilber belastet. Es stammt aus Industrieanlagen wie Kohlekraftwerken und verunreinigt die Wasserläufe. Es gefährdet besonders Babys im Mutterleib und Kinder. Da sich Quecksilber in der Nahrungskette anreichert, ist der Verzehr von kleinen Fischen wie Sardinen und Sardellen sicherer als der von größeren wie Thunfischen. Hinzu kommt die Qualitätsfrage: Fisch aus Wildfang enthält meist mehr Omega-3-Fettsäuren, ist sauberer und gesünder. Fisch aus Aquakultur wird oft in überfüllten Becken gezüchtet, wo er anfällig für Parasiten und Infektionen ist, Antibiotika und Hormone sowie verunreinigtes Futter auf Getreidebasis bekommt und obendrein der Anteil an entzündungsfördernden Omega-6-Fettsäuren höher ist. Umgekehrt dezimiert der Wildfang die weltweiten Fischvorkommen, während einige neue Aquakulturen *tatsächlich* korrekt arbeiten. Wie findet man sich da zurecht? Informieren Sie sich. Das MSC-Siegel und der Fisch-Ratgeber von Greenpeace (greenpeace.de) können helfen, die Nachhaltigkeit bei verschiedenen Fischarten einzuschätzen. Der Consumer Guide to Seafood der Environmental Working Group bietet einen Quecksilber- und Omega-3-Rechner, macht Vorschläge für Alter und Lebensabschnitt und verrät, welche Fische Sie unbedenklich in welchen Mengen genießen können.

TEE UND KAFFEE

Auch die Getränke, die Ihnen durch den Tag helfen, bedürfen der genauen Prüfung. Tee enthält mehr Pestizide, als die meisten Menschen ahnen. Die gespritzten Blätter werden ungewaschen direkt mit kochendem Wasser überbrüht. Außerdem enthalten viele Teebeutel Plastik. Kaufen Sie Biomarken wie NuMi, Sonnentor oder Lebensbaum; achten Sie auf Biosiegel. Kaffee wächst oft in Ländern mit weniger Standards für den Einsatz von Chemikalien. Am sichersten ist es, Kaffee in Bioqualität oder bei kleinen Röstereien zu kaufen, die direkt mit den Bauern arbeiten und ihre Lieferkette kennen. (Kleinbauern und -röstereien haben oft kein Biozertifikat, arbeiten unter Umständen aber chemiefrei und kaufen kleinere Mengen, was die Wahrscheinlichkeit von giftigem Schimmelbefall reduziert. Erkundigen Sie sich beim Kauf.) Koffeinfreier Kaffee sollte nicht chemisch, sondern mit Wasser entkoffeiniert sein, um eine unnötige Schadstoffbelastung zu vermeiden.

Kaufen Sie Tee oder Kaffee aus biologischem Anbau.

<<

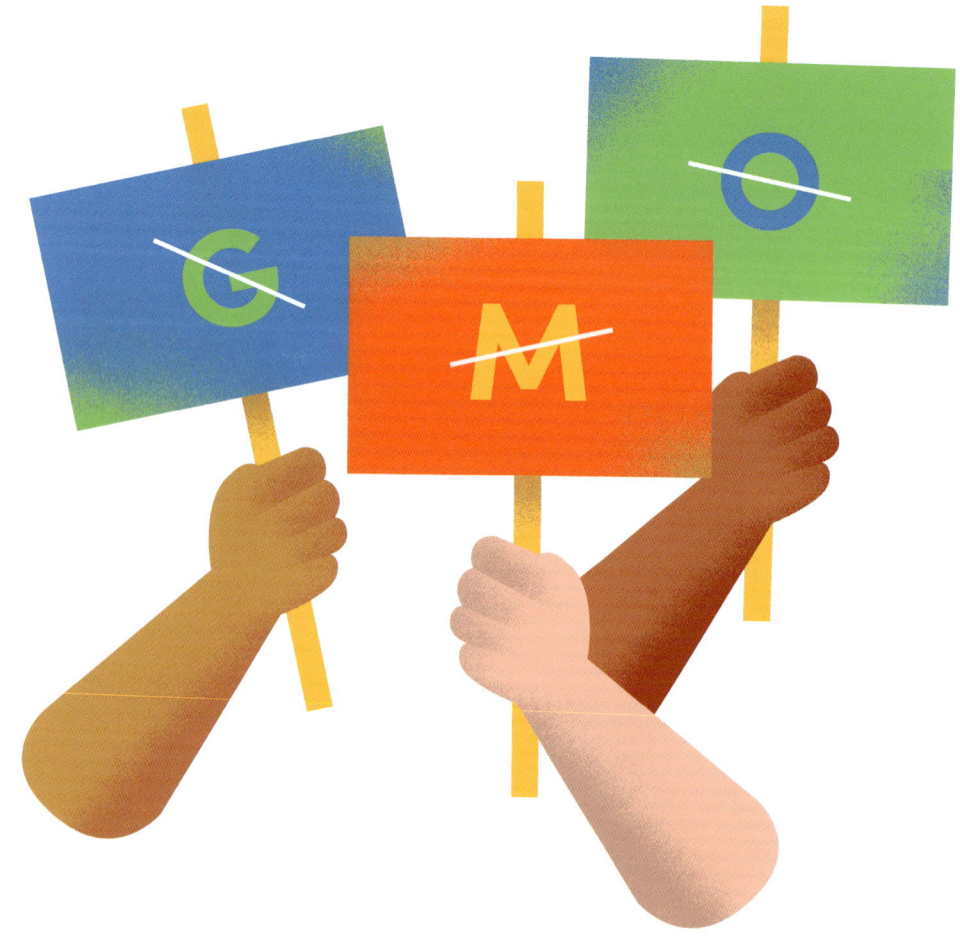

SEIEN SIE VORSICHTIG: BOYKOTTIEREN SIE GENETISCH VERÄNDERTE LEBENSMITTEL

WARUM ACHTEN DIE MEISTEN GANZHEITLICHEN ÄRZTE PEINLICH GENAU DARAUF, KEINE GENETISCH VER-
ÄNDERTEN LEBENSMITTEL ZU VERZEHREN? WEIL WIR IN DEN 20 JAHREN, SEIT SIE UNSER NAHRUNGSANGEBOT
UNTERWANDERN, EINEN SPRUNGHAFTEN ANSTIEG VON ASTHMA, ALLERGIEN UND NAHRUNGSMITTEL-

UNVERTRÄGLICHKEITEN, AUTOIMMUNERKRANKUN-
gen und Autismus verzeichnen. Umgekehrt werden diese Leiden bei Verzicht auf genetisch veränderte und mit
Pestiziden belastete Nahrungsmittel oft gelindert. Was wir
wissen, gibt Anlass zu höchster Besorgnis – und obwohl
die Zusammenhänge zwischen genetisch veränderten
Organismen und gesundheitlichen Problemen keine

Schlagzeilen machen, arbeiten wir nach dem Vorsichts-
prinzip: *Liegen Beweise für eine potenziell schwere, weitreichende oder irreparable Schädigung von Gesundheit
oder Umwelt vor, sollten auch dann Maßnahmen zu ihrer
Vermeidung ergriffen werden, wenn sie noch nicht vollständig erforscht oder nachgewiesen ist.*

Auch Sie sollten dieses Prinzip übernehmen und sich weigern, Versuchskaninchen bei diesem Milliarden-Dollar-Experiment zu spielen. Verzehren Sie Biolebensmittel (sie sind definitionsgemäß gentechnikfrei), so oft Sie können. Senken Sie Ihre Schadstoffbelastung und finden Sie heraus, woher Ihre Nahrung kommt (Seite 40), um bestmöglich entscheiden zu können.

WO LIEGT DAS PROBLEM?

Ein genetisch veränderter Organismus (GVO) entsteht, wenn die DNS unterschiedlicher Spezies zu einer Pflanze verschmolzen wird, die es in der Natur nicht gibt oder die nicht traditionell durch Kreuzung gezüchtet wurde. Im Labor werden Gene einer fremden Spezies in das Erbgut einer unverwandten Pflanze oder eines Tiers eingebracht. So sollen Pflanzen erzeugt werden, die starke Unkrautvernichtungsmittel wie Roundup (siehe Seite 153) tolerieren oder selbst Pestizide produzieren – für einen höheren Ertrag bei niedrigeren Kosten. Diese Entwicklung ist finanziell, nicht gesundheitlich oder qualitativ motiviert.

Am häufigsten sind Soja und Mais (sowie ihre Produkte von Tofu über Sojaöl bis zu Maismehl, Glukose-Fruktose-Sirup und mehr), Baumwollsamen (Viehfutter, Margarine), Raps, Zuckerrüben (also der meiste »Zucker« in Fertigprodukten, der nicht aus Zuckerrohr gewonnen wurde) und Alfalfa (Viehfutter) genetisch verändert. Das Kühen verabreichte Hormon (Rinder-Somatotropin), damit sie mehr Milch geben, ist genetisch verändert, genau wie der Süßstoff Aspartam und andere Lebensmittelzusätze. Schätzungsweise 70–80 Prozent der verarbeiteten Nahrungsmittel in den USA haben genetisch veränderte Zutaten. (Es werden auch GVO-Zuckermais, Papayas, grüne und gelbe Zucchini verkauft, aber weniger.) Die Gefahr durch GVOs ist einer der überzeugendsten Gründe, sich von den meisten Fertigprodukten und Junkfood fernzuhalten. Ersetzen Sie tierische Produkte aus konventioneller Landwirtschaft durch biologische, ausschließlich mit Gras gefütterte, hormonfreie Alternativen. Falls Sie oft essen gehen, überlegen Sie gut, bevor Sie bestellen.

ZUR (EINDRINGLICHEN) WARNUNG

Es folgt eine Auswahl von Gründen, weshalb GVOs bedenklich sind:

DER VERZEHR VON GVOS wird zum Beispiel mit glutenbedingten und neurologischen Problemen sowie Fortpflanzungsstörungen in Verbindung gebracht.

DAS IN MAIS UND BAUMWOLLE EINGEBRACHTE BT-TOXIN stammt von einem Bakterium. Es schützt vor Schädlingen, indem es winzige Löcher im Verdauungstrakt von Insekten erzeugt. Experten zufolge könnte dies die explosionsartige Zunahme übermäßiger Darmdurchlässigkeit beim Menschen erklären: Wenn wir Nahrungsmittel *plus* Fleisch, Milch und Eier von Tieren essen, die damit gefüttert wurden, kann auch unser Darm »löchrig« werden – eine Hauptursache vieler Erkrankungen in jüngster Zeit.

UNKRAUTVERNICHTUNGSMITTEL für GVO-Saatgut wirken antibiotisch und schädigen die Darmflora.

RINDER-SOMATOTROPIN ERHÖHT DEN SPIEGEL AN IGF-1, einem insulinartigen krebsfördernden Hormon. Es verringert den Nährwert der Milch und erzeugt Antibiotikaresistenz beim Menschen.

EIN WACHSENDER BERG WISSENSCHAFTLICHER FÜTTERUNGSSTUDIEN zeigt, dass GVOs Tiere krank machen und töten. Sie lösen Fortpflanzungsstörungen aus, schwächen ihr Immunsystem und verkürzen ihre Lebenserwartung. (Die in Tierfutter erlaubten Glyphosatrückstände können hundertmal höher sein als auf Getreide, das für den menschlichen Verzehr bestimmt ist.)

DIE ÖKOLOGIE DER LANDWIRTSCHAFT WANDELT SICH: Wegen der Entstehung resistenter »Superunkräuter« müssen konventionelle Landwirte mehr – und stärkere – Unkrautvernichtungsmittel einsetzen. Das Problem ähnelt der Antibiotikaresistenz beim Menschen.

GVOS KÖNNEN LEICHT auf gentechnikfreie und sogar auf Biopflanzen übergreifen. Die Verunreinigung des breiteren Nahrungsangebots ist ein reales Problem.

WELLNESS-EXPERTIN

Auf der Internetseite der Gesundheitsaktivistin Robyn O'Brien (robynobrien.com) bekommen Sie neueste Informationen zu den drängendsten Fragen zur Nahrungsmittelsicherheit. Robyn wird auch »Erin Brockovich der Lebensmittel« genannt und ist eine meiner Gesundheitsheldinnen.

EIN INSIDER-JOB

Viele Länder schränken Gentechnik bei Nahrungsmitteln einschließlich des rekombinanten Rinder-Somatotropins ein oder verbieten sie. Die USA und Kanada billigen sie ausgerechnet aufgrund von Studien jener Industrie, die davon profitiert. Die Biotechindustrie besteht hauptsächlich aus den Saatgut- und Pestizidherstellern Monsanto, Dow, Bayer, Syngenta, DuPont und BASF. Da Fusionen zu erwarten sind, ist in absehbarer Zeit nicht von einem Rückgang der GVO-Produktion auszugehen. Zudem sind Regierungsbeamte in diesem Bereich bekanntermaßen mit den regulierten Industrien verflochten. Industrie und Behörden reagieren auf Verbraucherforderungen nach Kennzeichnung, Verantwortung und Transparenz mit heftigem Widerstand. Aber die *Nachfrage* verändert die Situation. Inzwischen werben milchverarbeitende Unternehmen mit »hormonfreien« Produkten, und unzählige Marken tragen das Siegel »Ohne Gentechnik«. Wenn Sie genetisch veränderte Nahrungsmittel meiden, muss die Industrie reagieren.

WAS IST ZU TUN?

Beachten Sie die Empfehlungen des Institute for Responsible Technology, um den Kontakt mit GVO-Nahrung einzuschränken:

1. KAUFEN SIE »BIO«

2. ACHTEN SIE AUF DAS SIEGEL »OHNE GENTECHNIK«

3. MEIDEN SIE DIE OBEN GENANNTEN BEDENKLICHEN ZUTATEN

4. KAUFEN SIE GENTECHNIKFREIE PRODUKTE, DIE SIE IM EINKAUFSFÜHRER auf der Internetseite des Verbandes Lebensmittel ohne Gentechnik (ohnegentechnik.org) finden.

In den USA können Sie den Kampf gegen GVOs unterstützen und sich an der Kampagne »Just Label It« (justlabelit.org) für eine deutliche Kennzeichnung genetisch veränderter Lebensmittel beteiligen.

Liegen Beweise für eine potenziell schwere, weitreichende oder irreparable Schädigung von Gesundheit oder Umwelt vor, sollten auch dann Maßnahmen zu ihrer Vermeidung ergriffen werden, wenn sie noch nicht vollständig erforscht oder nachgewiesen ist.

GLYPHOSAT:
MÖCHTEN SIE EIN WENIG GIFT AUF IHRE HAFERFLOCKEN?

Einer der beunruhigendsten Aspekte von Gentechnik in Nahrungsmitteln ist die explosionsartige Zunahme der Verwendung des Unkrautvernichtungsmittels Roundup von Monsanto, das weltweit am häufigsten zum Einsatz kommt. Es werden nicht nur 80 Prozent der GVO-Nahrungsmittel, sondern auch viele gentechnikfreie Pflanzen damit gespritzt, um die Ernte zu beschleunigen. Konventionell angebauter Weizen, Gerste, Roggen, Kartoffeln, Süßkartoffeln, Bohnen, Sojabohnen, Mais, Zuckerrohr, Sonnenblumen, Buchweizen, Hirse und mehr werden (nach Aussage von Organisationen, die über die Biotechindustrie berichten) regelmäßig kurz vor der Ernte behandelt und anschließend zu Frühstücksflocken oder gesunden vegetarischen Produkten weiterverarbeitet! Roundup wird auch in vielen Parks und Gärten, an Straßenrändern und auf Golfplätzen gespritzt – vielleicht sogar in Ihrer Wohnanlage oder den Nachbarsgärten.

Die Weltgesundheitsorganisation (WHO) stuft Glyphosat, den wichtigsten Inhaltsstoff dieses Herbizids, als wahrscheinlich karzinogen ein – ein vernichtendes Urteil, das die Biotechindustrie mit allen Mitteln zu verhindern versuchte. Darüber hinaus werden zahllose Geschichten von schweren Erkrankungen in landwirtschaftlichen Gemeinden laut. Studien zeigen, dass Glyphosat die nützlichen Bakterien im Mikrobiom tötet, und einige der vielen Nebenwirkungen seiner Aufnahme über die Nahrung sind Fortpflanzungsprobleme, Schäden der Leber-, Nieren- und Hautzellen sowie Antibiotikaresistenz. Es stört erwiesenermaßen (auch in den geringen, im Trinkwasser erlaubten Mengen) das Hormonsystem und tötet hilfreiche Darmbakterien. Es schädigt die DNS menschlicher Embryonal-, Plazenta- und Nabelschnurzellen und wird mit Geburtsfehlern und Fortpflanzungsproblemen bei Labortieren in Verbindung gebracht. Da überrascht es nicht, dass bei chronisch Kranken einer Studie zufolge mehr Glyphosatrückstände im Urin zu finden sind als bei Gesunden. Trotzdem schafft es die US-Umweltbehörde nicht zu messen, wie viel Glyphosat sich auf den Nahrungsmitteln befindet, wie sie es bei anderen Herbiziden und Pestiziden tut (allerdings könnte sich hier aufgrund von Verbraucherforderungen ein Wandel abzeichnen).

Da Roundup das weltweit am häufigsten eingesetzte Unkrautvernichtungsmittel ist, zieht es sich durch die gesamte Nahrungskette. Es findet sich im Trink- und sogar im Regenwasser, in Pflanzen, Tieren und dem Blut aller bislang getesteten Menschen! Die verheerende Wirkung von Glyphosat wird in den nächsten Jahren ein großes Thema werden. Aber warten Sie nicht länger mit einer sauberen Ernährung (vor allem, wenn Sie bereits an einer chronischen Erkrankung leiden, eine Schwangerschaft planen oder kleine Kinder haben). Und erkundigen Sie sich, ob die Landschaftsgärtner dort, wo Sie wohnen und spielen, Unkrautvernichtungsmittel verwenden.

Weitere Informationen zu Glyphosat finden Sie auf der Internetseite detoxproject.org oder im Buch *Whitewash: The Story of a Weed Killer, Cancer, and the Corruption of Science* von Carey Gillam, das die Verschleierung durch Unternehmen und Regierung offenbart, die hinter dem explosiven Wachstum dieses gefährlichen Unkrautvernichtungsmittels steckt.

FILTERN SIE IHR WASSER!

TÄTIGEN SIE DIESE INVESTITION IN DIE INFRASTRUKTUR ZU HAUSE (ODER AM ARBEITSPLATZ). DAS IST KEI-NE OBERFLÄCHLICHE FRAGE DES LEBENSSTILS. DIESE SICHERHEITSMASSNAHME STEHT AUF EINER STUFE MIT DEM TRAGEN DES SICHERHEITSGURTS. ÜBER DAS LEITUNGSWASSER KOMMEN SIE MIT EINEM COCKTAIL

CHEMISCHER SCHADSTOFFE IN BERÜHRUNG. DIE Environmental Working Group (EWG) entdeckte 316 Schadsubstanzen im US-Leitungswasser. Nur 114 davon unterliegen einer Regulation durch die Regierung oder Sicherheitsstandards (und selbst auf diese Werte ist kein Verlass, da die üblichen Versorgungsspitzen nicht berücksichtigt werden). Dies sind unter anderem Chlor, Fluor-verbindungen, Desinfektionsnebenprodukte, Pestizide, Herbizide wie Glyphosat, Hormone von Hormonmedika-menten und Spuren weiterer verschreibungspflichtiger Arzneimittel (was besonders für Schwangere problema-tisch ist). Es finden sich sogar giftige perfluorierte Ver-bindungen aus der Teflonherstellung sowie Spuren von Metallen wie Blei und Arsen. Einige dieser Stoffe können Leber, Nieren und Fortpflanzungsorgane schädigen; vie-le wirbeln den Hormonhaushalt durcheinander; andere stehen mit Gesundheitsproblemen wie Übergewicht und Krebs in Verbindung. Die Langzeitfolgen dieser Schad-stoffe sowie ihre Wechselwirkungen sind oft unbekannt.

GIFTE IM FOKUS: Chlor wird zur Wasserbehandlung einge-setzt und bekämpft die Übertragung von Krankheits-erregern durch das Wasser – allerdings auf Kosten der nützlichen Bakterien im Darm. Es erzeugt viele Desinfek-tionsnebenprodukte (wie die gefährlichen Trihalogenme-thane), die möglicherweise krebserregend und besonders für ungeborene Kinder kritisch sind. Doch die meisten Aktivkohlefilter werden damit fertig.

Ein Duschfilter ist ebenso wichtig wie ein Trinkwasserfilter, da Schadstoffe auch über die Haut aufgenommen werden. Eine zehnminütige Dusche entspricht dem Konsum von knapp vier Litern Wasser, und in der warmen, dampfigen Umgebung sind Chlornebenprodukte noch flüchtiger. Duschfilter sind erschwinglich und leicht zu montieren. Es gibt auch Filter für die Badewannenarmatur. Aquasana und Berkey sind nur zwei Firmen, die sie herstellen.

WELCHEN FILTER SOLLTE ICH KAUFEN?

Alles ist besser als kein Filter. Hauswasseranlagen sind ideal, aber kostspielig. Halten Sie Ausschau nach einem Trinkwasserfilter mit einem Zertifikat der unabhängigen Testorganisation NSF. Hier die vier wichtigsten Filtertypen, um die Auswahl zu erleichtern:

UNTERTISCHFILTER arbeiten meist mit Umkehrosmose und entfernen die meisten Schadstoffe einschließlich der Perchlorate aus »Raketentreibstoff«, verbrauchen aber beträchtliche Wassermengen pro Liter reinen Wassers.

AUFTISCHFILTER funktionieren mit Aktivkohle-Blockfilter und entfernen mehr Schadstoffe als Kannenfilter.

ARMATURENWASSERFILTER entfernen die meisten wich-tigen Schadstoffe, können aber den Wasserfluss drosseln.

KANNENFILTER entfernen eine beträchtliche Menge an Schadstoffen, aber meist nicht alle Desinfektionsneben-produkte oder Blei.

Unabhängig davon, wie Sie Trink- und Badewasser filtern, sollten Sie die Filter nach Herstellerangaben regelmäßig tauschen, damit sie effektiv arbeiten.

Der Leitfaden (Water Filter Buying Guide) der Environ-mental Working Group (ewg.org) informiert über die Filter-systeme und welche Schadstoffe sie entfernen. Recher-chieren Sie im Internet die Trinkwasserqualität Ihrer Gemeinde.

SCHÜTZEN SIE DAS ÖKOSYSTEM HAUT

NICHT NUR DER DARM VERFÜGT ÜBER EIN ÖKOSYSTEM, DAS SICH AUS UNZÄHLIGEN BAKTERIEN ZUSAM-
MENSETZT, DIE LEBEN UND GESUNDHEIT IM GLEICHGEWICHT HALTEN, SONDERN AUCH DIE HAUT. SIE IST DIE
WICHTIGSTE BARRIERE ZWISCHEN AUSSENWELT UND KÖRPERINNEREM. IHR MIKROBIOM SCHÜTZT SIE VOR

KRANKHEITSERREGERN UND FUNGIERT ALS IHR IMMUN-
system. Die Haut ist ein Spiegel der inneren Gesundheit:
Ist ein Organsystem wie das Hormon-, Verdauungs- oder
Immunsystem aus dem Gleichgewicht geraten, kann ihr
Zustand das zeigen. Hautprobleme lassen sich deshalb
erfolgreicher beseitigen, wenn man nicht nur äußerlich,
sondern bei den Ursachen ansetzt – und das heißt oft,
auf unverträgliche Nahrungsmittel zu verzichten (Seite
90) und den Darm zu sanieren (Seite 174).

Wie im Darm kann es auch auf der Haut zu einer Dysbak-
terie der Mikrobiota (Gesamtheit der Organismen) kommen:
Die opportunistischen Bakterien übernehmen, die nützlichen Bakterien werden unterdrückt. Hautreizungen und
-störungen wie Akne, Ekzeme und Rosazea, erhöhte Sensi-
bilität, verzögerte Heilung und eine stärkere Infektions-
neigung können die Folge sein. Vielleicht sehen Sie auch
nur nicht so strahlend aus, wie Sie möchten.

Sorgen Sie für dieses wichtige Ökosystem, indem Sie tagtäglich auf seine Bedürfnisse achten. Antibakterielle Substanzen, austrocknende Alkohole in hoher Konzentration
und aggressive Reinigungsmittel können das Gleichgewicht
stören, die Hautbarriere (auch »Säureschutzmantel«) schützender Fette berauben und ihren gesunden pH-Wert (etwa
5,5) verändern. Meiden Sie allzu basische (über 9,0) oder
saure (unter 3,0) Produkte, die Biom und pH-Wert aus dem
Gleichgewicht bringen können. Fortschrittliche Kosmetik-
unternehmen setzen genau dort an. Die schadstofffreie
Marke Drunk Elephant möchte helfen, den natürlichen
Zustand gesunder Haut wiederherzustellen, und gibt den
pH-Wert ihrer Produkte auf der Verpackung an.

Je besser erforscht wird, wie wichtig das Mikrobiom der
Haut ist und wie man es gesund erhält, desto häufiger
empfehlen Kosmetikexperten bei hartnäckigen Hautproblemen, der Haut eine spezielle Entgiftung zu gönnen.

Oft werden die Probleme ausgerechnet von den Dingen
verursacht, die wir *auf die Haut geben*, um sie zu lösen.
Indem wir alles Schädliche weglassen – alle basischen,
austrocknenden oder antibakteriellen Produkte identifizieren und entfernen und uns bei der morgendlichen
Reinigung zurückhalten, die den Säureschutzmantel
unnötig entfernt –, kann die Haut einen neuen Anfang
machen. Hautbarriere und Mikrobiom können sich erholen.
Anschließend können Sie die Haut mit durchdachten
Produkten mit sauberen Zutaten füttern und nähren wie
jedes andere Organ. Regelmäßiges Schwitzen unterstützt
Sie dabei: Wenn Sie beim Sport, in der Sauna und besonders im Freien schwitzen (wo Sie auch noch ein wenig
Erde abbekommen), ist das ideal, um das Biom der Haut
gesund zu erhalten. Schweiß fördert das Gleichgewicht
schützender Bakterien – er wirkt wie ein Präbiotikum für
die Probiotika auf Ihrer Haut!

Es gibt einen weiteren Grund, auf antibakterielle Reini-
gungsprodukte für Gesicht und Körper sowie im Haushalt
zu verzichten: Es besteht eine Beziehung zwischen der
verbreiteten Verwendung dieser Produkte und einer
Zunahme der Allergien, da sie den natürlichen, immun-
stimulierenden Kontakt mit Krankheitserregern unterbinden. Eine übertriebene Hygiene kann die dringend
erforderliche Vielfalt des Mikrobioms schwächen.

Tipp: Falls Ihr Tagesablauf keine Gelegenheit zu schweiß-
treibenden Aktivitäten im Freien bietet, können Sie
Gesichtssprays von Unternehmen wie Mother Dirt
verwenden, die Ammoniak oxidierende Bakterien enthalten.
Sie versorgen die Haut mit lebenden Probiotika, um ihr
natürliches Gleichgewicht wiederherzustellen.

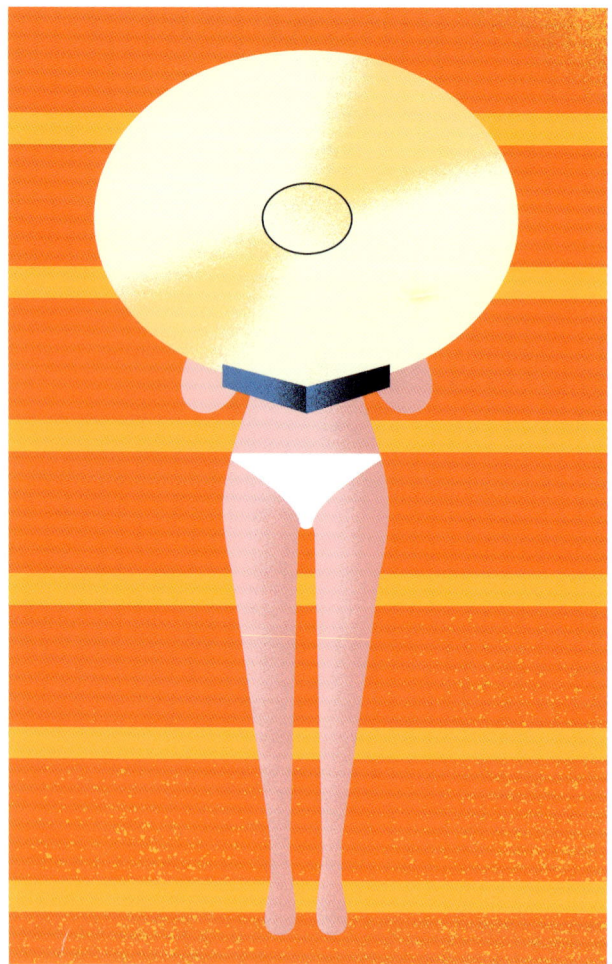

>> Unserer Alles-oder-nichts-Kultur ist ein gesundes Verhältnis zur Sonne abhandengekommen. <<

FANGEN SIE DIE SONNE EIN

Was wäre, wenn Sie die Haut als großen Sonnenkollektor verstünden, der ultraviolette Strahlung in gesunde Vitamine und immunstärkende Energie verwandelt? Natürlich müssen Sie sich gut um ihn kümmern und ihn schützen, aber er *braucht* Sonnenlicht – es ist ebenso wichtig wie Nahrung und Wasser. Das Sonnenlicht ist die wichtigste Vitamin-D-Quelle des Körpers. Das Steroid mit hormonähnlicher Wirkung reguliert die Funktion von über 200 Genen und wird für Knochenaufbau, Entzündungskontrolle, Nerven- und Herz-Kreislaufsystem, Bekämpfung von Depressionen und ganz entscheidend zur Vorbeugung vieler Krebserkrankungen benötigt. (Auch die Nahrung kann uns mit Vitamin D versorgen, aber in deutlich geringerem Umfang.) Neue Forschungen zeigen, dass das Sonnenlicht auch die T-Zellen energetisiert, die im Immunsystem eine zentrale Rolle spielen. Ein Stubenhockerdasein beraubt uns dieses Superschutzes: 80 Prozent der US-Amerikaner haben zu wenig Vitamin D, und wir verstehen erst jetzt allmählich, wohin das führen kann. Ich empfehle, den Vitamin-D-Spiegel möglichst regelmäßig prüfen zu lassen und den vernünftigen Sonnengenuss bei Bedarf mit Präparaten zu ergänzen.

SO KRIEGEN SIE GENÜGEND VITAMIN D

Unserer Alles-oder-nichts-Kultur ist ein gesundes Verhältnis zur Sonne abhandengekommen. Wir unterschätzen ihre Kraft, verbrennen oder schädigen unsere Haut oder meiden die Sonne ganz. Der Mittelweg? Individuelle Strategien für den Umgang mit der Sonne.

UVB-Strahlen fördern die Vitamin-D-Bildung (obwohl ein Übermaß die Haut verbrennt), während UVA-Strahlen zur Hautalterung und den Hautschäden beitragen, die Hautkrebs verursachen. UVB-Strahlen treffen nur dann auf die Haut, wenn die Sonne mehr als 35 Grad über dem Horizont steht. Der Körper kann also selbst an sonnigen Orten nur in der Tagesmitte Vitamin D bilden (UVA-Schäden sind dagegen jederzeit möglich). Auch Breitengrad und Höhenlage wirken sich auf den UVB-Anteil aus: Im Winter gibt es an Orten nördlich des 35. Breitengrades keine UVB-Strahlung, sodass Vitamin D zugeführt werden muss. Eine der schnellsten Möglichkeiten, anhand des Hauttyps und anderer Parameter den notwendigen Zeitraum für die Vitamin-D-Synthese zu ermitteln, ist eine App namens UVIMate. (Übrigens: UVA-Strahlen dringen durch Fensterglas, UVB-Strahlen nicht. Versuchen Sie daher nicht, sich hinter Glas zu sonnen.)

Und jetzt raus mit Ihnen! Wenn Sie Tag für Tag reichlich nackte Haut dem Sonnenlicht aussetzen, bis Sie Farbe bekommen, optimieren Sie Ihren Vitamin-D-Spiegel. Das können bei sehr heller Haut fünf Minuten sein, bei dunkler, weniger sonnenbrandgefährdeter Haut auch deutlich mehr. Indem Sie regelmäßig in die Sonne gehen und die Bestrahlungsdauer schrittweise steigern, können Sie gefahrlos auf längere Besonnung hinarbeiten. Das preiswerte Armband SunFriend kann bei der Überwachung der Sonneneinstrahlung helfen und signalisieren, wann Sie etwas überziehen müssen. Schützen Sie das Gesicht vor Sonne, da die zarte Haut anfällig für Alterung und Falten ist.

Ist die maximale Bestrahlungsdauer für den Tag erreicht, ziehen Sie etwas über, gehen Sie in den Schatten oder verwenden Sie ein chemiefreies Sonnenschutzmittel. Am sichersten ist ein mineralisches Produkt mit Zink- oder Titandioxid. Es blockiert und streut UVA- und UVB-Strahlung. Aber überschätzen Sie Sunblocker nicht. Eine der Hauptursachen für Sonnenbrand und Hautkrebs sind minderwertige Sonnenschutzmittel (die vielleicht einen Sonnenbrand verhindern, aber nicht richtig vor UVA-Strahlung schützen – der Ursache maligner Melanome), gepaart mit einem Gefühl falscher Sicherheit: *Ich trage Sunblocker, da kann ich stundenlang draußen bleiben!* Cremen Sie oft nach und arbeiten Sie mit Schichten aus T-Shirt, Hose, Hut oder Kleidung mit UV-Schutz, wenn Sie lange draußen sind.

DEN VITAMIN-D-SPIEGEL TESTEN

In Deutschland kann man den Vitamin-D-Test beim Arzt durchführen lassen oder über aponeo.de bestellen. Testen Sie im Frühjahr und Herbst. Die meisten Ärzte achten auf »ausreichende« Mengen von über 20 ng/ml 25(OH)-Vitamin D3 im Blut, doch das ist eher niedrig gegriffen. Der optimale Bereich liegt zwischen 50 und 80 ng/ml. (Besprechen Sie einen niedrigen Vitamin-D-Spiegel zuerst mit Ihrem Arzt, ehe Sie medikamentös ergänzen – vor allem, wenn Sie Medikamente wie cholesterinsenkende Mittel, Corticosteroide und Antiepileptika nehmen oder eine Nierenerkankung vorliegt.)

Zu guter Letzt müssen Sie die Nahrungsergänzung bedarfsgerecht steuern. Wenn Sie nicht täglich Sonne bekommen, müssen Sie Vitamin D_3 zuführen. (D_3 oder Cholecalciferol ist die Form des Vitamins, die der Körper bei Sonnenbestrahlung produziert; bei D_2 oder Ergocalciferol handelt es sich um ein synthetisches Produkt, das Sie meiden sollten.) Wählen Sie ein Präparat mit D_3 und K_2 und nehmen Sie es zu einer Mahlzeit ein, die auch gesunde Fette enthält, damit der Körper das fettlösliche Vitamin aufnehmen kann. Die meisten Menschen benötigen je nach Vitamin-D-Spiegel zwischen 2000 und 10 000 I.E. am Tag. In Deutschland sind Präparate > 1000 I.E./Tag verschreibungspflichtig. Symptome wie ein metallischer Geschmack im Mund, vermehrter Durst, juckende Haut, schmerzende Muskeln, häufiges Wasserlassen, Übelkeit und Durchfall und/oder Verstopfung können auf eine zu hohe Dosis hinweisen. Doch das ist selten.

ENTGIFTEN SIE IHREN HAUSHALT

TIPPS, WIE MAN DIE SCHADSTOFFBELASTUNG DURCH HAUSHALTSPRODUKTE UND MÖBEL SENKEN KANN, DIE LAUT US-UMWELTSCHUTZBEHÖRDE ZWEI- BIS FÜNFMAL SO HOCH SEIN KANN WIE IM FREIEN, FÜLLEN GANZE BÜCHER. DER GRUND SIND REIZ- UND SCHADSTOFFE IN ALLTAGSPRODUKTEN, DAS AUSGASEN VON

MATERIALIEN UND MÖBELN UND SOGAR DESINFEKtionsnebenprodukte, die aus der Toilette aufsteigen (ein weiterer Grund, den Deckel geschlossen zu halten). Haushaltsreiniger werden weder gesetzlich reguliert, noch müssen sie gesetzliche Sicherheitsstandards erfüllen. Auch die Inhaltsstoffe müssen nicht angegeben werden, obwohl sie mit Asthma, Krebs, Fortpflanzungs- und Hormonstörungen sowie Neurotoxizität in Verbindung gebracht werden. Von den hormonwirksamen Phthalaten in mysteriösen »Duftstoffen« bis zu den giftigen Dämpfen der Backofenreiniger sind Wirkungen und Wechselwirkungen bei gemeinsamer Verwendung verschiedener Chemikalien weitgehend unbekannt.

Anders als die Umweltverschmutzung lassen sich diese Störfaktoren für das Wohlbefinden einfach beseitigen. Beginnen Sie mit diesem vereinfachten Leitfaden für einen grüneren und gesünderen Haushalt.

ENTFERNEN SIE BESONDERS GIFTIGE REINIGUNGSPRODUKTE

LUFTERFRISCHER – AUCH, WENN SIE ALS »GRÜN« ODER »NATÜRLICH« BEWORBEN WERDEN. Eine Untersuchung mehrerer Produkte ergab, dass alle (auch krebserregende) Verbindungen freisetzten, die nach US-Bundesrecht als gefährlich gelten. Öffnen Sie lieber die Fenster, verbessern Sie die Belüftung und verwenden Sie Ventilatoren, Luftreiniger und -befeuchter mit ätherischen Ölen.

ANTIBAKTERIELLE HAND- UND HAUSHALTSPRODUKTE. Sie fördern die Antibiotikaresistenz von Bakterien.

WEICHSPÜLER UND TROCKNERTÜCHER. Es ist erwiesen, dass sie Allergien oder Asthma auslösen und die Lunge reizen können. Geben Sie Essig in den letzten Spülgang.

ABFLUSS- UND BACKOFENREINIGER. Sie können Augen und Haut verbrennen. Reinigen Sie Rohre mit der Spirale oder Saugglocke und den Ofen mit einer selbst angerührten Paste aus Natron und Wasser.

ERSETZEN SIE REINIGER MIT NOTE »UNGENÜGEND«

Wenn Seife, Spülmittel, Spray, Politur oder Scheuermittel ausgehen, sollten Sie nachsehen, ob die Produkte das Umweltsiegel »Blauer Engel« tragen, oder sie per codecheck.info prüfen. Prüfen Sie Fensterputzmittel (sie können giftige Lösungsmittel enthalten), aggressive Oberflächen- und WC-Reiniger sowie alle parfümierten Produkte, da Duftstoffe oft ein Cocktail aus unbekannten Inhaltsstoffen einschließlich Phthalaten sind. Wenn sich ein Warnhinweis auf der Verpackung befindet, sollten Sie sich eine gesündere Alternative suchen. Das Angebot ist groß, und Sie können vor Ort nicht erhältliche Produkte problemlos im Internet bestellen. Sie können aus Natron, Essig und natürlichen antibakteriellen und antimykotischen Substanzen wie Teebaumöl auch selbst ganz einfach kostengünstige Reinigungsmittel herstellen (siehe Seite 160).

ÜBERDENKEN SIE DIESE GEFAHRENQUELLEN

1. ERSETZEN SIE PVC-DUSCHVORHÄNGE (sie enthalten flüchtige organische Verbindungen, Phthalate und Metalle, die in der feuchtwarmen Umgebung noch flüchtiger sind) durch Alternativen aus Hanf, dem harmloseren Polyethylen-Vinylacetat (PEVA) oder Glastüren.

2. NEHMEN SIE BUTTERBROTPAPIER ODER BIENENWACHSTÜCHER STATT FRISCHHALTEFOLIE, die hormonaktive Verbindungen enthalten kann.

3. **INVESTIEREN SIE IN VORRATSSETS AUS GLAS** und/oder Schraubdeckelgläser anstelle von Frischhaltedosen aus Plastik. Auch sie können Verbindungen enthalten, die das Hormonsystem stören.

4. **SCHICKEN SIE – VOR ALLEM ANGEKRATZTE – TÖPFE UND PFANNEN MIT ANTIHAFTBESCHICHTUNG IN DEN RUHESTAND.** Die für die Beschichtung verwendeten perfluorierten Chemikalien sind hochgiftig – besonders bei Überhitzung. Probieren Sie die GreenPan mit Keramikbeschichtung.

VERBESSERN SIE IHRE PUTZGEWOHNHEITEN

Geben Sie Kleidung oder Gardinen in eine Reinigung, die auf Wasserbasis (das geht in Ordnung, wenn auf dem Wäscheetikett eine chemische Reinigung gefordert wird) oder mit flüssigem Kohlendioxid statt neurotoxischen Lösungsmitteln wie Tetrachlorethen arbeitet. Fragen Sie auch Teppichreiniger nach dem Verfahren.

Gönnen Sie sich einen starken Staubsauger (mit Schwebstofffilter), der Schmutz und Staub einschließt, damit Sie beim Leeren des Auffangbehälters möglichst wenig damit in Kontakt kommen. Angeblich kommen wir unter anderem über Staub und Schmutz im Haushalt am häufigsten mit Umwelthormonen in Berührung. Ziehen Sie die Schuhe aus, wenn Sie von draußen kommen, um möglichst wenig Schadstoffe wie Unkrautvernichtungsmittel hereinzutragen.

Achten Sie stets auf eine gute Belüftung des Bereichs, den Sie gerade putzen.

RENOVIEREN SIE MIT BEDACHT

Wenn Sie Ihr Heim renovieren oder verschönern möchten, sollten Sie bedenken, wie sich die Materialien auswirken, die Sie umgeben, auf denen Sie sitzen und schlafen. Biomatratzen sind eine Investition – die sich lohnt, da Sie ein Drittel Ihres Lebens im Bett verbringen. Unbedenkliche Farben ohne flüchtige organische Verbindungen (die beim Trocknen freigesetzt werden) kosten kaum mehr als reguläre Produkte. Prüfen Sie auch Bodenbeläge und Teppiche,

die in Betracht kommen, auf Schadstoffe, und informieren Sie sich über Alternativen wie nachhaltige Materialien oder Wollteppiche (die meist nicht chemisch behandelt sind). Entfernen Sie alte Teppichböden rasch und lüften Sie die Zimmer, da sie inzwischen veraltete Feuerschutzmittel ausdünsten können.

>>

Haushaltsreiniger werden weder gesetzlich reguliert, noch müssen sie gesetzliche Sicherheitsstandards erfüllen.

<<

10 X PUTZEN MIT NATRON VON GRÜNER-LEBEN-EXPERTIN ANNIE B. BOND

Natron (Natriumhydrogencarbonat) ist ein natürliches Mineral mit zahlreichen reinigenden Eigenschaften. Es wird aus Natriumcarbonat hergestellt und ist mit einem pH-Wert von 8,1 leicht basisch (7 ist neutral). Es neutralisiert säurebasierte Gerüche in Wasser und absorbiert Gerüche aus der Luft.

1. **ABFLUSSREINIGER:** 200 Gramm Natron in den Abfluss geben und 750 Milliliter kochendes Wasser hinterhergießen.

2. **CHEMISCH RIECHENDE KLEIDUNG:** 200 Gramm Natron in eine Waschwanne voll Wasser geben. Die Kleidungstücke 2–3 Stunden oder über Nacht darin einweichen. Gelegentlich sanft kneten. Bei Bedarf wiederholen und wie gewohnt waschen. (Eine tolle Methode, um Kleidungsstücke von ihrem neuen Geruch zu befreien.)

3. **KATZENURIN AUF TEPPICHEN/STOFFEN:** Abwechselnd Natron zur Neutralisierung saurer Gerüche und Branntweinessig draufgeben.

4. **HUNDEGERUCH UND -URIN AUF TEPPICHEN/ STOFFEN:** Natron draufstreuen, ein paar Stunden einwirken lassen und aufnehmen.

5. **SILBER PUTZEN:** Aus 100 Gramm Natron und ein paar Esslöffeln Wasser eine Paste rühren. Etwas davon auf einen sauberen, weichen Lappen geben und das Silber polieren. Mit Wasser spülen und trockenreiben.

6. **SANFTES SCHEUERMITTEL:** In einer Schüssel aus 100 Gramm Natron und Flüssigseife oder Spülmittel eine zähflüssige Mischung herstellen. Auf einen Schwamm geben, um Fliesen oder Badewanne zu putzen. Mit Wasser nachspülen.

7. **SCHEUERPULVER:** Etwas Natron in Spülbecken oder Wanne streuen und losschrubben.

8. **BACKOFENREINIGER:** Etwas Natron auf den Boden streuen und mit Wasser ansprühen. Über Nacht einwirken lassen. Das Natron sollte noch feucht sein, wenn Sie zu Bett gehen. Am nächsten Morgen Natron und Schmutz mit einem Schwamm entfernen und mit Wasser nachwischen.

9. **KÜHLSCHRANK-DEO:** Eine offene Schachtel Natron hinten in den Kühlschrank stellen. Gerüche werden von den Natronmolekülen angezogen und absorbiert.

10. **KÜCHENBRETT-DEO:** Etwas Natron aufs Küchenbrett streuen, schrubben und mit klarem Wasser nachspülen.

>> **Achten Sie ebenso sehr auf das, was Sie auf den Körper auftragen, wie auf das, was Sie ihm einverleiben.** <<

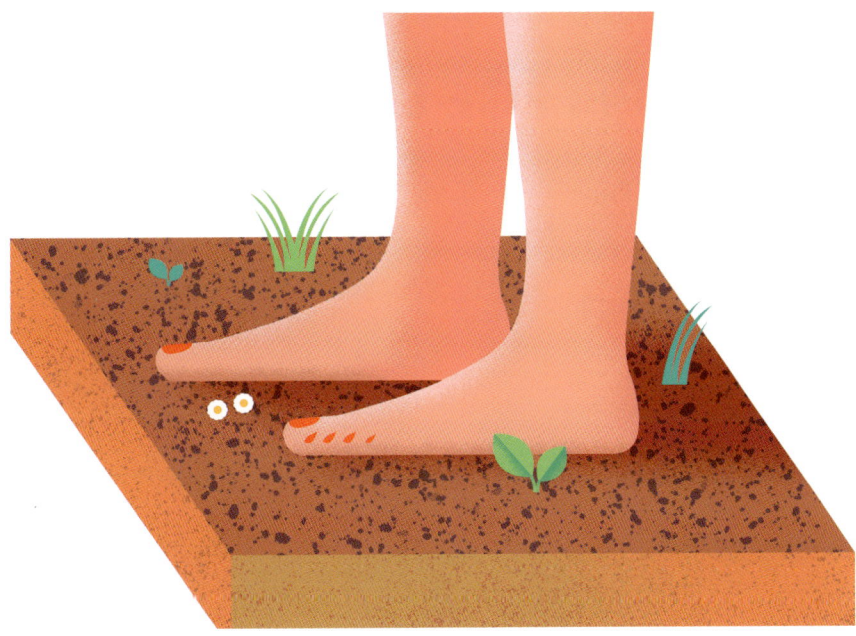

RAUS AUS DEN SCHUHEN!

HABEN SIE SICH NACH EINEM BARFUSSSPAZIERGANG AM STRAND SCHON EINMAL BESSER GEFÜHLT ODER BEI EINEM URLAUB IN FREIER NATUR BESSER GESCHLAFEN? NEUE UNTERSUCHUNGEN ZUM SOGENANNTEN EARTHING (DT. »HEILENDES ERDEN«) ERKLÄREN, WARUM DAS SO IST: WENN SIE BARFUSS AUF DER ERDE GEHEN,

IM GRAS STEHEN ODER LIEGEN, NUTZEN SIE DIE natürliche negative Ladung der Erde. Die Vorräte an freien Elektronen mit antioxidativer Wirkung werden aufgefüllt. Das hilft, die bioelektrischen Systeme des Körpers zu stabilisieren; entzündungshemmende Vorgänge zu fördern, da positiv geladene freie Radikale neutralisiert werden; und den Biorhythmus zu regulieren. Eine Reihe von Studien bestätigt, dass die als Earthing bezeichnete Praxis alle gemessenen Stressparameter verringert. Earthing kann den Schlaf-Wach-Rhythmus korrigieren, da es dazu beiträgt, die Cortisolausschüttung zu regulieren.

Ich weiß nicht, ob uns die Wissenschaft hier überhaupt den Weg weisen muss, denn schon der gesunde Menschenverstand verrät: Wenn man den Boden unter den bloßen Füßen spürt, entspannt man sich, atmet besser und das Nervensystem kommt zur Ruhe. Hinterher ist man frischer – und denkt ein wenig klarer. Sand, Erde, Gras, Kies und in geringerem Umfang sogar Beton sind Leitflächen für diese einfache gesundheitsfördernde Maßnahme. Darum schlüpfen Sie aus Ihren Schuhen. Stehen, sitzen oder spielen Sie im Gras. Essen Sie mittags im Park. Und gehen Sie in Ihren Bewegungspausen (Seite 126) nach draußen. (Wenn Sie das Betriebsklima verbessern möchten, spielen Sie mit den Kolleginnen barfuß Fußball, Fangen oder Boccia!) Tägliches Erden kann helfen, den enormen Alltagsstress zu puffern, kann widerstandsfähiger und energiegeladener machen. Probieren Sie es eine Woche lang aus.

GRÜNER IST SCHÖNER:
KÖRPERPFLEGE UND KOSMETIK

WAS WÄRE, WENN SIE NUR HAUTPFLEGEPRODUKTE VERWENDEN WÜRDEN, DIE SIE AUCH GEFAHRLOS VER-
ZEHREN KÖNNTEN? ANGESICHTS DER GROSSEN OBERFLÄCHE DER HAUT (SIE IST DAS GRÖSSTE ORGAN), IHRER
STARKEN DURCHLÄSSIGKEIT UND EXTREMEN EMPFINDLICHKEIT GEGENÜBER GIFTIGEN CHEMIKALIEN IST

DIESE FORDERUNG GAR NICHT SO ABWEGIG. DENN auch das, was wir auf die Haut auftragen, gelangt in den Körper und beeinflusst ihn ebenso stark wie das, was wir verzehren (wenn nicht stärker)! In den vergangenen 20 Jahren hat die Europäische Union über 1300 kosmetische Inhaltsstoffe verboten und für über 250 weitere Grenzwerte festgelegt. Die USA haben bislang nur 30 Chemikalien teilweise verboten.

WELLNESS-EXPERTIN Meine langjährige Patientin und Freundin **Gregg Renfrew** hat die Marke Beautycounter entwickelt, die das Gesicht sauberer Kosmetik verändert. Sie schlägt vor, die unerwünschte Belastung durch Giftstoffe in Kosmetika wie folgt zu minimieren:

Beginnen Sie mit den Produkten, die mit den größten Flächen des Körpers in Berührung kommen, wie Duschgel, Bodylotion, Sonnencreme. Orientieren Sie sich an der »Never List« von beautycounter.com. Sie enthält die über 1500 fragwürdigen oder schädlichen Inhaltstoffe, die wir aus unseren Produkten verbannen, darunter die schlimmsten Übeltäter wie Parabene, Phthalate und Duftstoffe. Eine Kurzversion zum Herunterladen für die Brieftasche hilft beim Einkauf. Enthält ein Produkt einen der gelisteten Inhaltsstoffe, machen Sie einen Bogen darum. Auch Apps wie Codecheck.info oder ToxFox zeigen beim Einkaufen, wie Produkte abschneiden.

Viele wissen nicht, dass Begriffe wie »natürlich« und »botanisch« in der Kosmetikbranche bedeutungslos sind. Deshalb müssen Sie selbst recherchieren. Sie glauben vielleicht, »Naturkosmetik« sei von Grund auf sicherer, doch auch in der Natur kommen Schwermetalle wie Blei und Cadmium vor. Bei der Suche nach ungefährlicheren

Produkten sollten Sie wissen, dass Naturkosmetik nicht immer sicher und synthetische Farbstoffe nicht immer gefährlich sind. Mein Tipp: Suchen Sie nach Herstellern, die ihre dekorative Kosmetik am besten Los für Los auf Schwermetalle prüfen.

WANN SOLLTEN SIE WECHSELN?

Ersetzen Sie vorzugsweise die Produkte, die Sie am häufigsten verwenden und die am längsten auf dem Körper verbleiben oder mit den intimsten und durchlässigsten Geweben in Berührung kommen. Suchen Sie nach Alternativen, wenn etwas ausgeht, und innerhalb weniger Monate ist die ganze Sammlung sauberer.

BODYLOTION: Sie wird auf den ganzen Körper aufgetragen und kann tief einziehen. Bodylotion enthält oft Parabene und Mineralöle.

SONNENSCHUTZ: Achten Sie auf mineralische Produkte, um Kontakt mit krebserregenden Verbindungen in konventionellen Sonnencremes zu reduzieren.

DEODORANT: In den Achselhöhlen nahe den Lymphknoten und unweit des Brustgewebes ist die Absorption besonders hoch. Konventionelle Produkte enthalten meist Aluminium, das unter anderem mit neurologischen Problemen in Verbindung gebracht wird.

GLÄTTUNGSCREME UND HAARFARBEN (BESONDERS FÜR AFROAMERIKANERINNEN): Sie gehören zum Giftigsten, was es gibt. Prüfen Sie Ihr Produkt mithilfe von Codecheck.info und ToxFox.

DAMENHYGIENE: Verwenden Sie Produkte aus Biobaumwolle oder eine Menstruationstasse. Konventionelle Baumwolle kann mit krebserregenden Chemikalien gebleicht sein und Spuren von Glyphosat enthalten.

GLEITMITTEL: Handelsübliche Gleitmittel können Mineralöl und Parabene enthalten. Wählen Sie schadstofffreie Produkte etwa von Sustain Natural (evitamins.com).

PEELING, GESICHTSREINIGUNG UND ZAHNPASTA MIT MIKROKÜGELCHEN: Die Mikrokügelchen schaden den Lebewesen im Wasser und kehren später voll mit Schadstoffen ins Trinkwasser zurück.

MUNDWASSER: Alkohol trocknet den Mund aus und erhöht die Gefahr von Mundhöhlenkrebs. Testen Sie die Kunst des Ölziehens, um die Mundhygiene zu verbessern.

ANTIBAKTERIELLE PRODUKTE: Der Wirkstoff Triclosan wird mit Störungen von Schilddrüse und Leber sowie Toxizität beim Einatmen in Verbindung gebracht. Er schadet auch dem Leben im Wasser. Er ist noch in Zahnpasta und anderen Körperpflegeprodukten zu finden.

PRODUKTE MIT »PARFUM«: Gemäß den internationalen Bestimmungen zum Schutz geistigen Eigentums können sich hinter »Parfum« schädliche Inhaltsstoffe verbergen. In der EU müssen immerhin 26 Duftstoffe separat deklariert werden.

BEIM BLICK AUF DIE INHALTSSTOFFE VON Körperpflegeprodukten kann einem der Kopf schwirren. Der folgende Spickzettel hilft beim Einkauf: Wenn am Anfang der Aufzählung Natriumlaurylsulfat (Sodium Lauryl Sulfate) oder Natriumlaurethsulfat (Sodium Laureth Sulfate) oder Mineralölprodukte wie Propylenglycol, Paraffin, Mineralöl, Butylenglycol, Isopropylalkohol und/oder Vaseline oder am Ende der Liste Parfum (oder »Fragrance«), DEA (Diethanolamin), MEA (Monoethanolamin), TEA (Triethanolamin) und/oder Parabene (Butyl-, Propyl-, Methyl- und Ethylparaben) auftauchen, sollten Sie das Produkt wieder hinstellen und nach einer saubereren Lösung Ausschau halten.

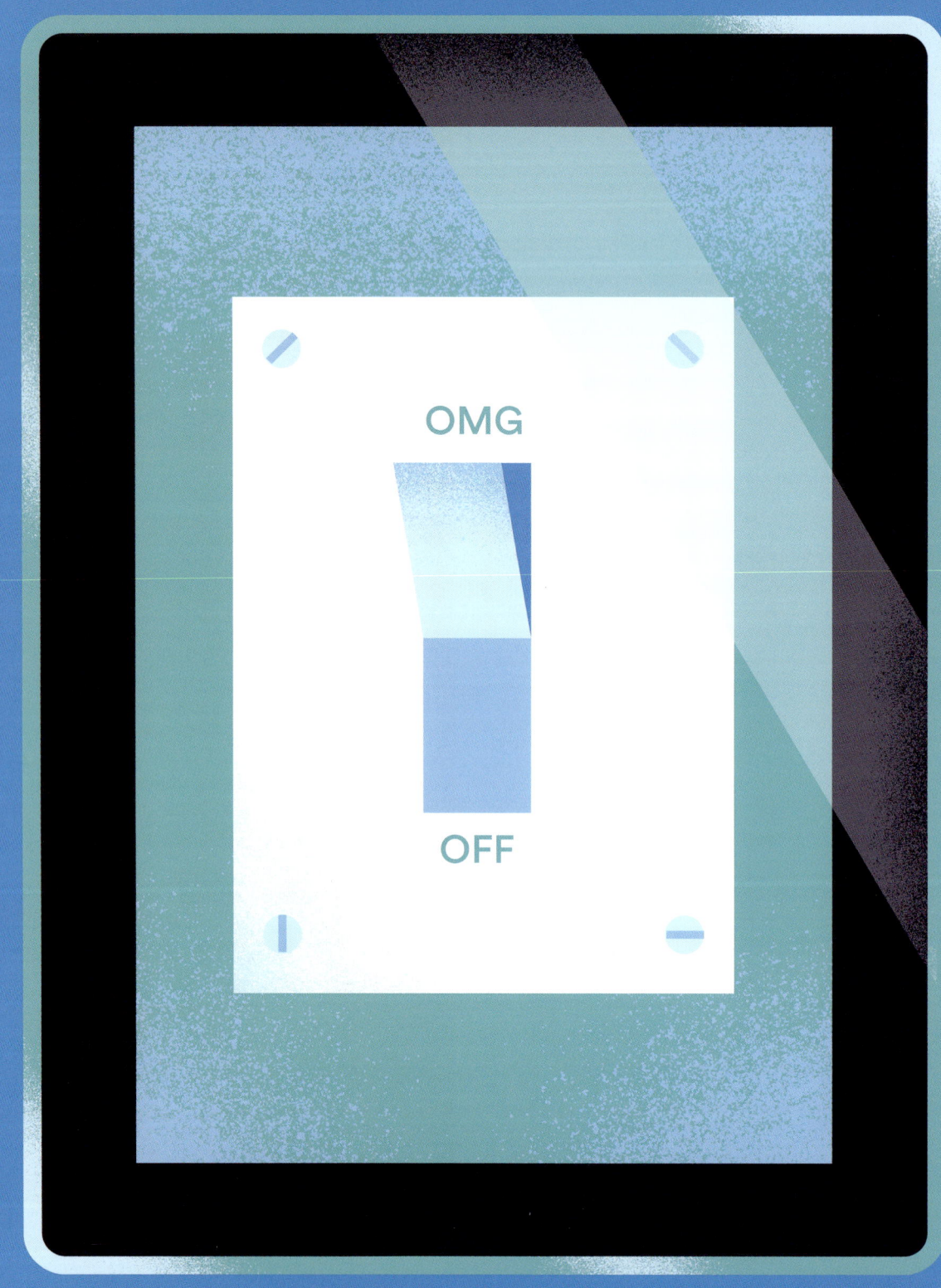

HILFE, ELEKTROMAGNETISCHE FELDER!

WENN SIE STÄNDIG MÜDE UND REIZBAR SIND, SICH WEDER BEI DER ARBEIT NOCH ZU HAUSE KONZENT-RIEREN KÖNNEN, UNTER KOPFSCHMERZEN ODER SCHLAFLOSIGKEIT LEIDEN, SOLLTEN SIE ROUTER UND HAN-DY ABSCHALTEN. TUN SIE DIES AUCH DANN, WENN SIE GESUND SIND UND ES BLEIBEN MÖCHTEN – ZUMINDEST

NACHTS, WENN DER KÖRPER STUDIEN ZUFOLGE besonders empfindlich auf elektromagnetische Wellen reagiert (wenn er dringend Ruhe braucht und Reparaturen vornehmen muss).

Die Durchschnittsperson kann die biologische Wirkung der elektromagnetischen Energie, die von Kommunikationstechnik – sowie den Stromleitungen in den Wänden – ausgeht, nicht wahrnehmen und nur schwer messen. Doch diese unsichtbaren Kräfte – Energieschwingungen wie das Licht, die aber nicht natürlich, sondern künstlich sind – wirken Tag und Nacht auf Ihren Körper ein, und die Medizin kommt erst allmählich hinter ihre störende Wirkung.

Seit einigen Jahrzehnten warnen Stapel wissenschaftlicher Literatur davor, dass die von Handys, Fernmeldetürmen, WLAN-Routern, intelligenten Stromzählern und Antennen ausgehende Strahlung unseren ganzen Körper stört. Sie beeinträchtigt nicht nur Funktion, Schlaf und die Fähigkeit, klar zu denken. Sie verursacht auch Schäden auf zellulärer und molekularer Ebene, die in Krebserkrankungen münden können (sie beeinflusst Blut-Hirn-Schranke, Herz-Kreislauf- und Immunsystem, Stressantwort und mehr). Im Jahr 2011 stufte die Internationale Agentur für Krebsforschung der Weltgesundheitsorganisation die Radiofrequenzstrahlung als »Gruppe 2B, möglicherweise karzinogen« ein, und neuere Forschungen lassen Forderungen nach einer Höherstufung lautwerden. Renommierte Wissenschaftler in aller Welt bezeichnen dies als eine wachsende Umwelt- und Gesundheitskrise, deren wir uns kaum bewusst sind. In den USA bereitet sich die Mobilfunkbranche darauf vor, 5G-Antennen – auch »Super-Wi-Fi« genannt und buchstäblich Militärtechnik – an Strommasten anzubringen, nur Meter von den Häusern der Menschen entfernt; wenn sie sich durchsetzt, geschieht dies möglicherweise ohne Kontrolle oder Mitsprache durch die Gemeinden.

Es ist verhältnismäßig einfach, über die mit technischen Geräten verbundenen Verhaltensprobleme wie zwanghaftes Verhalten und Ablenkung (Seite 186) zu sprechen. Doch über ihre unsichtbare *biologische* Wirkung zu sprechen macht Angst, weil wir davon umgeben sind und scheinbar keine Kontrolle darüber haben. Wir stehen am Anfang des »Internets der Dinge« – in dem Häuser mit intelligenter Technik ausgerüstet sind, Autos selbstständig fahren und Ihre Armbanduhr ständig Informationen über Ihren Körper sammelt und weitergibt. Besorgte Experten sagen, unseren Mitochondrien, die entwicklungsgemäß nur auf *natürliche* elektromagnetische Schwingungen (wie Sonnenlicht und die Elektronen der Erdoberfläche) reagieren, drohe die völlige Überlastung und die Gesellschaft müsse ihre Beziehung zur Technik überdenken. Wir müssen erkennen, wie Drahtlostechnologien die elektrischen Systeme des Körpers stören, und Möglichkeiten wählen, die diese Belastung minimieren. Dies wird mit fortschreitender Technisierung unseres Lebensumfelds immer wichtiger.

Klinikärzte erkennen allmählich einen Zusammenhang zwischen der Mobilfunkbelastung und dem enormen Anstieg chronischer Erkrankungen. Sie sehen unter anderem Krankheiten bei Kindern, die früher nur bei älteren Patienten üblich waren. Patienten und Ärzte berichten in Einzelfällen, dass chronische Symptome wie Kopfschmerzen, Verhaltensprobleme oder Schlaflosigkeit durch Maßnahmen zur Reduktion elektromagnetischer Strahlung zurückgingen. Strategien zur Reduktion von Elektrosmog sind besonders wichtig, wenn Kinder im Haushalt leben, deren Körper und Gehirn noch im Wachstum sind. Sie sind auch für Senioren wichtig, bei denen die Symptome einer Mobilfunkbelastung mit Alterserscheinungen verwechselt werden können.

Wir können es uns nicht leisten, Fakten zu leugnen. Die folgenden Richtlinien sollen Ihnen helfen, Ihre Belastung durch Elektrosmog zu senken und über Aufklärungsseiten wie etwa diagnose-funk.org über die Entwicklungen auf dem Laufenden zu bleiben.

DER RICHTIGE UMGANG MIT MOBILTELEFONEN.
Halten Sie das Mobiltelefon niemals zum Sprechen an den Kopf. Nutzen Sie die Freisprechfunktion oder ein strahlungsarmes Headset mit Luftschlauch. Schicken Sie am besten eine Nachricht. Verwenden Sie es nach Möglichkeit nicht bei schlechtem Empfang und tragen Sie es niemals eingeschaltet am Körper. Verwenden Sie zu Hause nach Möglichkeit ein kabelgebundenes Telefon (kabellose Modelle strahlen stark); nutzen Sie für Skype oder Facetime einen Computer, der über Kabel verbunden ist. Telefonieren Sie auch mit Headset selten im Auto: Metall reflektiert und verstärkt die Strahlung. Telefonieren Sie in der Nähe von Schwangeren und Kleinkindern nicht mit dem Mobiltelefon und halten Sie Kinder davon fern. Die Strahlung durchdringt ihren Schädel besonders stark.

GESUNDE TECHNIKGEWOHNHEITEN.
Arbeiten Sie niemals mit dem Laptop auf dem Schoß und schalten Sie nachts den WLAN-Router ab. Besonders sicher sind Sie, wenn Sie zu einer Ethernet-Verbindung zurückkehren. Schalten Sie alle drahtlosen Verbindungsmöglichkeiten (einschließlich Bluetooth und AirPort) ab, wenn Sie nicht online sind. Wechseln Sie zu kabelgebundenen Tastaturen, Mäusen und Druckern (Drucker verursachen eine starke Funkbelastung). Lernen Sie auf diagnose-funk.org, welche Risiken mit intelligenten Stromzählern verbunden sind und wie sie entschärft werden können, oder informieren Sie sich auf emfsafetystore.com über das Smart Meter Shield Kit und andere Angebote zur Abschirmung und Messung elektromagnetischer Strahlung. Sie können die Belastung durch Elektrosmog und Schadstoffe wie Schimmel in Haus oder Büro auch von einem Baubiologen prüfen und sich über Verbesserungen beraten lassen. (Baubiologen finden Sie auf baubiologie.net.)

MACHEN SIE SICH SCHLAU UND MISCHEN SIE SICH
ein. Informieren und engagieren Sie sich etwa im Arbeitskreis Immissionsschutz. Lokale Bürgerinitiativen finden Sie bei buergerwelle.de.

Wir müssen erkennen, wie Drahtlostechnologien die elektrischen Systeme des Körpers stören.

TRINKEN SIE MIT BEDACHT

ICH PERSÖNLICH HALTE ALKOHOL FÜR EIN GIFT, DAS die Leber schädigt, Gehirnzellen tötet, das Mikrobiom verändert und den Schlaf stört. Einige Sorten Bier, Apfelwein, Schnaps und Likör liefern zudem erhebliche Mengen Kohlenhydrate. (Patienten, die täglich – auch trockenen – Wein trinken, nehmen meist zu und speichern Fett.) Mir ist klar, dass ich hier in der Minderheit bin und Millionen Mitbürger anderer Ansicht sind! Alkohol gehört für viele Menschen zum Leben und ist eine Möglichkeit, in Kontakt zu kommen und zu kommunizieren. Wenn auch Sie das so sehen, möchte ich Sie bitten, sich behutsam zu fragen, wie und warum Sie trinken. Finden Sie heraus, ob es eine automatische Gewohnheit oder ein genussvolles Ritual ist, das Sie mit Wohlbefinden erfüllt. Es lohnt, sich die folgenden vier Fragen zu stellen, um das eigene Verhältnis zum Alkohol zu verstehen:

IST DER WEIN, DAS BIER oder der Cocktail eine Besonderheit, die Sie Schluck für Schluck genießen, oder gießen Sie sich jeden Abend automatisch ein Glas ein?

BEREICHERT DAS GETRÄNK IHRER WAHL die Mahlzeit oder das gesellschaftliche Ereignis? Oder lindert es Stress, Angst, einen Mangel an Freude oder hilft Ihnen, Hemmungen abzulegen, die Sie andernfalls bremsen würden?

TRINKEN SIE MEIST ALLEIN, mit einem Partner oder im gesellschaftlichen Rahmen – und warum?

SIND SIE ZUFRIEDEN MIT IHREM UMGANG mit Alkohol oder möchten Sie etwas daran ändern?

Beim Trinken kommt es ganz auf die Umstände an. Wenn Sie jedes Mal überlegen, warum Sie es tun, und sich Ihrer Motivation bewusst sind, tun Sie viel für ein gesundes Verhältnis zum Alkohol. Weitere Informationen finden Sie auf kenn-dein-limit.de.

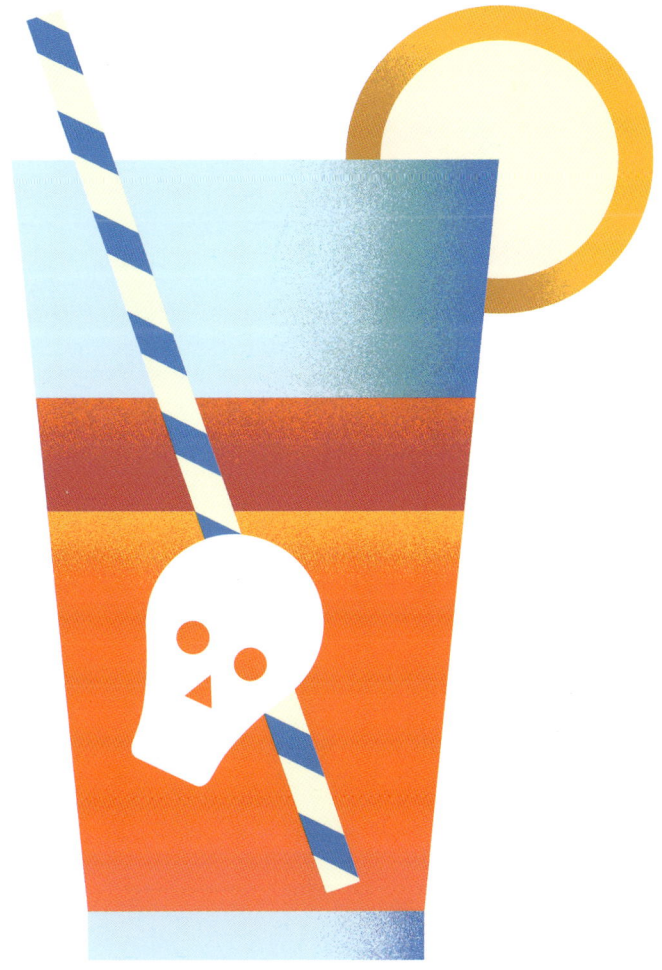

GEBEN SIE IHREN MITOCHONDRIEN, WAS SIE BRAUCHEN

IHRE MITOCHONDRIEN VERSORGEN SIE MIT ENERGIE: DIE WINZIGEN KRAFTWERKE IN DEN ZELLEN VER-
WANDELN DIE NAHRUNG, DIE SIE ESSEN, UND DEN SAUERSTOFF, DEN SIE ATMEN, IN ATP (ADENOSINTRIPHOS-
PHAT) FÜR DIE BIOCHEMISCHEN REAKTIONEN IN DEN ZELLEN. BESONDERS VIELE GIBT ES IN DEN ZELLEN VON

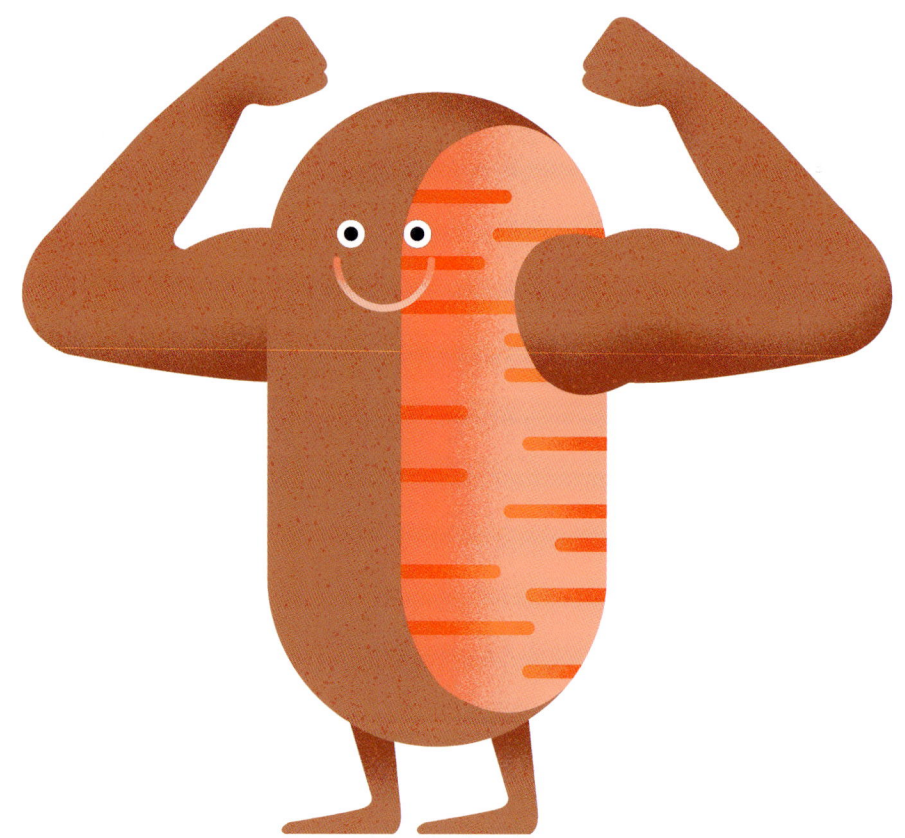

HERZ, GEHIRN UND MUSKELN, DENN SIE BENÖTIGEN die meiste Energie. Wahrscheinlich werden Sie nicht allzu oft an Ihre Mitochondrien denken, und doch entscheidet ihre Vitalität darüber, wie energiegeladen Sie sich fühlen, wie robust Ihr Stoffwechsel ist und wie klar Sie denken. Wie eine Fabrik bei knappen Ressourcen

oder schlechten Bedingungen die Produktion drosselt, produzieren auch die Mitochondrien weniger Energie, wenn es am nötigen Rohmaterial fehlt, sie zu viel Stress haben, Schadstoffen, Elektrosmog, Infektionen oder Allergenen ausgesetzt sind oder sie ihre Arbeit in einem bewegungsarmen Körper verrichten müssen.

Sie werden in nächster Zeit mehr von den Mitochondrien hören, da die Wissenschaft gerade dabei ist, das Rätsel ihrer Funktion zu lösen. Ich halte die Mitochondrien für den Mechanismus, über den neue Gewohnheiten bei Ernährung, Bewegung, Schlaf und Sonnenbestrahlung bedeutsame Verbesserungen der körperlichen Funktion und Befindlichkeit einleiten. Ich betrachte sie auch als westliches Äquivalent zum *Chi* – der essentiellen Kraft des Lebens und der Langlebigkeit, welche die traditionelle chinesische Medizin bewusst pflegt und schützt.

Hinter der Erschöpfung, die wir mit dem Älterwerden assoziieren, steckt ein Erlahmen der Mitochondrien, das auch in Herz-/Lungenkrankheiten, neurodegenerative und altersbedingte Erkrankungen hineinspielen könnte. Aber Sie können etwas tun. Je mehr Sie Funktion und Zahl der Mitochondrien steigern, desto besser werden Sie sich fühlen und desto besser werden Sie altern.

Je mehr Sie Funktion und Zahl der Mitochondrien steigern, desto besser werden Sie sich fühlen und desto besser werden Sie altern.

Bremsen Sie die Degeneration Ihrer Mitochondrien mit folgenden 14 wichtigen Gewohnheiten:

1. STREICHEN SIE ZUCKER VOM SPEISEPLAN – Mitochondrien mögen ihn nicht.

2. ERNÄHREN SIE SICH GETREIDEFREI, um die Zuckermenge im Blut weiter einzuschränken.

3. ESSEN SIE MEHR GEMÜSE für mehr gesunde sekundäre Pflanzenstoffe.

4. ESSEN SIE REICHLICH GESUNDE FETTE, den bevorzugten Brennstoff der Mitochondrien.

5. ESSEN SIE »CLEAN«: Gifte und Pestizide schädigen Mitochondrien.

6. PRAKTIZIEREN SIE INTERVALLFASTEN.

7. MACHEN SIE REGELMÄSSIG HOCHINTENSIVES INTERVALLTRAINING. HIIT regt erwiesenermaßen die Bildung neuer Mitochondrien an.

8. MACHEN SIE SICH STARK. In den Muskeln sitzen mehr Mitochondrien als im Fett.

9. VERBESSERN SIE IHRE SCHLAFGEWOHNHEITEN.

10. TANKEN SIE SONNE. Sonnenlicht kurbelt die Mitochondrien mächtig an.

11. MEIDEN SIE ELEKTROMAGNETISCHE STRAHLUNG.

12. STARTEN SIE MIT EINER KALTEN DUSCHE IN DEN TAG. Kurze Kältereize helfen, die Produktion neuer Mitochondrien anzustoßen.

13. NEHMEN SIE NAHRUNGSERGÄNZUNGSMITTEL. Coenzym Q10, Glutathion, Magnesium, B-Vitamine, Krillöl, Alpha-Liponsäure, Nicotinamid-Ribosid und PQQ (Pyrrolochinolinchinon) unterstützen die Mitochondrien.

14. REDUZIEREN SIE ÜBERFLÜSSIGE MEDIKAMENTE. Es ist dokumentiert, dass etliche Medikamente wie Statine, Antidepressiva und Angstlöser die Funktion der Mitochondrien beeinträchtigen.

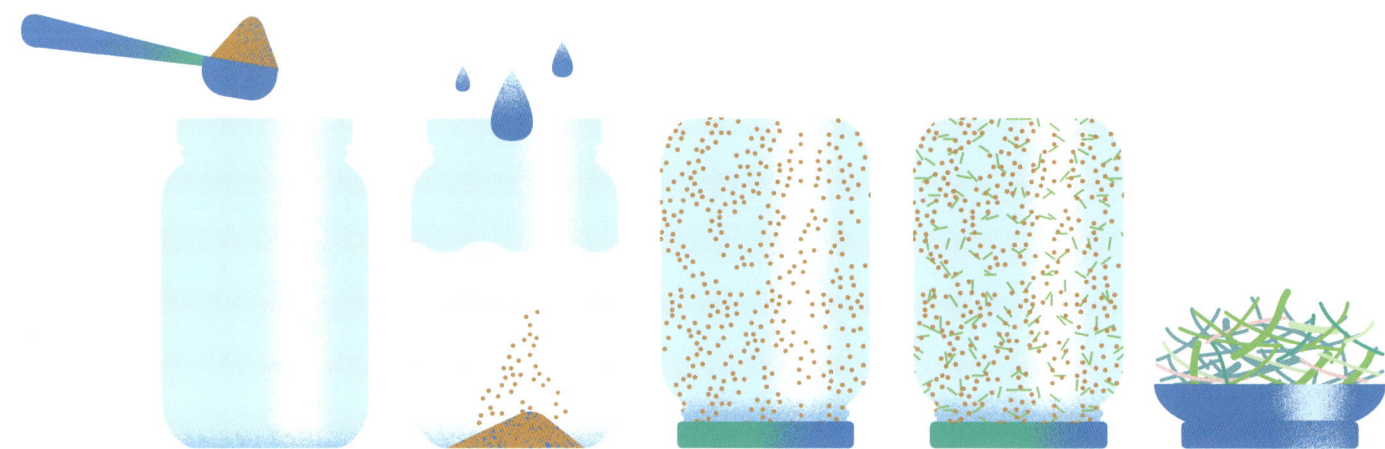

DIE EIGENE SPROSSENZUCHT

VERWANDELN SIE EINE ECKE IHRER KÜCHE IN EINEN MINI-GEMÜSEGARTEN. SPROSSEN SIND EIN POWER-GEMÜSE: PREISWERT, KINDERLEICHT ZU ZÜCHTEN UND RANDVOLL MIT ENZYMEN, DIE DEN KÖRPER BEI DER GEWINNUNG VON NÄHRSTOFFEN (WIE VITAMINEN, MINERALIEN, AMINOSÄUREN UND ESSENTIELLEN FETTEN)

AUS ANDEREN NAHRUNGSMITTELN UNTERSTÜTZEN. Sprossen sind neue Pflänzchen, die aus den Samen sprießen. Für die Zucht braucht es nur ein Sprossenglas und ein wenig Zuwendung (drei bis fünf Tage lang je zwei Minuten), und im Handumdrehen haben Sie nährstoffreiche Pflanzenkost, um Ihre Mahlzeiten aufzuwerten. Die regelmäßige Pflege belohnt Sie nicht nur mit frischem Gemüse, die Keimlinge wirken auch stark entgiftend und schützend. Brokkolisprossen sind für ihren extrem hohen Anteil an krebsbekämpfenden Verbindungen bekannt – besonders Sulforaphan, das die Ausschüttung der Entgiftungsenzyme der Leber ankurbelt. Mit dieser umwälzenden Methode können Sie auch die Menge entzündungsfördernder Lektine in Hülsenfrüchten und Getreide senken.

DIE WAHL DER SAMEN. Sie können viele verschiedene Pflanzen wie Blattgemüse, Kreuzblütengewächse, Bohnen und mehr keimen. Beginnen Sie mit allseits beliebten und problemlos erhältlichen Kreuzblütengewächsen wie pfeffrigem Rucola oder Brokkoli, und halten Sie nach gentechnikfreien Biosamen Ausschau. Sobald Sie Brokkoli und seine Geschwister zum Wachsen bringen, können Sie Ihr Repertoire um Samen anderer Art erweitern.

UND LOS GEHT'S! Sie benötigen lediglich ein Ein-Liter-Schraubdeckelglas mit passendem Sprossendeckel. Alternativ können Sie auch den Easy Sprout Sprouter oder ein anderes Sprossenglas kaufen.

SPROSSEN SELBST ZIEHEN

SCHRITT 1 Geben Sie abends 3 Esslöffel Keimgut in das Glas. Geben Sie ein Stück Kombu (eine Meeresalgenart) dazu, um den Mineralgehalt zu erhöhen. Schrauben Sie den Sprossendeckel aufs Glas und gießen Sie etwa ½ Liter nicht gechlortes Wasser durch den Siebeinsatz hinein. Schwenken Sie die Samen im Glas und gießen Sie die Flüssigkeit ab. Füllen Sie das Glas erneut mit etwa ½ Liter Wasser. Stellen Sie es über Nacht auf die Küchentheke.

SCHRITT 2 Gießen Sie am nächsten Morgen die Flüssigkeit ab, entfernen Sie die Kombu-Alge. Geben Sie ½ Liter Wasser dazu. Schwenken Sie das Glas, um die Samen zu spülen, und gießen Sie die Flüssigkeit ab. Stellen Sie das Glas mit dem Deckel schräg nach unten (geben Sie es in eine Schüssel oder Pfanne und legen Sie etwas unter, sodass der Boden erhöht ist).

SCHRITT 3 Spülen Sie die Samen zwei- bis dreimal täglich und gießen Sie die Flüssigkeit ab. Die Samen sollten feucht sein, aber nicht im Wasser stehen.

(Wenn Sie weiße »Flimmerhärchen« an den Keimlingen entdecken, brauchen sie mehr Feuchtigkeit. Geben Sie ein paar Tropfen Wasser ins Glas und schütteln Sie vorsichtig.) Stellen Sie das Glas wieder schräg – und sehen Sie zu, wie die Sprossen sprießen! Sie sollten allmählich das Glas füllen und langsam grün werden. Das dauert drei bis fünf Tage, bei grünem Blattgemüse auch länger.

SCHRITT 4 Schütteln Sie die langen, grünen Sprossen in eine Schüssel, wickeln Sie sie in Küchenkrepp und lagern Sie sie in einer Plastiktüte im Kühlschrank. Die trockene Lagerung bremst Wachstum und Fäulnisprozesse.

SCHRITT 5 Geben Sie täglich eine Handvoll Sprossen auf den Salat, in die Suppe oder in Ihre Smoothies! Innerhalb von fünf Tagen verzehren.

Hochwertiges Zubehör für die Sprossenzucht finden Sie in gut sortierten Bioläden oder im Internet.

Für die Zucht braucht es nur ein Sprossenglas und ein wenig Zuwendung, und im Handumdrehen haben Sie nährstoffreiche Pflanzenkost, um Ihre Mahlzeiten aufzuwerten.

EINE CLEVERE STRATEGIE
FÜR DIE NAHRUNGSERGÄNZUNG

IN EINER PERFEKTEN WELT WÄREN NAHRUNGSERGÄNZUNGSMITTEL UNNÖTIG. UNSERE NAHRUNG WÜRDE UNS UMFASSEND MIT NÄHRSTOFFEN FÜR ALLE BIOCHEMISCHEN VORGÄNGE VERSORGEN UND DAFÜR SORGEN, DASS WIR AUCH IM ALTER ENERGIEGELADEN UND WIDERSTANDSFÄHIG BLEIBEN. DA UNSERE WELT NICHT PERFEKT IST,

DA DER NÄHRWERT UNSERER NAHRUNG (AUCH GESUND angebauter und produzierter Lebensmittel) abgenommen und der Stress zugenommen hat, halte ich hochwertige Nahrungsergänzungsmittel für wichtige Helfer. Sie können eine gesunde Ernährung nicht ersetzen, aber sie können die Lücken in einem geschwächten Lebensmittelsystem schließen; Nährstoffe auffüllen, die bei chemischer Belastung (der Körper verbraucht dann mehr Nährstoffe zu Ihrem Schutz), viel Stress und wenig Schlaf benötigt werden und bei nachlassender Nährstoffaufnahme im Alter helfen. Sie sind wichtig, denn wenn die Rohstoffe für Stoffwechselreaktionen nicht aus der Nahrung kommen, holt der Körper sie aus Knochen, Leber oder anderen Geweben. Das kostet Energie und strapaziert die Gesundheit.

IHRE STRATEGIE FÜR DIE NAHRUNGSERGÄNZUNG:

1. ERNÄHREN SIE SICH ZUNÄCHST IMMER SO GUT, wie Sie nur können.

2. KAUFEN SIE DIE BESTEN PRÄPARATE, DIE SIE SICH LEISTEN KÖNNEN. Ein bis zwei gute Produkte sind besser als viele minderwertige.

3. SIND HOCHWERTIGE NAHRUNGSERGÄNZUNGSMITTEL UNERSCHWINGLICH, achten Sie auf Qualität bei Ernährung, Sport, Schlaf und Stressabbau.

Es gibt viele hervorragende Präparate für ein gezielt auf Ihre Bedürfnisse abgestimmtes Programm, aber hier sind einige grundlegende Empfehlungen:

EIN GUTES MULTIVITAMIN mit Vitamin D, B-Vitaminen und Magnesium. Multivitaminpräparate spielen eine entscheidende Rolle bei allen Stoffwechselvorgängen im Körper. Sie unterstützen Energiegewinnung, Wachstum, Fortpflanzung und Zellgesundheit. Ein gutes Multivitamin ist die Basis für Gesundheit und Ernährung. Meiden Sie Präparate, die Sie nur einmal täglich nehmen müssen – sie können die benötigte Mineralstoffmenge nicht enthalten. Achten Sie auf Produkte mit methyliertem Vitamin B_{12} (Methylcobalamin) und Folsäure (Metafolin). Viele Menschen haben leichte Gendefekte, die eine – für Entgiftung, Entzündungskontrolle, Immunfunktion und mehr – optimale Methylierung stören. Nehmen Sie das Multivitamin zu einer Mahlzeit und prüfen Sie die Inhaltsstoffe mit Ihrem Arzt, falls Sie auch Medikamente nehmen. So können Sie sicher sein, dass keine Kontraindikationen bestehen. *Hinweis: In Monaten ohne Sonne werden die meisten Menschen zusätzliches Vitamin D benötigen. Anzustreben sind insgesamt mindestens 2000 I.E. am Tag, sofern die Blutwerte keinen größeren Bedarf offenbaren. (Informationen zu Vitamin D finden Sie auf Seite 156.)*

HOCHWERTIGES FISCHÖL enthält Omega-3-Fettsäuren, die dem Körper helfen, chronischen Erkrankungen und Entzündungen vorzubeugen. Sie halten Haut, Haare und Nägel gesund, verbessern die Konzentration und stabilisieren die Stimmung. Ich bevorzuge Krillöl (Krill sind kleine garnelenartige Krebstiere, die sich von Phytoplankton ernähren), weil es das starke Antioxidans Astaxanthin enthält. Angesichts der hohen Schadstoffbelastung von Fisch ist Krill eine schadstoffarme Möglichkeit, den Bedarf an essentiellen Fettsäuren zu decken, da die Tierchen am Anfang der Nahrungskette stehen und aus sauberen

Gewässern kommen. Krillöl ist die ökologisch nachhaltigste Omega-3-Quelle. Achten Sie darauf, dass es kaltgepresst und nicht mit chemischen Lösungsmitteln extrahiert wurde, und wählen Sie bei anderen Fischölen Hersteller, die den Quecksilbergehalt ihrer Produkte überprüfen.

AUF EIN PROBIOTIKUM können Sie nur verzichten, wenn Sie im Lauf einer Woche verschiedene fermentierte Lebensmittel verzehren (siehe Seite 54). Andernfalls sollten Sie täglich ein Präparat mit mindestens 20 Milliarden KBE (koloniebildende Einheiten) nehmen, bei Antibiotikabehandlung das Doppelte. Wechseln Sie gelegentlich die Marke für eine unterschiedliche Zusammensetzung der Stämme. (Wenn Sie gerade Antibiotika nehmen, sollten Sie das Probiotikum zu einer anderen Tageszeit einnehmen und darauf achten, dass es *Saccharomyces boulardii* enthält.)

GLUTATHION und COENZYM Q10 können Unterstützung bieten, wenn man älter wird. Der Körper kann diese Substanzen selbst herstellen, mit den Jahren aber geht die Produktion zurück. Diese Anti-Aging-Antioxidantien verbessern die Funktion der Mitochondrien – und Ihr Energieniveau. Verwenden Sie acetyliertes Glutathion sowie Ubichinol Co10 für maximale Resorption.

Kaufen Sie Präparate, die nur die besten Inhaltsstoffe enthalten und keine schädlichen Konservierungs- und Bindemittel, Füll- und Trägerstoffe, Rieselhilfen, Schellack, Farbstoffe, Gluten, Hefe, Laktose und andere Allergene. Zu den beim Arzt erhältlichen Spitzenprodukten gehören Thorne Research, Ortho Molecular Products, Metagenics, LifeExtension und Pure Encapsulations. Danach folgen die etwas weniger starken, aber immer noch unbedenklichen Reformhausprodukte unter anderem von Jarrow Formulas, Garden of Life, Bluebonnet, KAL, SourceNaturals, Solaray und Renew Life. Die Internetseite labdoor.com prüft Sicherheit, Wirksamkeit und Reinheit von Nahrungsergänzungsmitteln. Die Datenbank ist noch klein, kann aber nützliche Momentaufnahmen gängiger Marken liefern.

Nahrungsergänzungsmittel sind wichtig, denn wenn die Rohstoffe für Stoffwechselreaktionen nicht aus der Nahrung kommen, holt der Körper sie aus Knochen, Leber oder anderen Geweben.

SANIEREN SIE IHREN DARM

DER SCHUTZ DER DARMFLORA UND DIE BESEITIGUNG VON FUNKTIONSSTÖRUNGEN DES DARMS GEHÖREN ZUM WICHTIGSTEN, WAS SIE FÜR IHRE GESUNDHEIT TUN KÖNNEN. VEREINFACHT GESAGT: DIE DARMFLORA GERÄT AUS DEM GLEICHGEWICHT, WENN DIE ENTZÜNDUNGSFÖRDERNDEN GEGENÜBER DEN ENTZÜNDUNGS-

HEMMENDEN BAKTERIEN ÜBERWIEGEN UND DIE VIEL-falt der Mikroorganismen stark eingeschränkt ist. Ursächlich sind viele der bereits beschriebenen Faktoren wie industriell verarbeitete und genetisch veränderte Nahrungsmittel, Chemikalien und Medikamente, übertriebene Hygiene, chronischer Stress, schlechter Schlaf und zu wenig Sport. Leider sind Störungen der Darmflora recht häufig und gehen mit einer übermäßigen Durchlässigkeit des Darms einher: Mit der Zeit verursachen die freigesetzten entzündungsfördernden Toxine zusammen mit der schädigenden Wirkung der genannten Stressoren einen Integritätsverlust der Darmschleimhaut, die nur eine Zelle dick ist. Die Tight Junctions der Zellen werden durchlässiger, teilweise unverdaute Nahrungspartikel und Giftstoffe gelangen ins Blut. Es kommt zu Entzündungsprozessen und Überreaktionen des Immunsystems. Wenn man bedenkt, dass die Darmschleimhaut so groß ist wie ein Tennisplatz, aber dünner als Seidenpapier, können Sie sich vorstellen, wie groß ihr Einfluss auf den gesamten Körper – und wie verletzlich – sie ist!

Die Symptome eines übermäßig durchlässigen Darms können weit über die zu erwartenden Verdauungsprobleme oder Nahrungsmittelunverträglichkeiten und Allergien hinausgehen. Sie können sich als Angst, Depressionen, Benommenheit, Stimmungsschwankungen, Hautprobleme (wie Akne oder Rosazea), Gelenk- und Muskelschmerzen,

Erschöpfung, ein schwaches Immunsystem und sogar Autoimmunerkrankungen, Asthma sowie neuesten Forschungen zufolge sogar als Diabetes und Übergewicht bemerkbar machen.

Die gute Nachricht lautet, dass Sie das Mikrobiom mit Ernährung, Nahrungsergänzung und Stressabbau ins Gleichgewicht bringen und die Reparatur der Darmschleimhaut unterstützen können. Medikamente sind nicht nötig (einige Arzneimittel, die zur Linderung der Entzündung bei einem übermäßig durchlässigen Darm verordnet werden, machen alles noch schlimmer). Das Mikrobiom ist ein lebendiges Ökosystem und ständig im Wandel. Die Zellen der Darmschleimhaut erneuern sich alle drei bis sechs Tage. Mit Engagement können Sie den Wiederaufbau beaufsichtigen, der die gesundheitliche Wende bringen kann.

Das folgende 5-Schritt-Programm ist eine der besten Möglichkeiten zur Darmsanierung. Es dient als Vorlage für eine individuelle einmonatige Kur mit selbst gekochten Mahlzeiten. Es ist auch die Basis durchdachter Entgiftungsprogramme mit Nahrungs- und Nahrungsergänzungsmitteln (wie der Be-Well-Cleanse). Ich gebe nun einen Überblick über die fünf Schritte. Eine ausführlichere Anleitung, wie Sie Ihr persönliches Programm planen, oder Infos zu Programmen, die Sie bei der Reparaturarbeit unterstützen, finden Sie auf bewell.com.

>> **Eine Fehlbesiedelung des Darms kann sich als Angst, Depressionen, Benommenheit, Schlafstörungen und sogar Gedächtnisprobleme äußern.** <<

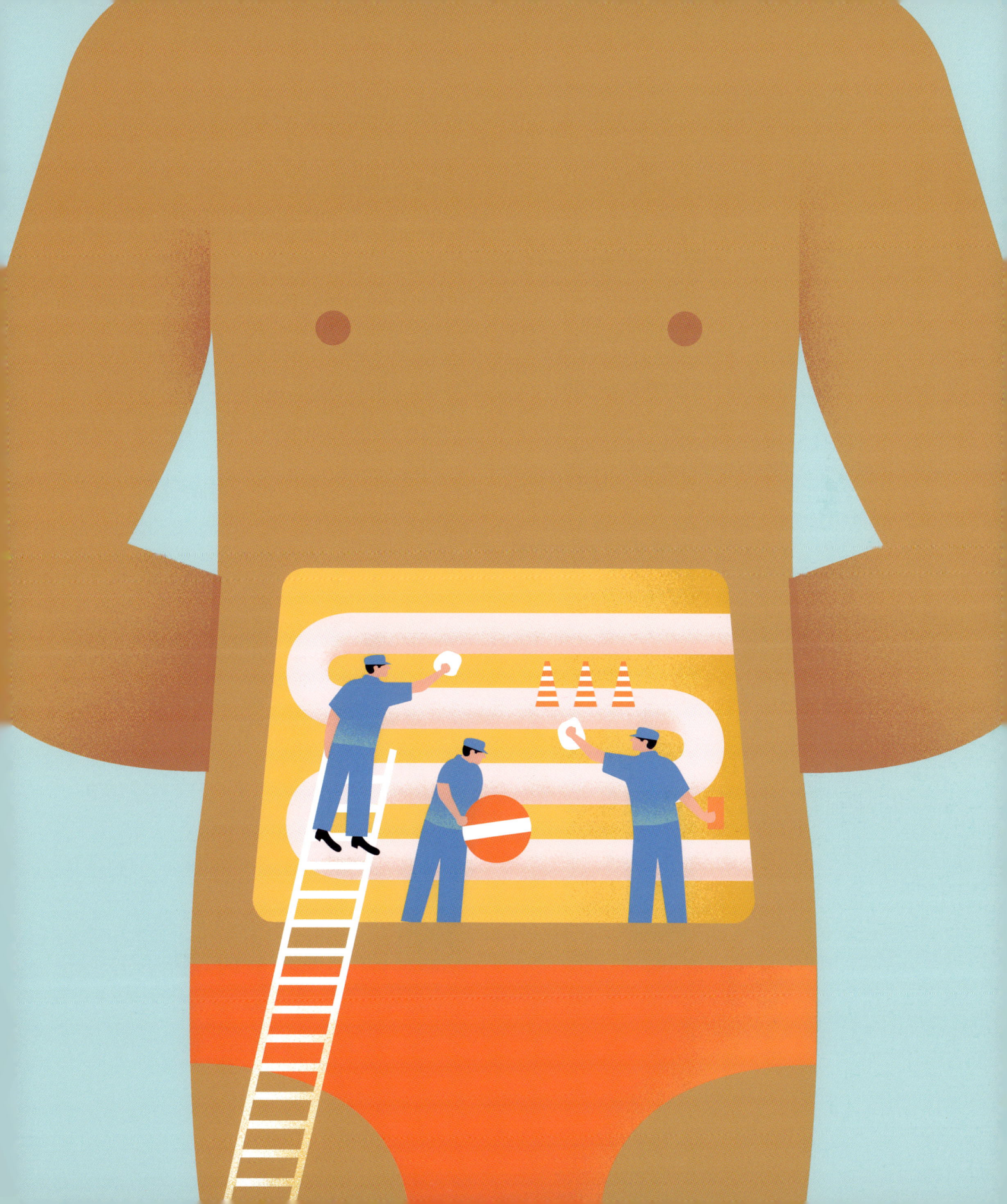

1. BESEITIGEN SIE IRRITATIONSQUELLEN

GIFTSTOFFE IN DER NAHRUNG: Hier sind unter anderem Zucker, industriell verarbeitete Nahrungsmittel, tierische Produkte aus konventioneller Landwirtschaft, pestizidbelastete Nahrung, künstliche Süßstoffe und genetisch veränderte Nahrungsmittel zu nennen.

NAHRUNGSMITTEL, DIE UNVERTRÄGLICHKEITSREAKTIONEN AUSLÖSEN: Welche das sind, können Sie mit einer Eliminationsdiät herausfinden (Seite 90).

MAGENREIZSTOFFE wie Alkohol und Koffein: Schränken Sie unter der Aufsicht Ihres Arztes die Einnahme von nichtsteroidalen Antirheumatika und Protonenpumpenhemmern ein oder versuchen Sie, gänzlich darauf zu verzichten.

CHRONISCHE SUBKLINISCHE INFEKTIONEN: Fehlbesiedelungen des Dünndarms, Candida/Hefepilzinfektionen sowie Parasiten im Darm kommen sehr häufig vor. Ein erfahrener Gesundheitsdienstleister kann helfen, sie zu diagnostizieren und mit pflanzlichen Antimikrobiotika (gegebenenfalls auch mit Medikamenten) zu behandeln.

2. ERSETZEN SIE, WAS MÖGLICHERWEISE FEHLT

BALLASTSTOFFE unterstützen die Ausscheidung von Toxinen und Nahrungsabbauprodukten. Ohne sie ist der Stuhlgang träge. Abfallprodukte können in den Körper zurückgelangen, dort Entzündungen fördern und toxisch wirken. Verzehren Sie buntes, stärkearmes Gemüse, Beeren, Nüsse, Samen, Hülsenfrüchte und/oder ergänzen Sie ein bis zwei Esslöffel Flohsamen, Leinsamen (die Sie in einer Kaffee- oder Gewürzmühle mahlen sollten, damit Sie garantiert frisch sind) oder eingeweichte Chiasamen.

SALZSÄURE wird benötigt, um den Verdauungsprozess in Gang zu bringen. Ist sie erschöpft, können natürliche »Bitterstoffe« oder ein Esslöffel Apfelessig in etwas Wasser vor den Mahlzeiten die Magensaftproduktion anregen. Zuweilen muss Salzsäure ergänzt werden, am besten unter der Aufsicht eines Arztes oder Heilpraktikers.

VERDAUUNGSENZYME helfen, die Nahrung zu zerlegen, damit Nährstoffe leichter resorbiert und assimiliert werden können. Je besser die Aufspaltung der Nahrung, desto weniger Probleme machen teilverdaute Nahrungspartikel.

3. STELLEN SIE MIT NÜTZLICHEN BAKTERIEN DAS GESUNDE GLEICHGEWICHT IM DARM WIEDER HER

DIE TÄGLICHE EINNAHME VON PROBIOTIKA hilft dem Mikrobiom, wieder ins Gleichgewicht zu finden, unterstützt die Verdauung, hilft dem Körper bei der Produktion von Vitaminen und der Aufnahme von Mineralien, stärkt das Immunsystem, bessert Stoffwechsel und Stimmung.

FERMENTIERTE NAHRUNGSMITTEL (Seite 54) unterstützen diesen Prozess noch weiter.

PRÄBIOTIKA (Seite 57) sind wie Dünger für die nützlichen Bakterien.

(BAKTERIO-)PHAGEN sind der neue Trend bei Präparaten für den Darm und in den neuesten Probiotika oft enthalten. Diese nützlichen Viren infizieren und töten Mikroorganismen, unterstützen die Vermehrung der hilfreichen Bakterien, und ihre Konzentration im schützenden Schleim hilft sogar der Darmschleimhaut.

4. REPARIEREN SIE DIE DARMSCHLEIMHAUT MIT DEN ERFORDERLICHEN BAUSTEINEN

EINE NAHRUNGSERGÄNZUNG MIT GLUTAMIN nährt die Zellen, die den Dünndarm auskleiden, und unterstützt so Immunsystem und Verdauung.

OMEGA-3-FETTSÄUREN aus einem hochwertigen Ergänzungsprodukt (Seite 172) helfen dem Darm, gesunde Zellwände aufzubauen und die Tight Junctions der Darmschleimhautzellen zu stärken.

EIN GUTES MULTIVITAMIN (Seite 172) hilft, den Nährstoffmangel auszugleichen, der meist auch bei Menschen, die sich gesund und vollwertig ernähren, mit Leaky-Gut-Syndrom einhergeht.

KNOCHENBRÜHE (Seite 43) ist voll mit Nährstoffen wie Kollagen und Gelatine, die den Darm beruhigen und heilen.

EINE ABWECHSLUNGSREICHE VOLLWERTKOST mit stärkearmem Gemüse, gesunden Proteinen und guten Fetten liefert die Vitamine, Mineralstoffe, Fett- und Amino-säuren sowie sekundären Pflanzenstoffe, die für die Repa-ratur von Schäden und den Wiederaufbau von gesundem neuem Gewebe benötigt werden, zuzügliche der Enzyme, die der Dünndarm zur Heilung braucht. Verzehren Sie eine große Vielfalt gesunder Lebensmittel, um ein robustes Mikrobiom zu fördern, das als verlässliches Bollwerk gegen Infektionen und Krankheiten dienen kann.

5. ENTSPANNEN SIE, UM STRESS AUSZUBREMSEN UND BESSER ZU SCHLAFEN

ACHTSAMKEIT und andere Techniken des Stressabbaus unterstützen die Darmgesundheit, da Stress zu bakterieller Fehlbesiedelung, übermäßig durchlässigem Darm und Entzündungen führen kann.

… und nicht vergessen: ACHTSAM ESSEN (Seite 66)!

Der Schutz der Darmflora und die Beseitigung von Funktionsstörungen des Darms gehören zum Wichtigsten, was Sie für Ihre Gesundheit tun können.

BESSER ENTGIFTEN

DIE GESAMTBELASTUNG DES KÖRPERS ERGIBT SICH AUS ZWEI ARTEN VON GIFTSTOFFEN: ENDOGENEN TOXINEN, DIE NATÜRLICHE ABFALLPRODUKTE VON STOFFWECHSELPROZESSEN SIND, UND EXOGENEN GIFTEN, WOZU UMWELTEINTRÄGE WIE CHEMIKALIEN UND SCHWERMETALLE ZÄHLEN. TESTEN SIE DIESE EINFACHEN MÖGLICHKEITEN, DIE ENTGIFTUNG DES KÖRPERS ZU UNTERSTÜTZEN:

SCHWITZEN

Schwitzen Sie regelmäßig. Es hilft, Giftstoffe aus dem Körper zu schwemmen, und unterstützt die Kontrolle der Körpertemperatur. Intensiver Sport, Hot Yoga und der Besuch der Sauna, besonders der Infrarotsauna, sind gute Möglichkeiten. Sauna und ähnliche Wärmebehandlungen gehören seit Urzeiten zur Gesundheitspflege: Wärme regt die Durchblutung an, senkt so den Blutdruck, löst Verspannungen, lindert Wehwehchen, bringt Cortisol ins Gleichgewicht und verbessert die Funktion der Arterien, da sie ihre Endothelzellen unterstützt. Wenn Sie sich krank fühlen, kann ein Saunabesuch die weißen Blutkörperchen aktivieren und besonders wehrhaft machen. Ich bevorzuge die Infrarotsauna. Sie ist nicht so heiß und deshalb ungefährlicher für alle, die keine große Hitze vertragen. Trotz der niedrigeren Temperatur dringen die Infrarotwellen tief in den Körper und erzeugen eine stärkere Schweißabsonderung, sodass mehr Giftstoffe ausgeschieden werden. Planen Sie ein paar entspannende 15- bis 20-minütige Saunagänge pro Woche. Trinken Sie ausreichend und duschen Sie gleich danach, damit die Giftstoffe nicht wieder absorbiert werden. (Infrarotsaunen finden Sie in Fitness- oder Yogastudios sowie speziellen Einrichtungen in Ihrer Nähe. Sie können sie von Firmen wie Clearlight auch zu Hause einbauen lassen.)

BÜRSTEN

Trockenbürsten vor dem Baden unterstützt die Hauterneuerung. Die Haut ist Ihr größtes Organ und für zehn bis fünfzehn Prozent aller körperlichen Ausscheidungen zuständig. Indem Sie sanft die abgestorbenen Zellen entfernen, die bei der Erneuerung der Haut zurückbleiben, entlasten Sie die Entgiftungsorgane Leber und Nieren. Das Trockenbürsten fördert die Durchblutung und reinigt das Lymphsystem – ein wichtiges Filtersystem, das ebenfalls Giftstoffe durch und aus dem Körper transportiert. Dieser kleine Akt der Selbstfürsorge nimmt nur fünf Minuten in Anspruch. Und so geht's:

Kaufen Sie im Naturkostladen oder online eine Körperbürste aus Naturfasern. Modelle mit langem Griff sind am besten für die schwerer erreichbaren Stellen.

SCHRITT 1 Streichen Sie mit der Bürste mehrmals von den Händen über die Arme hinauf zum Herzen.

SCHRITT 2 Streichen Sie mit der Bürste von den Füßen zum Ansatz der Oberschenkel.

SCHRITT 3 Bürsten Sie Bauch und Achselhöhlen mit kreisenden Bewegungen zuerst im Uhrzeigersinn, dann gegen den Uhrzeigersinn.

SCHRITT 4 Bürsten Sie nur sanft über die Brust/Brüste und andere empfindliche Stellen.

SCHRITT 5 Bürsten Sie den Rücken von unten nach oben, dann den Nacken von oben nach unten. Sie können auch Handflächen und Fußsohlen kreisend bürsten.

SCHRITT 6 Beenden Sie die Anwendung mit einer warmen Dusche oder einem Bad, gefolgt von schadstofffreiem Körperöl oder Bodylotion. Genießen Sie die wohltuende Wirkung!

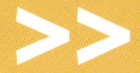

Die Menschen werden von der Nahrungsmittelindustrie versorgt, die nicht auf die Gesundheit achtet, und von der Gesundheitsindustrie behandelt, die nicht auf die Ernährung achtet.
Wendell Berry

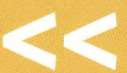

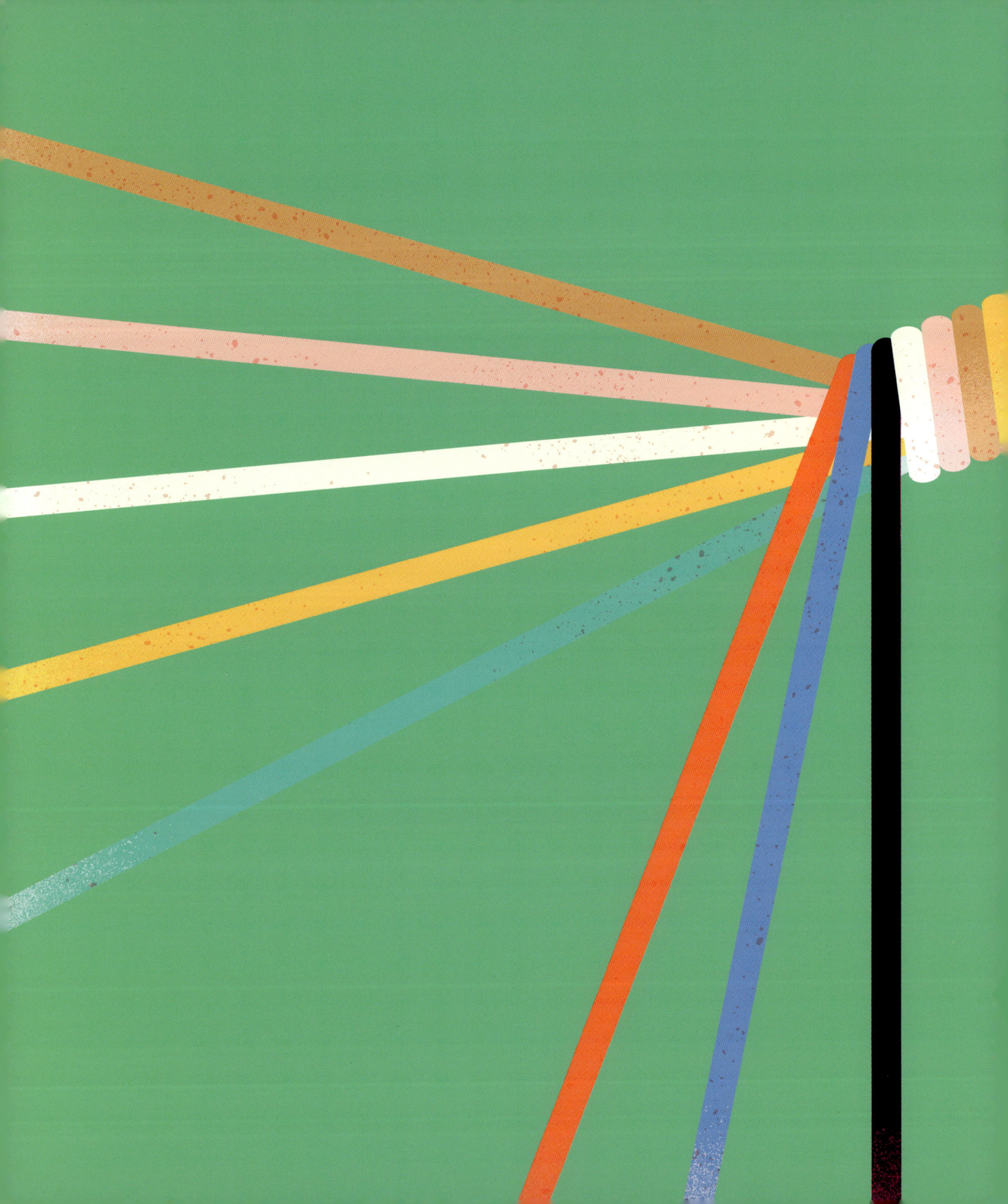

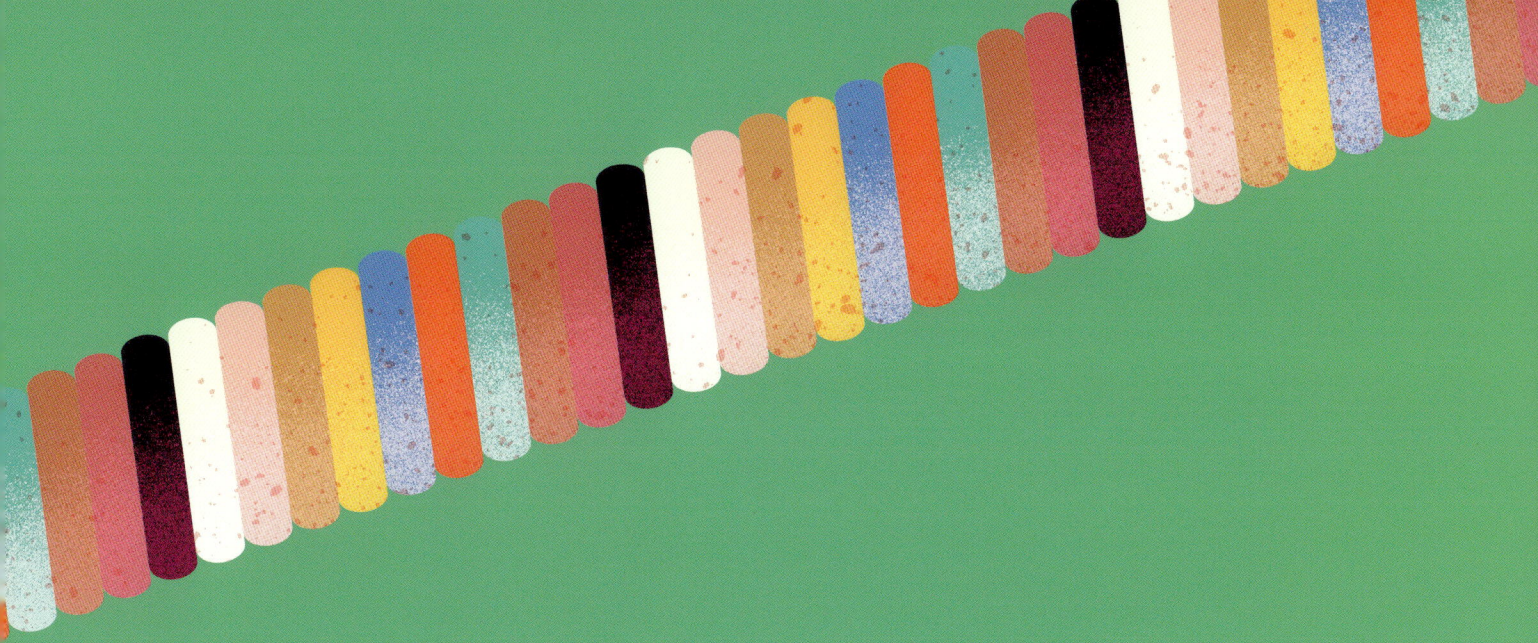

ENTSPANNUNG

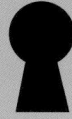

WIE KONNTEN WIR DEN ABSCHALTKNOPF AUS DEN Augen verlieren – und um welchen Preis? Die meisten Menschen laufen fast immer auf Hochtouren. Notgedrungen. Nie waren die Anforderungen durch Arbeit, Familie, Beziehungen, Schulden höher, nie der Leistungs- und Selbstoptimierungsdruck größer. Die mächtige »Ökonomie der Aufmerksamkeit« der technischen und medialen Kräfte sorgt dafür, dass wir stets online und in sich endlos aktualisierende Informationsströme eingeklinkt sind. Es kann unendlich schwierig sein, Ruhepunkte zu finden – um den aufgedrehten Geist zu entspannen, den verspannten Körper zu lockern, zur eigenen Mitte und Klarheit zu finden und Frieden zu spüren.

Trotzdem müssen wir es tun. Wenn ständig körperliche und geistige Anforderungen gestellt, aber Ruhe und Erholung vorenthalten werden, leidet das Nervensystem. Sie reagieren stärker auf Stress. Das fühlt sich furchtbar an, wirkt sich nachteilig auf den ganzen Körper aus, macht ängstlich und stört den Schlaf. Vielleicht werden Sie bei Sport und Ernährung nachlässig: Wenn der Stress kommt, gehen die guten Gewohnheiten. Und Sie können sich in negatives Denken verstricken, was Ihre Gesundheitsbe-mühungen untergräbt.

Entspannung ist in vielen Traditionen zentraler Bestandteil der Gesundheitspflege. Meditation, Achtsamkeit, Atem-arbeit und beruhigende Berührung sind kein Luxus, sondern wichtige Maßnahmen, um Ungleichgewichte zu beseitigen und die Selbstheilungskräfte des Körpers zu erhalten. Sie können vielleicht nicht in ein exotisches Spa entfliehen – oder Ihre Stressoren wegzaubern. Das ist auch nicht nötig. Drosseln Sie einfach jeden Tag einmal die Intensität. Nehmen Sie sich kleine Momente zum Entspannen, Erholen und »Sein« – in dem Wissen, dass Sie sich damit nicht verhätscheln. Wie die Nacht auf den Tag muss Ruhe auf Aktivität folgen. Sie bilden zwei Seiten eines Ganzen.

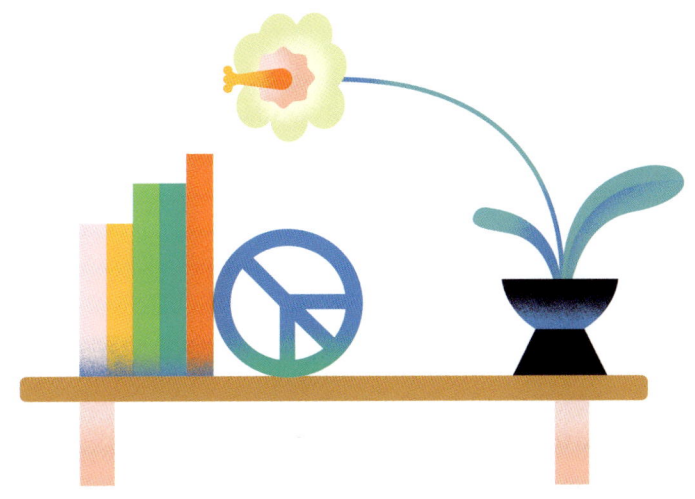

ORDENTLICHES UMFELD,
ORDENTLICHER GEIST

TURMT SICH IM SCHLAFZIMMER DIE WÄSCHE, IN DER SPÜLE SCHMUTZIGES GESCHIRR, AUF DEM SCHREIB-
TISCH PAPIER? WANN HABEN SIE ZULETZT DEN SCHRANK AUSGERÄUMT ODER DAS BÜRO NEU ORGANISIERT?
WENN ZU HAUSE ODER AM ARBEITSPLATZ CHAOS HERRSCHT, DÜRFTE ES IN IHREM KOPF NICHT BESSER AUSSEHEN.

WAS MICH AN EIN ZITAT ERINNERT, DAS ETWA BE-
sagt: »Der Zustand deines Umfelds offenbart den Zustand deines Geistes.« Ordnungsprofis glauben, Umfeld
und Geist greifen nahtlos ineinander. Deshalb ist schwer
auszumachen, was zuerst da war – Chaos oder Überfor-
derung. Klar *ist* jedoch, dass Sie sich in einer chaotischen
Umgebung oft noch schlechter fühlen, da sie negativen
Gedanken Vorschub leistet, die Hoffnung und Motivation
vernichten. Beim Blick auf den wachsenden Wäsche-/
Geschirr-/Papierstapel denkt man leicht: *Ich werde mein
Leben nie in den Griff bekommen. Immer bin ich in Ver-
zug. Alle anderen bringen mehr zustande als ich.* Und
ehe Sie sich versehen, sind dies Ihre Leitsätze im Leben.

Anders als bei anderen Lebensaspekten, die *wirklich* größer
sind als Sie, haben Sie die volle Kontrolle über Ihr Umfeld:
Sie entscheiden, ob Ihr Bett unter nicht zusammengelegter
Wäsche verschwindet. Ja, das Leben ist turbulent und es
ist leicht, Sauberkeit und Ordnung hintanzustellen. Aber
kleine Handgriffe – und kreative Kniffe – können Ihnen

helfen, Ihre Umgebung in Ordnung zu halten, damit Sie
sich auf das Wesentliche konzentrieren können. Ein guter
Anfang ist der Vorsatz, keine Arbeiten aufzuschieben, die
in maximal fünf Minuten erledigt sind. Geschirrspüler
ausräumen? Fünf Minuten. Wäsche zusammenlegen? Fünf
Minuten. Kleider aufräumen? Fünf Minuten.

Sie können das Chaos auch begrenzen, indem Sie
verhindern, dass Dinge auf dem Boden landen
oder sich in gemeinsam genutzten Räumen
ansammeln. Die Lösung sind Aufbewahrungs-
boxen. Innenarchitektin und Feng-Shui-Expertin **Kim
Colwell** empfiehlt, in allen Zimmern dekorative Körbe
für herumliegende Kleidung, Spielzeug, Zeitungen und
Zeitschriften aufzustellen. Preisgünstige Modelle können Sie bei Ikea oder auf dem Flohmarkt kaufen und
mit Sprühfarbe in interessanten Farben lackieren. Sie
können auch einen hübschen Stoff darüberlegen, damit
Sie den Inhalt erst sehen müssen, wenn Sie sich darum
kümmern können.

**WELLNESS-
EXPERTIN**

DER ATEM ALS WEG
ZU RUHE UND FRIEDEN

DER ATEM IST DAS WIRKUNGSVOLLSTE NATÜRLICHE HILFSMITTEL FÜR DEN UMGANG MIT GEFÜHLEN – DAS SIE WAHRSCHEINLICH NICHT NUTZEN. ER KOSTET NICHTS, IST IMMER DABEI UND HILFT GARANTIERT, DEN GEIST ZU BERUHIGEN UND DEN KÖRPER ZU ENTSPANNEN – UND DOCH BETRACHTEN IHN DIE MEISTEN ALS SELBST-

VERSTÄNDLICH. ATMEN IST WIE ZWINKERN EINE WILL-kürliche und unwillkürliche Körperfunktion. Sie atmen rund um die Uhr und merken kaum, wie die Luft in Ihre Lunge strömt. Doch wenn Sie es bewusst tun, bekommt es eine neue Kraft.

Wenn Sie die Aufmerksamkeit auf den Atem richten, werden Sie allmählich einen Zusammenhang mit Ihrer emotionalen Befindlichkeit entdecken. Es gibt eine klare Verbindung: Wer Angst hat, hält den Atem an. Wer nervös oder gestresst ist, atmet schnell und flach. Wer entspannt und glücklich ist, atmet langsam und tief. All das sind unbewusste natürliche Reaktionen auf äußere Reize oder gedankliche Inhalte. Umgekehrt lassen sich über den Atem auch die Gefühle regulieren. Wenn man bewusst tief, langsam und regelmäßig ein- und ausatmet, verlangsamt dies den Puls und aktiviert den beruhigenden Teil des Nervensystems. Deshalb bitten wir sichtlich aufgewühlte Menschen: »Einmal tief durchatmen.« Bewusstes Atmen durchbricht den Strudel aus Angst und Sorge, die in unserer ständig vorwärtsdrängenden Kultur zum Dauerzustand geworden sind. Es bremst übertriebene emotionale Reaktionen und schenkt uns Zugang zu unserer Intuition, sodass wir bessere

Entscheidungen fällen können. Wenn Sie tief und regelmäßig atmen, sind Sie geerdet, klar und konzentriert.

Sie müssen kein Meditationsguru sein oder Yoga machen, um die Kraft des Atems zu nutzen. Das bewusste Atmen ist leicht zu lernen, und Sie können es jederzeit und überall praktizieren: am Schreibtisch, im Stau oder in der Warteschlange auf der Post. Fangen Sie langsam an und richten Sie die Aufmerksamkeit zunächst ein paar Tage lang auf den oft unbeachteten Atem. Spüren Sie jetzt in Ihre Atmung hinein: Ist sie schnell und flach und findet vor allem in Brust und Hals statt? Oder sind Ihre Atemzüge länger und tiefer und kommen aus Zwerchfell und Bauch? Anschließend können Sie Ihre Atemmuster allmählich verändern. Sie können Ein- und Ausatmung bewusst verlängern und spüren, wie sich Lunge und Brustkorb beim Einatmen ausdehnen und beim Ausatmen zusammenziehen. Wenn Sie mit dem Atem vertrauter sind und mehr Zutrauen in Ihre Fähigkeit haben, bewusst zu atmen (statt unbewusst »geatmet zu werden«), können Sie einfache und wirkungsvolle Übungen machen, um nervöse Anspannung loszuwerden und sich besser geerdet zu fühlen oder einfach tief zu entspannen.

Sie müssen kein Meditationsguru sein oder Yoga machen, um die Kraft des Atems zu nutzen.

EINFÜHRUNG IN DIE BAUCHATMUNG

Legen Sie die Hände unmittelbar unterhalb der untersten Rippen auf den Bauch. Schließen Sie den Mund, legen Sie die Zungenspitze hinter den Schneidezähnen an den Übergang zum Zahnfleisch. Atmen Sie langsam und tief durch die Nase ein. Atmen Sie nicht nur flach in die Brust, sondern ziehen Sie den Atem tief in den Bauch. Spüren Sie, wie das Zwerchfell nach unten drückt, und fühlen Sie mit den Händen, wie sich Bauch und Brustkorb füllen und wie ein Ballon ausdehnen. Wenn Sie keine Luft mehr aufnehmen können, atmen Sie langsam durch die Nase aus, bis die Lunge leer ist. Sie werden spüren, wie der Bauch unter Ihren Händen einsinkt. Atmen Sie auf diese Weise zehn Runden weiter (eine Runde besteht aus Ein- und Ausatmung). Versuchen Sie dabei, die Ausatmung zu verlängern, bis sie doppelt so lange dauert wie die Einatmung. Dies wird Ihnen helfen, das Kreisen ängstlicher Gedanken zu beruhigen, und Sie in Ihren Körper und in die Gegenwart zurückholen.

DIE 4-7-8-METHODE

Ihr Atem ist Ihr Verbündeter und kann Ihnen in emotional turbulenten Zeiten eine Hilfe sein. Aktivieren Sie das eingebaute Beruhigungssystem, wenn Sie das nächste Mal von Wut, Angst, Sorge oder extremer Traurigkeit mitgerissen werden. Ich empfehle die folgende ebenso einfache wie wirkungsvolle Methode, um das Nervensystem zu beruhigen und zur inneren Mitte zurückzufinden. Sie können die Technik immer dann anwenden, wenn es emotional schwierig ist oder Sie etwas Besonderes leisten müssen.

Legen Sie zunächst die Zungenspitze hinter den Schneidezähnen ans Zahnfleisch. Spitzen Sie die Lippen, als wollten Sie eine Kerze ausblasen, und atmen Sie pustend oder seufzend vollständig durch den Mund aus. Schließen Sie den Mund, atmen Sie durch die Nase ein und zählen Sie dabei bis vier. Halten Sie den Atem an und zählen Sie dabei bis sieben. Atmen Sie durch den Mund wieder aus und zählen Sie dabei bis acht. Wiederholen Sie die Übung insgesamt zehnmal.

BAUCHATMUNG UND 4-7-8-ATMUNG entspringen langen Pranayama-(Yoga-atmungs-)Übertragungslinien. Die Avantgarde des bewussten Atmens aber ist eine Methode des niederländischen Abenteurers Wim Hof. Seine Technik besteht aus einer Abfolge tiefer und rhythmischer Ein- und Ausatmungen und anschließendem Atemverhalt. Ihre Anhänger – zahlreiche Spitzensportler, aber auch ganz normale Menschen zum Beispiel aus dem Be-Well-Team – sagen, sie würden sich nach der Übung (die in ihrer vollständigen Form auch eine – freiwillige! – belebende kalte Dusche einschließt) energiegeladener, klarer und konzentrierter sowie stärker und körperlich leistungsfähiger fühlen. Glaubwürdige Forschungen zeigen eine positive immunsteigernde sowie entzündungshemmende und schmerzlindernde Wirkung dieser Technik, welche die Sauerstoffsättigung der Zellen deutlich erhöht und die Leistungsfähigkeit des Körpers steigert. (Die kalte Dusche kurbelt offenbar den Fettstoffwechsel und die Funktion der Mitochondrien an, Seite 168). Auf der Internetseite wimhof-methode.de erfahren Sie, wie Sie mithilfe des Atems die Leistung maximieren können. Bitte beachten Sie auch die Warnungen auf der Seite. Für Schwangere, Menschen mit Herz-Kreislauf-Erkrankungen oder anderen schweren Krankheiten ist die Technik nicht geeignet. Nehmen Sie unmittelbar im Anschluss kein Bad und gehen Sie nicht schwimmen.

ZÄHMEN SIE DAS TECHNIKMONSTER

WIR LEBEN IN EINER ZEIT ENDLOSEN SCROLLENS UND GRENZENLOSER KONNEKTIVITÄT. UNSERE GERÄTE BEGLEITEN UNS AUF SCHRITT UND TRITT: AM TAG STECKEN SIE IN UNSEREN TASCHEN, NACHTS LIEGEN SIE AM BETT. SIE SIND RANDVOLL MIT APPS, DAMIT WIR BESSER REISEN, ESSEN, EINKAUFEN UND UNS BESSER

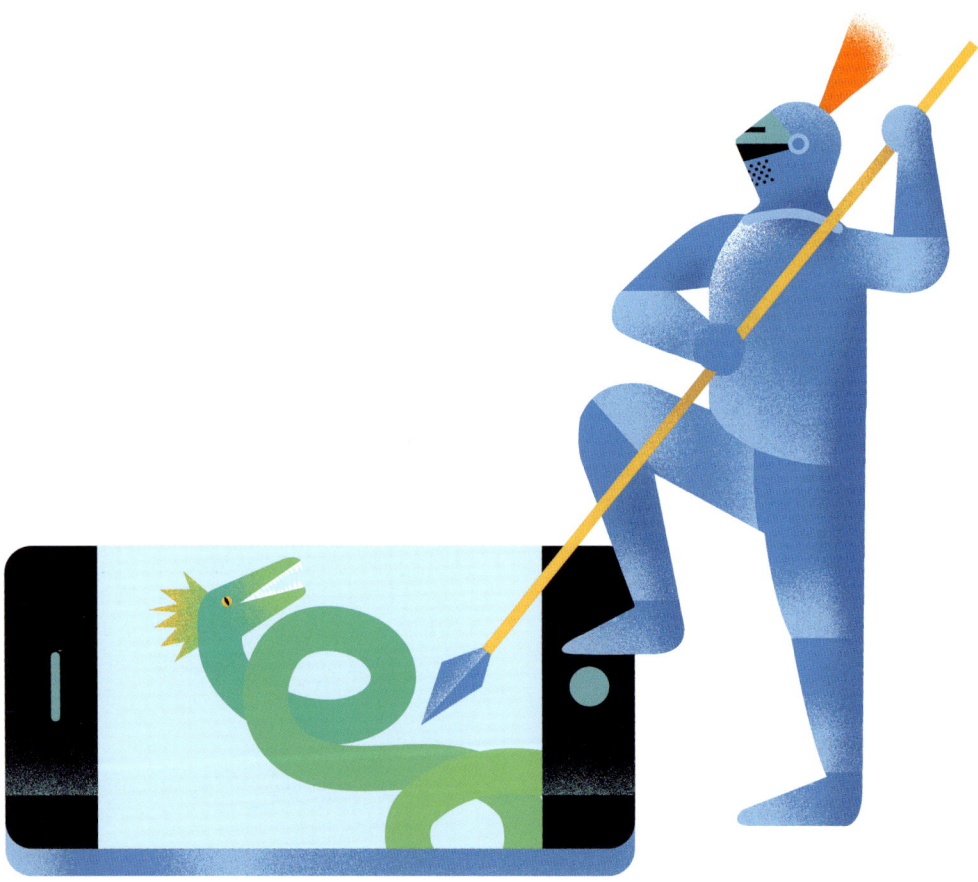

BEWEGEN KÖNNEN. DIE ZAHLEN SIND SCHWINDEL-erregend: In den USA verbringen Kinder zwischen acht und 18 Jahren durchschnittlich sieben Stunden täglich vor dem Bildschirm. 74 Prozent der Jugendlichen sehen stündlich aufs Telefon, die meisten schicken rund 3400 Text-

nachrichten im Monat. Ihre Eltern sind kaum besser: Sie riskieren im Durchschnitt alle 13 Minuten einen Blick.

Technik hat durchaus einen großen Nutzen: erhöhte Produktivität, Zugang zu großen Informationsmengen,

Unterstützung beim Erreichen unserer Ziele. Nun aber bekommen wir auch die schädlichen Nebenwirkungen unserer nahezu ununterbrochenen Technikexzesse zu spüren. Ganz oben steht die Hyperkonnektivität. Vorbei ist die Zeit der Arbeitstage mit klarem Anfang und klarem Ende. Inzwischen können wir die Arbeit mit an den Esstisch und zu den Fußballspielen der Kinder nehmen – was auch erwartet wird. All das geht auf Kosten der nötigen Freizeit, der realen Beziehungen zu Familie und Freunden und der natürlichen Biorhythmen. Eine Kaskade von Unterbrechungen ist die Norm. Benachrichtigungen pingen uns an, drängen uns Informationen auf, kapern unsere Aufmerksamkeit.

Der ständige Zugang zu sozialen Medien, Newsfeeds und Informationsströmen beseitigt die Grenzen, die uns gesund erhalten. Wir sind immer eingeloggt. Das untergräbt unsere Fähigkeit, echte menschliche Beziehungen aufzubauen und zu pflegen, jede Nacht tief und ausreichend zu schlafen sowie zufrieden zu sein. Wir fühlen uns verpflichtet mitzumachen, mitzuhalten, nachzuschauen und verschlingen die Fotos und Videos vom perfekt in Szene gesetzten Leben anderer, statt ganz in der eigenen Realität zu leben.

Je öfter wir sehnsüchtig auf die Bilder vom Karibikurlaub des Kollegen starren, desto mehr nähren wir einen Kreislauf aus unerfüllten Wünschen, der von einem cleveren Algorithmus getrieben wird. Ellen Vora ist unsere Be-Well-Psychiaterin. Sie nennt dies die »unheilvolle Geni-

alität« der sozialen Medien. Wenn Sie länger bei Bildern von einem exotischen Urlaub oder einem tollen Paar Schuhe verweilen, werden immer *mehr* Urlaube und *mehr* Schuhe in Ihrem Feed auftauchen und Sie in der Annahme bestärken, alle anderen seien weiter gereist (und besser beschuht). »Es kommt zu einem Echokammereffekt, der Ihre Hypothese über das Funktionieren der Welt bestätigt«, sagt Ellen. »Sie können mitgerissen werden und bestimmte Schlüsse ziehen. Unterdessen bereichern Sie weder Ihr Seelenleben mit guter Literatur, noch pflegen Sie Kontakte oder erforschen die Welt. Wir werden von Unternehmen beeinflusst, die uns das Gefühl geben sollen, ständig kaufen, streben, besser werden zu müssen. Wir werden nicht ermuntert, etwas zu tun, das uns die Menschen lieben lässt, mit denen wir zusammen sind, und mit dem zufrieden zu sein, was wir haben.«

Ungute Anzeichen verraten, ob Sie techniksüchtig sind. Haben Sie schon einmal mit einem knappen »IRL« (»im richtigen Leben«) ein »echtes« Treffen erbeten? Müssen Sie bewusst »analoge« Erfahrungen wie ein Picknick im Park oder Abendessen für zwei ins Leben einbauen? Erfahrungen im realen Leben werden zur Ausnahme. Das ist nicht nur Ihre Schuld: Wenn Sie Ihre »Likes« bei Instagram checken, Facebook auf Updates prüfen und Ihre Posteingänge nach E-Mails oder Textnachrichten durchforsten, werden die gleichen Lustrezeptoren im Gehirn aktiviert wie beim Konsum von Drogen und Alkohol. Es wird vom Glückshormon Dopamin überschwemmt, aber die Jagd

In den USA verbringen Kinder zwischen acht und 18 Jahren durchschnittlich sieben Stunden täglich vor einem Bildschirm.

nach dem nächsten High fordert ihren Tribut – von Haltungsschäden (Seite 128) über trockene Augen bis hin zu der Unruhe, die durch FOMO (»fear of missing out«, die Angst, etwas zu verpassen), Vergleiche mit anderen und deprimierende Nachrichten verursacht wird. Die biotechnischen Folgen einer ständigen Belastung durch elektromagnetische Felder (Seite 165) und das blaue Licht elektronischer Geräte (Seite 102) verursachen weitere Störungen.

Die Schwemme von Produkten und Inhalten, die Sie bei der Stange halten sollen, wird so bald nicht enden. Es kann entmutigend sein, eine alternative digitale Realität erschaffen zu müssen, in der *Sie* die Grenzen ziehen. Doch es ist machbar und kann Gemütszustand und Lebensqualität drastisch verbessern. Zumindest in einem Zimmer oder zu einer Tageszeit sollten pixelige Bildschirme tabu sein, sodass Sie das Gefühl haben, in den 1950ern zu leben. Das ist Ihre »technikfreie Zone«, und alle Familienmitglieder und Besucher müssen sich daran halten. Wählen Sie noch ein paar leicht umsetzbare Strategien aus der folgenden Liste, um sich Ihr Leben zurückzuholen (und gleichzeitig verbunden zu bleiben, soweit es nötig ist).

ZEHN CLEVERE STRATEGIEN DER DIGITALEN SELBSTVERTEIDIGUNG

1. STECKEN SIE DAS SMARTPHONE WEG, wenn Sie mit anderen essen.

2. VERZICHTEN SIE EINMAL DIE WOCHE EINEN TAG LANG AUF TECHNISCHE GERÄTE (Samstag oder Sonntag eignen sich gut). Betrachten Sie dies als digitalen Sabbat.

3. SCHAFFEN SIE TECHNIKFREIE PHASEN, während Sie im Auto unterwegs sind oder zur Arbeit pendeln. Nutzen Sie die Zeit für Gespräche, Spiele, Musik, Meditation, Stille oder zum Lesen.

4. SCHALTEN SIE ALLE BENACHRICHTIGUNGEN (für neue E-Mails und Nachrichten) von allen Anwendungen auf Computer, Telefon und Mobilgeräten aus.

5. TEILEN SIE, WENN SIE NICHT ERREICHBAR SIND, mit einer automatisch generierten Meldung mit, dass Sie Nachrichten nur zu bestimmten Zeiten abrufen und möglicherweise mit Verzögerung antworten.

6. NUTZEN SIE TECHNIK, UM DIE TECHNIK ZU MANAGEN. Apps wie Moment, Freedom und Break-Free begrenzen die Nutzung von Internet und sozialen Medien oder blockieren sie über längere Zeiträume.

7. RICHTEN SIE AUF DEM STARTBILDSCHIRM IHRES TELEFONS nur die wichtigsten Apps für Telefon, Nachrichten und Routenplanung ein. Verstecken Sie Zeiträuber wie Facebook in Ordnern ab der zweiten Seite, damit Sie nicht so leicht rankommen.

8. SPEICHERN SIE ARTIKEL mit Pocket. So verschwenden Sie keine Zeit, die Sie gerade nicht haben, weil Sie etwas »unbedingt« lesen wollen. Installieren Sie die App Intently, um Werbung durch inspirierende Zitate und Bilder zu ersetzen.

9. TRAUEN SIE SICH, GANZ AUS DEN SOZIALEN MEDIEN AUSZUSTEIGEN. Prüfen Sie, wie Sie sich fühlen, wenn Sie das tägliche Kommen und Gehen Ihrer Freunde und Follower nicht mehr verfolgen, und wie viel Zeit für anderes bleibt.

10. ÜBERLEGEN SIE, DAS TELEFON ZU HAUSE ZU LASSEN! Machen Sie sich bewusst, wie gering die Wahrscheinlichkeit ist, im Notfall erreichbar sein zu müssen, und dass Sie so wieder spüren können, wie es ist, eine Kommunikation anzustoßen und intensivere Gespräche zu führen.

Wenn die Technik in Ihrer Familie das Kommando übernimmt, empfehle ich die Bücher *Glow Kids: How Screen Addiction is Hijacking Our Kids – and How to Break the Trance* von Nicholas Kardaras sowie *Brainwashed: Wie die Lebensmittelindustrie unser Glücksempfinden verändert, mit Werbung unsere Bedürfnisse manipuliert – und wie wir uns dagegen wehren können* von Robert Lustig.

WERDEN SIE OPTIMIST!

WENN DIE ZEITEN SCHWER SIND UND SIE SICH unsicher oder schlicht unglücklich fühlen, ist es normal, die eigenen Gefühle mit anderen teilen zu wollen. Wenn Sie aber ständig über Ihre Schwierigkeiten sprechen, fallen Sie möglicherweise in ein tiefes Loch. Ironischerweise vergrößert dies die Distanz zu anderen, sorgt für eine negativere Lebenseinstellung und verursacht sogar gesundheitliche Probleme. Sie mögen Optimismus für wenig authentisch halten. Doch es ist einfach eine Entscheidung, das Gute im Leben zu sehen. Sie müssen sich nicht zu einer sonnigeren Weltsicht zwingen und im Laufe nur eines Tages von Regenwolken zu Regenbogen springen. Nehmen Sie sich vielmehr vor, den Alltag ein wenig positiver zu betrachten. Das ist gar nicht so schwer: Werden Sie sich zum Beispiel bewusst, dass Sie gern jammern – über das Wetter, den Chef, den/die Partner/in oder die Kinder –, und unterbinden Sie es, indem Sie sich auf die positiven Aspekte der Situation oder Beziehung konzentrieren. Das Gute ist immer da.

DIE EINFACHSTE OPTIMISMUSÜBUNG DER WELT

Halten Sie morgens vor dem Zähneputzen kurz inne. Betrachten Sie sich zehn Sekunden lang im Spiegel, atmen Sie ruhig ein und aus, werden Sie sich Ihrer selbst bewusst und nehmen Sie sich vor, das Gute an diesem Tag zu sehen. (Ein Post-it am Spiegel erinnert Sie daran.) Es spielt keine Rolle, ob Sie Dankbarkeit oder Wertschätzung dazu sagen. Sie müssen beschließen, das zu schätzen, was Sie haben, statt sich über das zu beklagen, was vermeintlich fehlt. Haben Sie Ihren Vorsatz gefasst, können Sie die Zähne putzen! Prüfen Sie abends vor dem Einschlafen kurz, wie gut es mit dem Optimismus geklappt hat: Wie haben Sie sich an diesem Tag geschlagen? Haben Klagen oder Wertschätzung überwogen? Nehmen Sie es einfach zur Kenntnis und lassen Sie los. Morgen ist ein neuer Tag.

>>

Optimismus kann man lernen. Wie gesunde Ernährung oder körperliche Fitness fällt er mit etwas Übung leichter.

<<

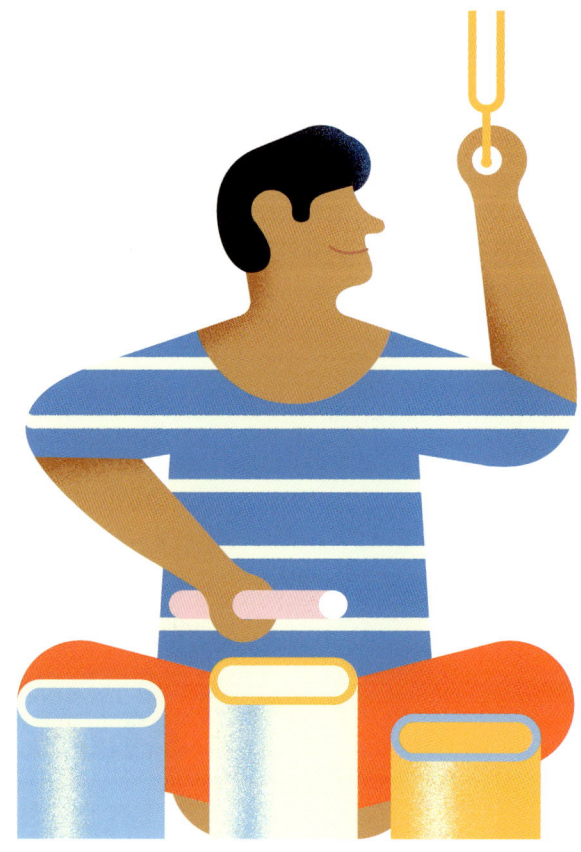

ETWAS AUF DIE OHREN!
DIE HEILKRAFT DER KLÄNGE

MUSIK IST WAHRSCHEINLICH LÄNGST FESTER BESTANDTEIL IHRES LEBENS. DER SOUNDTRACK UNSERES LEBENS BEGLEITET UNS, DRÖHNT AUF DEM WEG ZUR ARBEIT UND IM FITNESSSTUDIO IN UNSEREN KOPFHÖRERN, IM WAGEN UND ZU HAUSE AUS UNSEREN LAUTSPRECHERN. SIE NUTZEN DIE MUSIK BEWUSST ODER

UNBEWUSST, UM SICH ZU ENERGETISIEREN, ZU MOtivieren, zu beruhigen und zu trösten. Wie oft ertappen Sie sich dabei, dass Sie eine Melodie summen, einen Ohrwurm trällern oder mit dem Fuß einen mitreißenden Takt klopfen? Das geht uns allen so! Musik gehört zum Menschsein, ist so alt und ursprünglich wie wir selbst und tut uns gut. Forschungen zeigen immer wieder,

dass Musik so viel mehr sein kann als eine angenehme Untermalung.

Ich integriere Musik oft in die Behandlung meiner Patienten, indem ich bei der Akupunktur etwas Beruhigendes auflege. Die richtige Musik kann Menschen in einen Alphazustand versetzen – das entspannte, aber wache Gefühl, wenn die Aktivität endet und Sie einen Augenblick zum Nachdenken und Erholen haben. In diesem Zustand sind Sie frei vom Klammergriff endloser To-do-Listen, pausenloser Social-Media-Updates, 24-Stunden-Berichterstattung und all der Angst, die sie verursachen können. Es ist wie Wellness-Urlaub fürs Nervensystem – ein Erholungszustand, den man bewusst herbeiführen kann und der für alle Lebewesen des 21. Jahrhunderts verpflichtend sein sollte. Klangheilung kann sogar einen Thetazustand herbeiführen, die niedrige Gehirnfrequenz beim Einschlafen oder Tagträumen. Doch beim Alpha- und Thetazustand geht es nicht nur um Entspannung. Forschungen zeigen, dass dann auch einige sehr intensive körperliche Heilungsprozesse stattfinden.

Um in einen Alpha- oder Thetazustand zu gelangen, braucht man die richtige Musik. Mag sein, dass Sie auf Techno oder Heavy Metal stehen, aber die sind zur Party nicht eingeladen. Nur Musik mit weniger Schlägen pro Minute (BPM) als der Ruhepuls kann Sie in einen Zustand der Ruhe und Heilung versetzen. Mit ungefähr 60 BPM klappt es in den meisten Fällen. Sie können auch Stücke mit binauralen Beats testen (Seite 111). Für mich ist oft Musik von Jonathan Goldman die erste Wahl, um meinen Patienten zu helfen, körperlich und geistig zur Ruhe zu kommen. Jonathan ist ein erstklassiger Klangheiler und Obertonexperte. Seine Musik ist nicht von dieser Welt und vereint die Klänge uralter Religionen, Obertöne, Mantras und die Traditionen vieler Kulturen. Sie hat nichts mit New-Age-Musik aus der Konserve zu tun.

Ich empfehle allen Menschen mehrere Dosen musikalischer Medizin.

VIER MÖGLICHKEITEN, MIT KLANG ZU HEILEN

1. **LADEN SIE EIN ALBUM VON JONATHAN GOLDMAN** auf Ihr Smartphone (*Frequencies* gibt eine Art »Best of«-Überblick über sein Klangheilungsrepertoire). So können Sie jederzeit und überall entspannen und heilen. Sobald Sie die »Play«-Taste drücken, sollten Sie anschließend aber besser keine schweren Maschinen mehr bedienen (oder Auto fahren).

2. **NEHMEN SIE EIN KLANGBAD.** Dieses neue Wellness-Phänomen verbindet die tiefe, bewusste Entspannung mit der Heilung durch Schallwellen. Inzwischen gibt es auch Yogastunden zu Live-Musik mit Cello, Harmonium, Flöte, mit oder ohne Gesang. Sie können auch in Wellness-Einrichtungen, Akupunkturpraxen, auf Festivals – sogar in Boutique-Hotels – nach »Klangmeditationen« und »Klangbädern« suchen. Während Sie entspannt daliegen, werden mit Gongs wie im Kundalini-Yoga, mit Kristallschalen, Stimmgabeln oder Synthesizern in bestimmten Frequenzen Klanglandschaften zum Stressabbau erzeugt. (Teilnehmern zufolge stimuliert das Hinübergleiten in den Thetazustand, den Frequenzbereich von Einsicht und Intuition, auch Selbsterkenntnis und Kreativität.) Es gibt sogar Mischformen, die zur besonderen Entspannung Meditation und Musik mit Körpertherapien oder aus Hanf gewonnenem CBD-Öl in geringen Dosen kombinieren.

3. Wenn das zu verträumt klingt, **NEHMEN SIE AN EINEM TROMMELKREIS ODER EINER HEILTROMMELVERANSTALTUNG TEIL.** Das Trommeln in der Gruppe mit den eigenen Händen dient der Behandlung von Stress oder Trauma, belebt ein müdes Nervensystem, dämpft Angst und Depressionen. Im Grunde verbindet es Sie mit Ihrem ursprünglichen Selbst, stärkt Sie von innen heraus – und macht unglaublich viel Spaß.

4. **LAUSCHEN SIE NATÜRLICHEN KLÄNGEN** wie Meeresrauschen und Vogelgesang. Dies ist eine weitere Möglichkeit, sich zu Hause oder bei der Arbeit zu erholen. Es versetzt Sie und alle, die zu Ihnen kommen, in einen ansteckenden Zustand der Ruhe.

ACHTSAMKEIT: EIN WICHTIGES WERKZEUG MODERNER MENSCHEN

»ACHTSAMKEIT« IST EIN SCHLÜSSELBEGRIFF DER AKTUELLEN BEWEGUNG, DIE NACH SELBSTERKENNTNIS STREBT. DIESES HOCHTRABENDE WORT HAT ETWAS VAGE SPIRITUELLES, ABER FÜR MICH IST DIE SACHE EINFACHER. ICH BEZEICHNE ACHTSAMKEIT AUCH MEINEN PATIENTEN GEGENÜBER ALS GEGENMITTEL GEGEN

DIE MULTITASKING-EPIDEMIE IN WEITEN BEREICHEN des modernen Lebens. Wie oft telefonieren Sie beim Autofahren? Legen beim Fernsehen Wäsche zusammen? Reden beim Kochen mit den Kindern? Checken in der Supermarktschlange Facebook? Wir mögen es normal, ja sogar praktisch finden, mehrere Dinge gleichzeitig zu tun, wenn viel zu machen ist. Doch das fordert seinen Tribut. Wissenschaftler, die das Gehirn beim Multitasking erforschen, wissen: Wenn wir mehr als eine Sache gleichzeitig tun, fühlen wir uns nicht wie produktive Superstars, sondern eher wie Versager. Die Wahrheit ist, dass man sich nur auf eine Aufgabe voll konzentrieren kann; so arbeitet unser Gehirn nun mal. Studien zufolge kann das Splitten der Aufmerksamkeit das Gehirn überfordern und die Produktivität um bis zu 40 Prozent senken (wenn wir beim Autofahren eine Nummer wählen, ist das negative Potenzial noch viel größer).

Achtsamkeit lässt sich am einfachsten als »klares Bewusstsein« oder »echte Präsenz« definieren und ist eine Möglichkeit, aus dem Multitasking-Hamsterrad auszusteigen. Wenn Sie achtsam sind, sind Sie ganz im Hier und Jetzt und sich Ihres Geistes, Ihres Körpers und Ihrer Umgebung voll bewusst. Achtsamkeit ist eine Praxis augenblicklicher Gegenwärtigkeit, in der Sie sich zu jeder Tages- und Nachtzeit und bei jeder Beschäftigung (oder Nicht-Beschäftigung) üben können. Wenn Sie achtsam abwaschen, sind Sie nur damit beschäftigt. Sie spüren die warme Seifenlauge zwischen Ihren Fingern, das Gewicht der Teller und Gläser in Ihren Händen. Sie träumen nicht davon, was Sie am Wochenende tun werden, oder lassen einen Streit mit Ihrem Ehepartner noch einmal Revue passieren. Das gilt auch, wenn Sie mit einem Kind spielen, mit einem Arbeitskollegen sprechen oder dieses Buch lesen. Wenn Sie achtsam sind, sind Sie ganz bei dem, was Sie gerade tun.

Es ist gewissermaßen *Monotasking*. Die Entwicklung dieser Fähigkeit wird Ihnen helfen, Ihr Gehirn zu entlasten und alle Aufgaben effizienter anzugehen, indem Sie es darauf trainieren, eine einzige Sache wirklich gut zu machen.

Die Achtsamkeit wird Ihnen auch eine Hilfe sein, während wir tiefer in die Ära der Selfies und Status-Updates vordringen. Es ist ungemein schwierig, sich auf das zu konzentrieren, was vor der eigenen Nase passiert, wenn gleichzeitig ein enormer Druck herrscht, ständig verbunden und eingeloggt zu sein. Es hat den Anschein, als stünden wir heute immer ein wenig neben unseren Erfahrungen. Wir posten Fotos von unseren Freunden, statt mit ihnen zu reden, machen stilisierte Aufnahmen von unseren Mahlzeiten im Restaurant und googeln auf Dinnerpartys die Beobachtungen unserer Tischnachbarn. Die sozialen Medien sind der Erzfeind des gegenwärtigen Augenblicks, denn im Grunde verlassen Sie bei jedem Blick auf Ihr Gerät den Raum. Sie unterbrechen den Kontakt und ergänzen Ihre längst übervolle Liste um weitere Aufgaben. Nun brauchen Sie auch noch 140 geistreiche Buchstaben, den richtigen Filter für das Foto vom Sonnenuntergang und müssen auf Snapchat herausfinden, was Ihr Ex zurzeit so treibt. Mit einer Entscheidung für die Achtsamkeit ziehen Sie gesunde Grenzen, indem Sie sich vornehmen, immer nur eine Sache zu machen. Damit können Sie sich in all das vertiefen, was der gegenwärtige Augenblick zu bieten hat.

Mit der Zeit wird Ihnen die Achtsamkeit auch zu einem besseren Bewusstsein für die innere Erfahrung verhelfen, vor allem für den Tanz der Gefühle und den Strudel des Verlangens, die Sie dazu verleiten, unter Stress nach etwas Süßem, einem Drink oder einer Zigarette zu greifen. Die Achtsamkeit ist trotz ihrer vermeintlichen Schlichtheit der erste Schritt, die Macht dieser Gewohnheiten zu brechen. Mit Achtsamkeit können Sie das Verlangen wahrnehmen und beschließen, nicht darauf zu reagieren. Sie können sogar die damit einhergehenden Gedanken und Überzeugungen beobachten – dass Sie den Keks oder die Zigarette *brauchen*, um sich zu beruhigen. Das verschafft Ihnen ein wenig Raum, um den Wahrheitsgehalt einer Überzeugung zu prüfen, statt sich von ihr beherrschen zu lassen.

WIE SIE ACHTSAMKEIT ÜBEN

Achtsamkeit ist eine fortlaufende Praxis. Sie treffen Augenblick für Augenblick die Entscheidung, genau da zu sein, wo Sie gerade sind. Sie können sich jederzeit für die Achtsamkeit entscheiden. Warum nicht sofort? Fühlen Sie das Gewicht des Buches in den Händen (oder des Geräts, falls Sie lieber elektronisch lesen; aber bleiben Sie bei der Lektüre – keine sozialen Medien!). Spüren Sie Ihr Gesäß auf dem Sessel, sehen Sie die Worte auf der Seite, nehmen Sie die Temperatur im Raum wahr. Lassen Sie sich im Zweifel von Ihren Sinnen leiten, um schnell und mühelos zur Achtsamkeit zurückzufinden: Was sehen, fühlen, schmecken, hören, riechen Sie in diesem Augenblick? Machen Sie sich auch das Ein- und Ausströmen des Atems bewusst – es ist Ihr Wegweiser in die Gegenwart. Wenn Sie sich Ihrer Sinneswahrnehmungen bewusst sind, sind Sie achtsam und gegenwärtig. Das können Sie jederzeit und überall üben.

**Wir mögen es normal,
ja sogar praktisch finden, mehrere Dinge
gleichzeitig zu tun, wenn viel zu machen ist.
Doch das fordert seinen Tribut.**

WARUM SIE MEDITIEREN SOLLTEN

EINST WAR DIE MEDITATION EINE ESOTERISCHE PRAXIS DER YOGIS UND MÖNCHE. INZWISCHEN IST SIE IN DER MITTE DER GESELLSCHAFT ANGEKOMMEN. MEDITATIONSAPPS SIND DER HIT, IN VIELEN MODERNEN MEDITATIONSSTUDIOS KANN MAN SPONTAN ZU EINER SITZUNG VORBEISCHAUEN, UND NICHT SELTEN SIEHT MAN MENSCHEN IN DER U-BAHN ODER AUF DER PARKBANK MEDITIEREN (SIE SCHLAFEN NICHT).

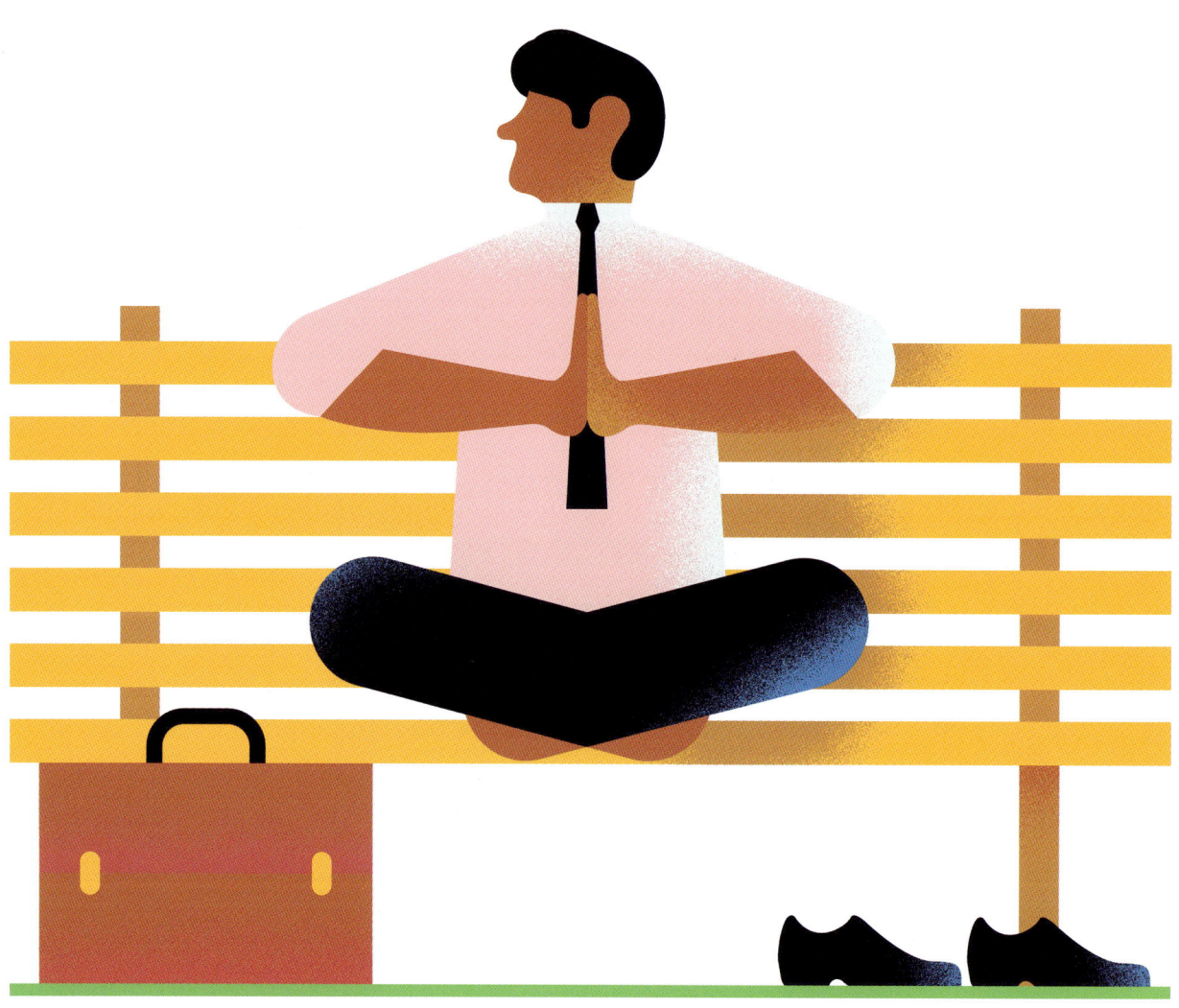

MEDITATION IST WIE ACHTSAMKEIT EINE WICHTIGE Hilfe, um dem Druck des modernen Lebens standzuhalten. Wer regelmäßig meditiert, weiß: Der Wert der Praxis liegt nicht darin, Nirwana oder Erleuchtung zu erlangen. Er liegt in dem Nutzen, der sich offenbart, wenn man gerade nicht meditiert. Die Meditation fördert eine Anpassungs- und Widerstandsfähigkeit, die überzogene Reaktionen bremst. Mithilfe regelmäßiger Praxis können Sie starke Gefühle besser bewältigen und die unruhigen Wellen des Lebens reiten – ob in Gestalt eines wütenden Teenagers, eines fordernden Chefs, dichten Verkehrs oder etwas anderem. Sie hilft Ihnen, ein Fundament zu legen, das nie ganz erschüttert werden kann.

Auch der physiologische Nutzen der Meditation wird vermehrt erforscht. Sie wirkt auffallend positiv auf das Gehirn, verbessert Aufmerksamkeit, Gedächtnis, Denkgeschwindigkeit, Kreativität und kann sogar dem altersbedingten Verfall entgegenwirken, der kognitive Erkrankungen wie Demenz verursachen kann. Ihr werden auch eine blutdrucksenkende sowie Angst und Stress reduzierende Wirkung nachgesagt. Daher unterstützt tägliches Üben das Einschlafen am Abend. Zum Glück braucht es nicht gleich ein Schweigeretreat, um die enormen Vorteile der Meditation zu erfahren. Schon zehn Minuten täglich können sich positiv auswirken. Es gibt viele Möglichkeiten, das Meditieren zu lernen: Apps wie Headspace und Calm, Bücher bekannter Lehrer und sogar YouTube-Anleitungen, aber es geht nichts über die Arbeit mit einem Lehrer. Bücher und Apps sind eine gute Einführung, aber man kann leicht den Mut verlieren, wenn man glaubt, keinen Erfolg zu haben. Die Beziehung zu einem Lehrer hilft, eine Praxis aufzubauen und ein Leben lang dabeizubleiben.

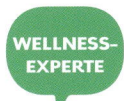

Mein Freund **Lodro Rinzler** ist Chief Spiritual Officer von MNDFL Meditation, drei Studios in New York City. Ich habe ihn gebeten, vier häufige Fragen zur Meditation zu beantworten.

1. **OFFENBAR GIBT ES SEHR VIELE MEDITATIONSSTILE** – von uralten Techniken bis zu modernen Apps. Woher weiß ich, welcher richtig ist? Probieren manche Leute mehrere Methoden aus?

Es hat Ähnlichkeit mit der Wahl eines Musikinstruments. Ich empfehle, ein paar Angebote zu testen. Probieren Sie, was Sie wirklich anspricht, und steigen Sie dann tiefer ein. Diese Testphase ist wichtig! Vergewissern Sie sich stets, dass Sie mit einem zertifizierten Lehrer arbeiten, der eine Technik seinerseits von einem Lehrer gelernt hat, der wiederum bei einem Lehrer war und so weiter – über Hunderte, wenn nicht gar Tausende von Jahren. »Meditation« meint im Westen entweder die altbewährten Techniken aus den Veden, einer 5000 Jahre alten mündlichen mantrabasierten Tradition; oder meine Tradition, den Buddhismus, der 2600 Jahre alt ist. Die vielleicht bekannteste buddhistische Praxis ist die Atemmeditation – eine wirksame Technik für alle, die im Alltag präsenter sein wollen.

2. **ICH HABE MICH ENTSCHIEDEN, EINEN BESTIMMTEN STIL ZU TESTEN. WIE FANGE ICH AN?** Wie baue ich eine regelmäßige Praxis auf?

Sobald Sie eine Praxis erlernen, ist Beständigkeit der wichtigste Faktor, um Sie wirklich in Schwung zu bringen: Beständigkeit bei der Meditationstechnik, der Übungsdauer, der Tageszeit, der Umgebung und dem Tempo (Sie müssen täglich üben, bis es zur Gewohnheit wird). Wenn Sie jeden Tag zehn Minuten lang die volle Aufmerksamkeit auf den Atem richten, ist das ein guter Anfang. Jeder fängt irgendwo an!

3. **WELCHE ERWARTUNGEN SIND REALISTISCH?** Kann ich erwarten, mich tief zu »versenken« und dauerhaft Frieden und Erleuchtung zu finden?

Es dauert länger, als uns lieb ist, bis sich eine Wirkung zeigt. Wir *werden* uns weniger gestresst fühlen, produktiver sein, besser schlafen und mehr, aber es braucht Übung und Zeit. Nach einem einzigen Training im Fitnessstudio wiegen Sie nicht fünf Kilo weniger, und Sie können auch nach einer Meditation nicht für immer friedvoll sein. In beiden Fällen aber gilt: Je mehr Sie üben, desto klarer zeigen sich Ergebnisse. Das größte Missverständnis ist wohl, dass man in der Lage sein sollte, sich hinzusetzen und den Kopf

>>

Meditation ist wie Achtsamkeit eine wichtige Hilfe, um dem Druck des modernen Lebens standzuhalten.

<<

abzuschalten. Das ist, als verlange man vom Herzen, dass es aufhört zu schlagen (was ebenso schwierig wäre). Wir haben 60 000 bis 80 000 Gedanken am Tag. Man sollte also damit rechnen, dass Gedanken auftauchen, und die Meditation als Möglichkeit sehen, sich mit der eigenen geistigen Landschaft vertraut zu machen. Je häufiger wir das tun, desto mehr werden wir uns mit uns anfreunden und letztlich lernen, uns zu lieben.

4. WELCHE UNTERSTÜTZUNG GIBT ES FÜR MENSCHEN, die sich eine regelmäßige Praxis wünschen, aber etwas Hilfe brauchen?

Ich empfehle Kurse oder Einzelstunden bei einem Lehrer. Der persönliche Kontakt ist wichtig: Ein Lehrer beschäftigt sich mit Ihnen und kann Ihnen bei der Sitzhaltung helfen, Ihre Entwicklung mitverfolgen und mehr. Kurse schaffen Regelmäßigkeit, und nichts geht über die Energie, wenn man Seite an Seite mit anderen Menschen übt. Dies war ein wichtiger Grund, weshalb ich MNDFL gegründet habe, um das Meditieren möglichst zugänglich zu machen. Wer kein Studio in der Nähe hat, kann buddhistische Zentren (ich empfehle Shambhala) und Internetplattformen nutzen. Dank MNDFL-Video (mndflmeditation.com) können Sie sogar Stunden bei mir und anderen von mir empfohlenen Lehrern nehmen. Ich befürworte auch die pragmatische Technik der vedischen Meditation. Sie hilft dem Körper, Stress abzubauen und einen Zustand tiefer Ruhe zu erreichen und ist beim Be-Well-Team sehr beliebt. Lehrer finden Sie im Internet.

SAGEN SIE EINFACH NEIN

IN UNSEREM ALLTAG GIBT ES ZU VIELE VERPFLICHTUNGEN, ZU VIEL ARBEIT UND OFT ZU VIELE BELASTUNGEN. DA BESITZT EIN KLEINES WÖRTCHEN GROSSE MACHT: NEIN. ES KANN VIEL BEWIRKEN, WENN ES TATSÄCHLICH ÜBER IHRE LIPPEN KOMMT. NEINSAGEN IST NICHT LEICHT, DENN STÄNDIG WIRD VON UNS VERLANGT,

BERUFLICHEN UND FAMILIÄREN VERPFLICHTUNGEN nachzukommen und uns zu bemühen, die besten Arbeitskräfte, Eltern, Eheleute, Freunde und Nachbarn zu sein (ganz zu schweigen davon, dank Technik jederzeit für jedermann erreichbar zu sein). Wir reden uns ein, wir müssten um jeden Preis Spitzenleistungen bringen, und fühlen uns verpflichtet, für alle da zu sein. Dieses Ziel ist nicht nur ehrgeizig, sondern unerreichbar – und wenn Sie Unvorstellbares von sich verlangen, bleibt zwangsläufig etwas auf der Stecke. Wenn Sie zu viel in Ihren Rucksack packen, geht das auf Kosten des Wohlbefindens. Ruhepausen, Sport, Erholung und Sozialleben sowie gesunde Ernährung geraten ins Hintertreffen, wenn wir die letzten Reserven unseres wertvollsten Guts mobilisieren: unserer Zeit.

Es bleibt nicht ohne Folgen, dass sich in unserer Gesellschaft so viele Menschen zu viel vornehmen. Immer häufiger hört man Begriffe wie »Burnout« und »chronische Erschöpfung«. Vermeintlich gesunde, vor Leben sprühende Menschen werden von stressbedingten Krankheiten wie Gürtelrose und Reizdarmsyndrom überrascht. Gelegentlich müssen sie sogar ins Krankenhaus, wenn sie unter dem Druck ihres Lebens geistig und körperlich zusammenbrechen. Die gute Nachricht ist, dass Sie bestimmen,

wie viel Sie sich zumuten. Anfangs kann es schwierig oder gar beängstigend sein, Nein zu sagen. Doch indem Sie Grenzen setzen, schützen Sie Ihr Wohlbefinden und treten in einer ständig fordernden Welt für sich ein.

Mit einem Nein umgeben Sie sich und das, was Sie geben können, mit einem schützenden Kraftfeld. Damit Sie wissen, wann dies angezeigt ist, müssen Sie die Warnungen beachten, die Körper und Geist möglicherweise als verzweifelten Hilfeschrei senden. Wenn Sie zutiefst erschöpft oder ausgelaugt sind, müssen Sie unter Umständen gesellschaftliche Einladungen ablehnen, damit Sie früher ins Bett kommen oder die Batterien mit einem guten Buch oder warmen Bad aufladen können. Vielleicht müssen Sie ein zusätzliches berufliches Projekt oder die freiwillige Schicht an der Schule Ihres Kindes ablehnen, die Ihnen den Anschein von Übermenschlichkeit verleihen würden. Denn Sie sind ein normaler Mensch und können sich nicht beliebig viel aufhalsen.

Neinsagen muss man üben. Sie müssen akzeptieren, dass Sie nicht immer hochbeliebt oder -geschätzt sein werden. Doch diejenigen, die wirklich zählen, werden langfristig verstehen, dass es eine Strategie der Selbstfürsorge ist, und es nicht persönlich nehmen.

Es bleibt nicht ohne Folgen, dass sich in unserer Gesellschaft so viele Menschen zu viel vornehmen.

SCHREIBEN SIE RUHEPAUSEN
AUF IHRE TO-DO-LISTE

WIR HABEN HEUTE BEINAHE KRANKHAFT VIEL ZU TUN: ANDERS ALS UNSERE VORFAHREN FÜLLEN WIR UNSERE TAGE BIS ZUM RAND, UNSERE KÖPFE MIT NACHRICHTEN UND IDEEN UND MEHRERE BERUFLICHE UND PRIVATE ROLLEN GLEICHZEITIG AUS. DIESES STÄNDIGE TUN UND STREBEN IST TYPISCH FÜR UNSERE YANG-

BETONTE KULTUR, DIE LEISTUNG UND ERFOLG ÜBER sanftere, beschaulichere und eher innerliche *Yin*-Eigenschaften wie Ruhe, Empfänglichkeit und Erholung stellt. Um in der Gesellschaft und im eigenen Körper in Harmonie zu leben, müssen wir einen Mittelweg finden wie das Yin-Yang-Symbol selbst.

In einer Zeit, in der ein körperliches Grundbedürfnis wie der Schlaf oft ans unterste Ende der Prioritätenliste rutscht, kann es geradezu absurd wirken, tagsüber Momente der Ruhe einzuplanen. In unserer Leistungsgesellschaft mag es unerhört sein, dass man bewusst das Tempo drosselt, um dem Körper Gelegenheit zur Erholung zu geben. Doch wir brauchen diese Pausen, um all die Aktivität auszugleichen. Die meisten Menschen halten sie für einen Luxus, den sie sich nicht leisten können oder der den Faulen oder Ehrgeizlosen vorbehalten ist. Doch die Entschleunigung – ob mit Verwöhnritualen wie Bad, Yogastunde, Spaziergang oder regelmäßigen Urlaubsreisen – ist wesentlicher Bestandteil einer ausgewogenen Gesundheitsstrategie.

Wie ich festgestellt habe, hilft es dem unsteten westlichen Geist, diese freie Zeit als »geplante Pause« zu werten. Wenn Sie sich eine Erholungspause gönnen, tun Sie nicht nichts, sondern geben dem Körper die Chance, neue Belastbarkeit aufzubauen, sein Gleichgewicht zu finden und im Einklang mit seinen natürlichen Rhythmen zu leben. Geplante Pausen sind keine Zeitverschwendung. In erholsamen Momenten können Sie auftanken und sich auf die nächste Produktivitätsphase vorbereiten, ohne einer weiteren Zivilisationserscheinung auf den Leim zu gehen: dem Burnout. Vergleicht man das Leben mit einem Trampolin, ähneln bewusste Ruhephasen dem Moment, bevor Sie wieder in die Luft geschleudert werden. Es gibt kein Auf ohne Ab.

Feste Vorgaben, wie eine Pause auszusehen hat, gibt es nicht. Was für den einen erholsam ist, kann den anderen irritieren. Sie können meditieren, stricken, wandern oder Zeit mit Freunden verbringen. Es gibt nur zwei Regeln: Sie müssen streng an diesen Ruhephasen festhalten, sonst werden sie zugunsten anderer Verpflichtungen beiseitegewischt; und Sie müssen sich bemühen, körperlich und geistig zur Ruhe zu kommen. Für viele heißt das, Abstand von elektronischen Geräten zu nehmen. Man erholt sich nicht, wenn man sich auf Tumblr herumtreibt oder einen Netflix-Marathon einlegt.

>> **Wenn ständig körperliche und geistige Anforderungen gestellt, aber Ruhe und Erholung vorenthalten werden, leidet das Nervensystem.** <<

>>

Wenn Sie sich eine Erholungspause gönnen, tun Sie nicht nichts, sondern geben dem Körper die Chance, neue Belastbarkeit aufzubauen, sein Gleichgewicht zu finden und im Einklang mit seinen natürlichen Rhythmen zu leben.

<<

MACH MAL PAUSE

Es mag seltsam anmuten, dass viele von uns (wieder) lernen müssen, wie man Pause macht. Der erste Schritt besteht darin, Ruhepausen in der Tagesplanung zu berücksichtigen. Wie viele andere Dinge, die Sie schaffen möchten, müssen Sie auch die Pausen planen. Überlegen Sie morgens, wann Sie eine mindestens zehnminütige geplante Pause einlegen können – mit einem kurzen Spaziergang, einer kurzen Meditation oder einer Atemübung (Seite 184). Greifen Sie dazu auf die vier Arten der aktiven Erholung zurück, die Matthew Edlund in seinem Buch *The Power of Rest* definiert (beim Schlaf handelt es sich um passive Erholung):

KÖRPERLICHE ERHOLUNG: Atemtechniken, Restorative Yoga, ein heißes Bad

GEISTIGE ERHOLUNG: Meditation, Visualisierung, achtsam gehen in der Natur, Musik hören

SOZIALE ERHOLUNG: Zeit mit Menschen, in deren Gegenwart Sie sich wohlfühlen

SPIRITUELLE ERHOLUNG: Gebet, Aufenthalt in der Natur, die Verbindung zu etwas, das größer ist als wir selbst

Prüfen Sie, welche Kategorie bei Ihnen besonders oft zu kurz kommt, und überlegen Sie, wann und wie Sie heute und an allen weiteren Tagen dieser Woche ein paar Minuten dieser Aktivitäten einbauen können.

SELBSTMASSAGE

DIE SELBSTMASSAGE IST EIN EINFACHER UND WIRKUNGSVOLLER AKT DER SELBSTFÜRSORGE. SIE IST ER-
SCHWINGLICH, MACHBAR UND ÄUSSERST ERHOLSAM. ICH HABE EINE VORLIEBE FÜR ABHYANGA, EINE AYUR-
VEDISCHE ÖLMASSAGE. DIESE URALTE FORM DES STRESSABBAUS KANN ZUGLEICH ALS ACHTSAMKEITSÜBUNG

DIENEN: SIE KÖNNEN SICH DARIN ÜBEN, GANZ IN der sensorischen Erfahrung der rahmenkörperlichen Berührung gegenwärtig zu sein.

Abhyanga schenkt auch geistige, emotionale und körperliche Balance. Die regelmäßige Massage kann Muskeltonus und Durchblutung verbessern, das Nervensystem beruhigen und die Entgiftung über die Lymphe unterstützen. In Indien gilt sie als reinigend. Die langen, fließenden Streichbewegungen sollen die Energiemeridiane des Körpers durchputzen und aktivieren. Das viele warme Öl erdet und schmiert den Körper (wie der Verzehr gesunder Fette und Öle). Es macht die Massage so angenehm.

Verwenden Sie warmes Sesam-, Mandel- oder Kokosöl (in bestmöglicher Qualität, da die Öle über die Haut aufgenommen werden). Im Sommer kühlt Kokosöl, im Winter wärmt Sesamöl. Eine Abhyanga-Praxis kann helfen, Sie wieder mit den Jahreszeiten in Kontakt zu bringen (Seite 242). Sie soll besonders die unangenehme Gereiztheit ausgleichen, die sich bei kaltem, windigem Wetter einstellen kann, sodass Sie sich genährt und geerdet fühlen. Wenn Sie Ihr dominantes »Dosha« (Energietyp) kennen, finden Sie leichter das passende Öl mit besonders beruhigender Wirkung. Dosha-Tests gibt's im Internet. Laut ayurvedischer Lehre soll das Öl mindestens 7,5 Minuten auf der Haut verbleiben, damit sie vollständig damit gesättigt wird.

**Meditation, Achtsamkeit, Atemarbeit
und beruhigende Berührung sind kein Luxus,
sondern wichtige Maßnahmen,
um Ungleichgewichte zu beseitigen
und die Selbstheilungskräfte
des Körpers zu erhalten.**

So funktioniert die Abhyanga-Selbstmassage:

SCHRITT 1 Erwärmen Sie das Öl unter fließend warmem Wasser (Plastikflasche) oder in einem Topf mit warmem Wasser (Glasflasche). Es sollte sich an der Innenseite des Handgelenks angenehm warm anfühlen.

SCHRITT 2 Geben Sie eine 2-Euro-große Menge Öl in die Handfläche und auf den Scheitel. Massieren Sie die gesamte Kopfhaut mit kreisenden Bewegungen. Massieren Sie das Gesicht mit kreisenden Bewegungen und streichen Sie über Stirn, Schläfen, Wangen, Kiefer, Ohren und Ohrläppchen nach oben.

SCHRITT 3 Massieren Sie Arme und Beine mit langen Streichbewegungen, die zum Herzen hinführen, und verwenden Sie bei Bedarf mehr Öl. Massieren Sie kreisend Ellenbogen und Knie.

SCHRITT 4 Folgen Sie bei der Bauchmassage dem Verlauf des Dickdarms. Streichen Sie im Kreis auf der rechten Seite nach oben, über den Bauch zur linken Seite und wieder nach unten. Massieren Sie anschließend kreisend den Bereich um den Nabel (hier sind oft Spannungen gespeichert). Streichen Sie mit beiden Händen über die Seiten und den unteren Rücken. Massieren Sie danach in großen Kreisen die Brust.

SCHRITT 5 Schließen Sie eine gründliche Fußmassage an. Massieren Sie ein paar Minuten lang die Sohlen und Zehen beider Füße.

SCHRITT 6 Lassen Sie das Öl bis zu 15 Minuten einziehen. Nutzen Sie die Zeit für Entspannung oder Meditation. Nehmen Sie ein warmes Bad oder eine Dusche – ohne Rubbeln, Seife oder allzu viel Shampoo. Trocknen Sie sich vorsichtig mit dem Handtuch ab.

Hinweis: Wenn keine Zeit für eine Ganzkörperbehandlung ist, konzentrieren Sie sich auf Kopfhaut, Ohren, Nabel, Handflächen und Fußsohlen.

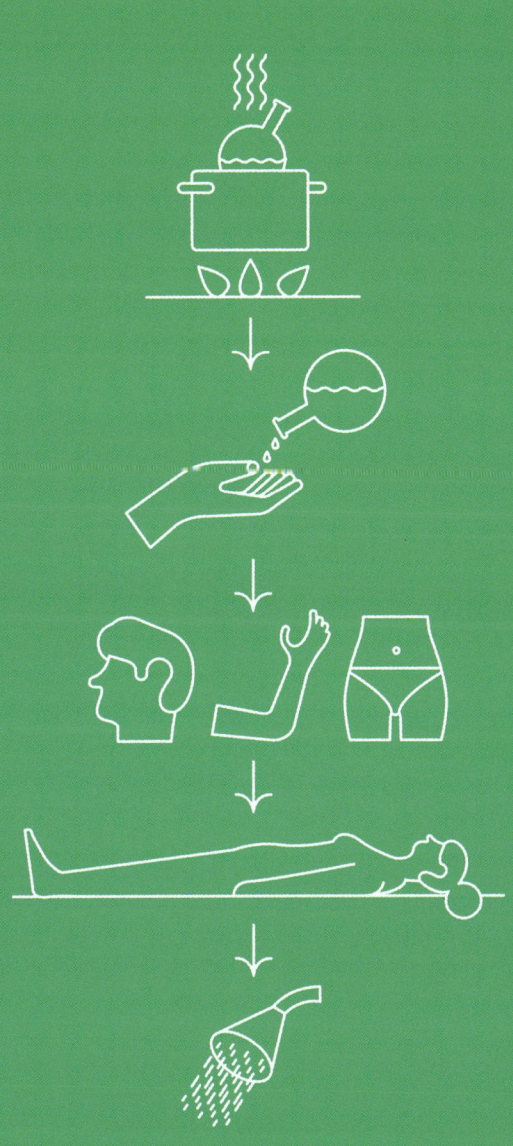

WERDEN SIE KREATIV

WANN HABEN SIE DAS LETZTE MAL ETWAS MIT DEN EIGENEN HÄNDEN HERGESTELLT? WIR SIND SINNES-WESEN UND DAZU GEMACHT, DINGE MIT AUGEN UND HÄNDEN ZU ERSCHAFFEN. ABER JE ÄLTER WIR WERDEN, DESTO WEITER ENTFERNEN WIR UNS VON DEN FREISTIL-FINGERMALEREIEN UND KREIDEZEICHNUNGEN

UNSERER JUGEND UND ZIEHEN UNS IN DEN KOPF zurück. Die meisten Erwachsenen leben ganz in geistigen Welten und vergessen, wie gut es sich anfühlt, beim Malen, Bildhauern oder Nähen selbst Hand anzulegen. Handarbeit macht Spaß, schenkt Befriedigung – es fühlt sich toll an, etwas ganz neu zu erschaffen – und ist sogar gesund. Studien zeigen einen direkten Zusammenhang zwischen künstlerischen Tätigkeiten und reduziertem Cortisolspiegel (das ist das Stresshormon). Handarbeit kann beruhigend, sogar meditativ sein und in einen mentalen Zustand versetzen, in dem die Kreativität fließt und Perfektion in den Hintergrund tritt.

Sind die Hände beschäftigt, kann das den Kopf frei und Konzentration möglich machen. Viele Menschen stricken in der Vorlesung oder wenn sie informative Videos schauen. Die kreative Betätigung kann sogar einen Gemeinschaftsaspekt haben: Es gibt zahllose Strick- und Nähkreise, da die jüngeren Generationen die Freude am Selbermachen entdecken und Hobbys, denen sich früher nur die Großmütter widmeten, eine Renaissance erleben. Dies zeigen die Explosion von Shops mit handgemachten Produkten auf dem Online-Marktplatz Etsy und das »Maker Movement«, wo es angesagt ist, Roboter, Maschinen und Brettspiele zu basteln. Inzwischen gibt es an vielen Orten auch Reparatur- oder Repair-Cafés. Dort können Sie gemeinsam mit anderen Dinge wieder zum Funktionieren bringen und dabei neue Bekanntschaften machen.

Um vom künstlerischen Ausdruck zu profitieren, brauchen Sie weder Erfahrung noch echtes künstlerisches Talent – und es gibt viele Möglichkeiten. Wenn Sie das nächste Mal ausspannen und selbst etwas erschaffen möchten, werfen Sie einen Blick auf die folgenden Vorschläge. (Anleitungen finden Sie im Internet; YouTube-Videos sind besonders hilfreich.)

1. MIXEN SIE SELBST GEMACHTE KNETE.

2. STRICKEN SIE EINEN SCHAL ODER EINE MÜTZE.

3. NÄHEN SIE EINEN EINFACHEN QUILT.

4. STÜRZEN SIE SICH AUF MALBÜCHER FÜR ERWACHSENE (es stehen unglaublich detaillierte und dynamische Möglichkeiten zur Auswahl).

5. MACHEN SIE SICH DIE FINGER SCHMUTZIG – BEIM FINGERMALEN.

6. LERNEN SIE ORIGAMI (YouTube ist eine wahre Fundgrube für angehende Papierfaltkünstler).

7. WECKEN SIE DEN INNEREN ARCHITEKTEN und basteln Sie ein Häuschen aus Eisstielen.

8. BASTELN SIE EIN MOBILE mit Zweigen, Zwirn, Steinen, Federn, Blättern oder was Ihnen so gefällt.

9. HOLEN SIE SICH AUF PINTEREST INSPIRATION ZUM BASTELN VON PAPIERKETTEN – das kann anspruchsvoller sein, als Sie denken.

>>

Wissenschaftlern zufolge funktionieren einmal gebildete Gewohnheiten auch deshalb mühelos, weil das Gehirn sie liebt. Wenn gesunde Entscheidungen zur Gewohnheit werden, passieren sie automatisch.

<<

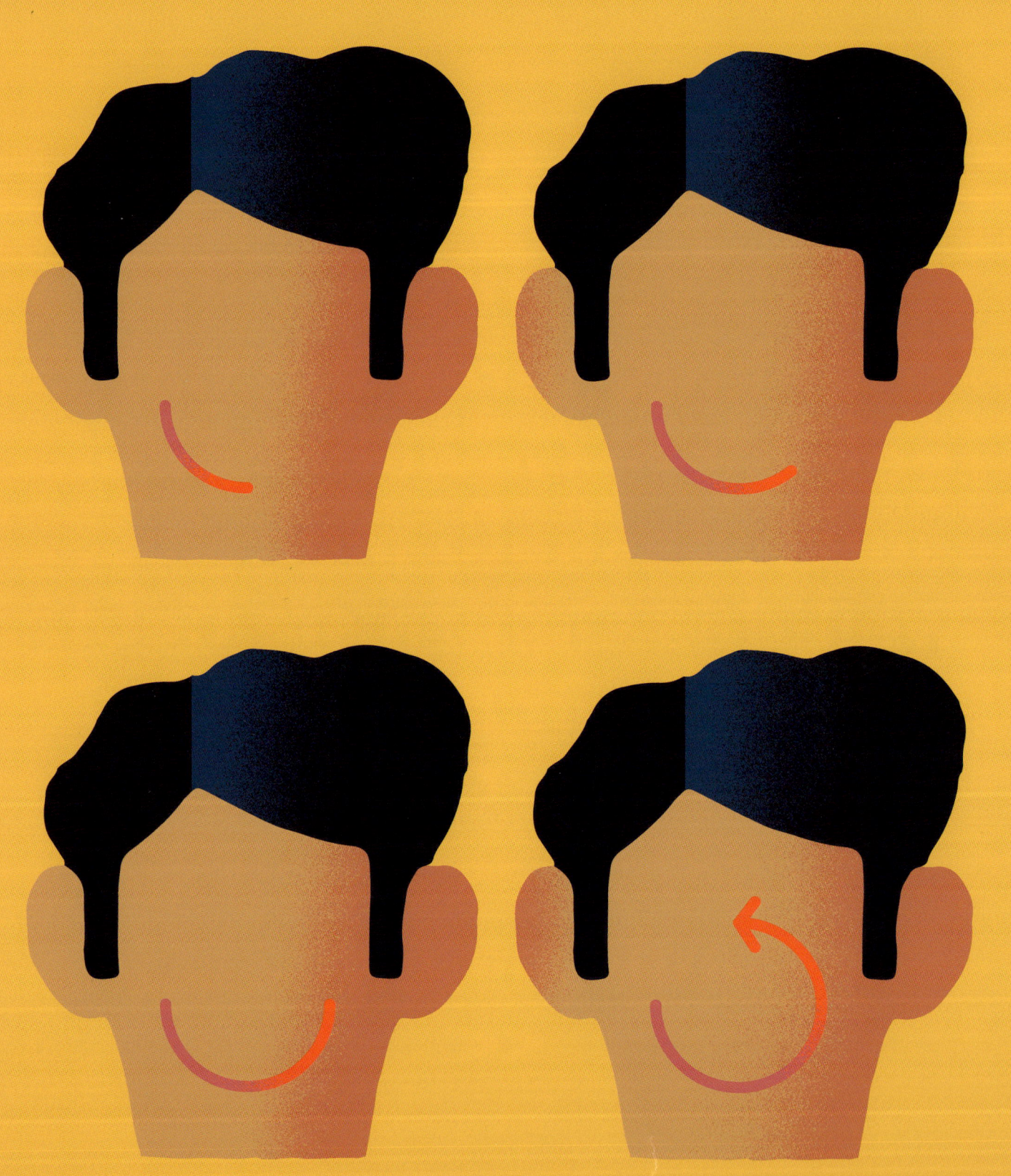

LÄCHELN, LACHEN,
UND VON VORN

SIE BEMÜHEN SICH, SPORT UND GEMÜSE IN DEN Alltag zu integrieren, aber achten Sie auch darauf zu lachen? Regelmäßiges Lachen ist eine hervorragende Medizin. Es hilft, Blutdruck und Cortisolspiegel zu senken, Schmerzen zu lindern und sogar den Blutzuckerspiegel zu stabilisieren. Wissenschaftler haben festgestellt, dass Lachen chemische Veränderungen im Gehirn stimuliert, die vor Schäden durch chronischen Stress schützen können.

Lachen regt wie ein gutes Training die Ausschüttung von Endorphinen im Gehirn an, den Botenstoffen des Glücks. Kichern kann Entzündungen lindern; verspannte Muskeln in Gesicht, Hals, Schultern und Bauch lockern; Viren und Tumore bekämpfen, da es für eine willkommene Stärkung des Immunsystems sorgt. Sogar der Stoffwechsel lässt sich mit ein paar Minuten schallendem Gelächter ankurbeln. Es funktioniert wie die Einnahme von Medikamenten, ist aber viel lustiger.

Lachen Sie jeden Tag: Hören Sie Aufnahmen von Stand-up-Comedians oder einen witzigen Podcast, während Sie das Essen zubereiten und das Geschirr spülen oder zur Arbeit pendeln. Laden Sie einen Freund oder lieben Menschen zu einer halbstündigen Sendung ein, die Sie zum Lachen bringt (Nachrichtensatire gelingt es besonders gut, die komischen Seiten unserer entmutigenden Zeiten zu entdecken). Schon ein bis zwei Sketche aus *Saturday Night Live* oder *Funny or Die* können ein humorvolles Ausrufezeichen setzen. Aber widerstehen Sie der Versuchung, diese Sendungen bis spät in die Nacht zu schauen. Holen Sie es lieber am nächsten Tag nach, um den Schlaf nicht zu stören!

WAS DIE TÄGLICHE DOSIS HUMOR ANGEHT, übertrifft die bunte Vielfalt der Podcasts alles, was öffentliches und privates Fernsehen zu bieten haben – besonders, weil Ihnen damit die ganze Welt offensteht. Finden Sie Leute, die auf Ihrer Wellenlänge sind, und abonnieren Sie ihre Podcasts, um stets über die neuesten Folgen auf dem Laufenden zu sein. Mit der Kult-Fernsehkritik *Bitch Sesh* oder unkonventionellen Talkshows wie *With Special Guest Lauren Lapkus*, *WTF with Marc Maron*, *Anna Faris is Unqualified* und *2 Dope Queens* bis hin zum Improvisationstheater *improv4humans* und der Komiker-Talkshow *Don't Get Me Started* – wenn Sie anfangen zu suchen, finden Sie noch unzählige weitere Podcasts – können Sie sich Ihr persönliches Lachmuskeltraining zusammenstellen.

>>

Lachen stimuliert chemische Veränderungen im Gehirn, die vor Schäden durch chronischen Stress schützen können.

ÖFFNEN SIE DAS TOR ZUR GELASSENHEIT: DREI YOGAHALTUNGEN FÜR RUHE UND ERHOLUNG

YOGA KANN SIE MIT KRAFT UND ENERGIE ERFÜLLEN. ES KANN ABER AUCH EINE WIRKUNGSVOLLE MÖG-LICHKEIT SEIN, GEIST UND NERVENSYSTEM ZU BERUHIGEN. SIE MÜSSEN WEDER EINE ERFAHRENE YOGINI NOCH KÖRPERLICH IN TOPFORM SEIN, UM VON DER SANFTEN SEITE DES YOGA ZU PROFITIEREN. ALLE MENSCHEN

KÖNNEN MIT YIN YOGA ODER RESTORATIVE YOGA Körper, Geist und Seele neu justieren.

Hier geht es nicht um das temporeiche Yoga typischer Hatha- oder Vinyasa-Yogakurse, bei dem man von einer Haltung zur nächsten springt und dazwischen gerade genug Zeit zum Luftholen hat. Die Stellungen im Resto-rative Yoga werden länger gehalten, damit sich die Muskeln lockern können und der unruhige Geist zur Ruhe kommt. Einfache Hilfsmittel wie Yogarollen, Decken, Yogablöcke oder ein Stuhl stützen Sie, während Sie tief im Bewegungs-apparat gespeicherte Spannungen loslassen. Sie ermög-lichen Haltungen, die bestimmte Körperbereiche öffnen. Auf einer Yogarolle zu liegen tut beispielsweise Herz und Lunge wohl. Die Hilfsmittel sorgen auch dafür, dass Sie eine Stellung lange genug halten können, damit sich die Wirkung einstellen kann und im Kopf allmählich Ruhe einkehrt.

Diese etwas geruhsamere Form des Yoga aktiviert den Parasympathikus. Die Kampf-oder-Flucht-Reaktion (die so auch bei der Begegnung mit einem Bären im Wald ablaufen würde) ebbt ab. In diesem spannungsfreien Zustand erleben Sie eine Weite, in der Sie loslassen können: Die Muskeln werden locker, die Atmung verlangsamt sich und die Gelenke entspannen sich. Wenn Sie dann (langsam und bewusst!) von einer Haltung zur nächsten wechseln, werden Sie ein völlig neues Empfinden für die Bewe-gungen Ihres Körpers haben.

DREI EINFACHE ENTSPANNUNGSHALTUNGEN

Die Vorbereitung der einzelnen Haltungen ist ein entschei-dender Teil der Praxis. Das Ziel ist die ultimative Unter-stützung für vollständige Entspannung.

STUHL-YOGA: VORWÄRTSBEUGE IM SCHNEIDERSITZ

WIRKUNG: Bei dieser modifizierten Vorwärtsbeuge kommen Sie in den Genuss der positiven Wirkung dieser Haltung, ohne die rückwärtige Oberschenkelmuskulatur oder den unteren Rücken zu überdehnen. Sie löst Span-nungen in Schultern und Nacken, beruhigt die Nerven, lindert Stress.

Legen Sie eine gefaltete Decke auf die Sitzfläche eines Stuhls. Setzen Sie sich im Schneidersitz auf eine Yogarolle oder zwei gefaltete Decken vor den Stuhl. Beugen Sie sich nach vorn und legen Sie die Stirn auf den Stuhl. Verschränken Sie die Arme und legen Sie sie über dem Kopf ab. Bleiben Sie fünf bis zehn Minuten in der Haltung und kreuzen Sie die Beine nach der Hälfte der Zeit andersherum.

SCHNEIDERSITZ IM LIEGEN

WIRKUNG: Diese Haltung dehnt sanft die Innenseiten der Oberschenkel, Leisten und Knie. Sie stimuliert das Herz, verbessert die Durchblutung und lindert Stress, leichte Depressionen sowie Menstruations- und Wechsel-jahresbeschwerden.

Kommen Sie in den Schneidersitz. Legen Sie eine Yogarolle oder drei fest gefaltete Decken ein paar Zentimeter hinter dem Kreuzbein längs auf den Boden. (Falls Sie eine Yogamatte verwenden, liegen diese Hilfsmittel der Länge nach auf der Matte.) Legen Sie sich mit dem Rücken darauf ab und stützen Sie den Kopf mit einer großen, mehrmals gefalteten Decke. Er sollte ein wenig nach unten geneigt sein, sodass die Stirn höher ist als das Kinn. In dieser Haltung ist der ganze Körper leicht schräg, der Kopf höher als das Herz und das Herz höher als das Becken. Legen Sie bei verspannten Hüften gefaltete Decken unter beide Oberschenkel, damit Sie vollständig loslassen können, ohne ein Ziehen in den Innenseiten der Oberschenkel zu spüren. Legen Sie die Arme entspannt neben dem Körper ab, die Handrücken liegen locker auf dem Boden. Wenn der Körper gut gestützt ist, können Sie Gesicht und Hals entspannen und werden sich sicher gehalten fühlen. Spüren Sie, wie der Atem ein- und ausströmt. Bleiben Sie zehn Minuten in der Haltung und kreuzen Sie die Beine nach der Hälfte der Zeit andersherum.

UMKEHRHALTUNG: BEINE AN DIE WAND

WIRKUNG: Diese Haltung ist besonders angenehm, wenn man stundenlang auf den Beinen war. Sie hilft bei geschwollenen Fußgelenken und Krampfadern, lindert leichte Rückenschmerzen, knipst Ängste aus und schenkt sogar bei leichten Depressionen und Schlaflosigkeit Erleichterung. Umkehrhaltungen sind eine wunderbare Möglichkeit, die Batterien aufzuladen.

Schieben Sie die Yogamatte mit der schmalen Seite an die Wand. Legen Sie eine Yogarolle oder drei fest gefaltete Decken ein paar Zentimeter von der Wand entfernt quer über die Matte. Knien Sie sich neben die Längsseite der Matte, sodass Sie in den Raum schauen, Rücken zur Wand. Neigen Sie sich zur Yogarolle und drehen Sie sich aus der Hüfte, sodass der Rücken zur Matte sinkt und die Beine über die Seite nach oben an die Wand schwingen. Das Becken ruht nun auf der Rolle, Sitzbeinhöcker und Fersen an der Wand. Der Hinterkopf und die oberen Schultern sinken in die Matte, die Beine zeigen gerade nach oben. Die Arme drehen in den Schultergelenken nach außen und liegen locker neben dem Körper, Hände und Handgelenke entspannt. Spüren Sie, wie sich die Lendenwirbelsäule aus der Mitte heraus entspannt und weitet. Die Augen entspannen in den Höhlen. Spüren Sie, wie sich vom Kopf zum Herzen die Spannung löst. Bleiben Sie fünf bis 15 Minuten in der Haltung.

Um aus der Haltung zu kommen, beugen Sie die Beine, stemmen die Füße gegen die Wand und schieben sich von der Yogarolle. Ziehen Sie die angewinkelten Knie zur Brust, rollen Sie auf die rechte Seite und drücken Sie sich langsam nach oben. Heben Sie zum Schluss den Kopf.

Die Stellungen im Restorative Yoga werden länger gehalten, damit sich die Muskeln lockern können und der unruhige Geist zur Ruhe kommt.

LOSLASSEN **UND VERGEBEN**

DER GROLL, DEN WIR GEGEN ANDERE HEGEN, FINDET SICH SELTEN AUF LISTEN VON DINGEN, DIE GESUND-
HEITLICHE PROBLEME BEGÜNSTIGEN. ICH ABER GLAUBE, DASS DAS ANHÄUFEN VON EMOTIONALEM SCHMERZ
DAS WOHLBEFINDEN MASSIV BEEINTRÄCHTIGEN KANN. ÄRZTE EINER BERATUNGSSTELLE FÜR PSYCHISCHE PROBLEME

AM JOHNS HOPKINS HOSPITAL HABEN EINEN DIREK-
ten Zusammenhang zwischen dem Gesundheitszustand
sowie den Verletzungen und der Enttäuschung festgestellt,
die wir in uns tragen. Gefühle wie Wut und Ärger lösen
eine Kampf-oder-Flucht-Reaktion aus und verändern
Herzfrequenz, Blutdruck und Immunantwort. Vergebung
lindert Stress und Angst, beruhigt das Nervensystem
und kann uns helfen, gesund zu bleiben.

Wie wichtig Vergebung für den Menschen ist, erkannte
ich, nachdem mir die große Ehre zuteilgeworden war,
Erzbischof Desmond Tutu kennenzulernen. Ich halte ihn
für die verkörperte Vergebung, und unsere Gespräche
sind mir bis heute im Gedächtnis geblieben. Er erklärte,
bei der Vergebung gehe es nicht darum zu ignorieren,
was einem von jemand anderem angetan wurde, sondern
darum, sich aus der Umklammerung der Wut zu lösen.
Der Erzbischof erinnerte mich daran, dass Vergebung von
der Wut oder dem Groll befreit, die im eigenen Inneren
toben. Wer vergibt, befreit sich selbst.

Vergebung geschieht nicht über Nacht. Sie ist ein Prozess,
der damit beginnt, dass Sie den Schmerz vollständig
spüren. Indem Sie eine Freundin oder Therapeutin um
Hilfe bitten, können Sie ihm Raum geben, damit er durchziehen kann. Wenn Sie dann bereit sind, können Sie die
Perspektive wechseln und sich vorstellen, die Person zu
sein, die Ihnen wehgetan hat: Wie ist sein oder ihr Leben
bis zum kritischen Punkt verlaufen? Damit entlasten Sie
die Person nicht, sondern versuchen, Zugang zur Erfahrung eines Mitmenschen zu finden. Dies kann zu Mitgefühl
und schließlich zur Vergebung führen.

Sie müssen sich auch selbst vergeben. Jeder Mensch
macht Fehler. Da wir in erster Linie aus Fehlern lernen,
sollten Sie Irrtümer als Element Ihrer Entwicklung zu einem
besseren Menschen begreifen. Achten Sie auf den, wie
die Buddhisten sagen, zweiten Pfeil – die Selbstvorwürfe,
nachdem wir etwas vermasselt haben. Der Fehler war
genug. Machen Sie den Schmerz nicht schlimmer, indem
Sie mit einem zweiten Pfeil auf Ihr Herz zielen.

LOSLASSEN: EIN NEUER ANSATZ

Radical Honesty (»Radikale Ehrlichkeit«) ist eine
Kommunikationstechnik, die Authentizität, Nähe
und Persönlichkeitsentwicklung fördern soll. Sie
kann helfen, Verletzungen zu überwinden und
einen gesünderen Weg durch Konflikte zu bahnen.
Ehrlichkeit ist der Schlüssel zu Nähe und Vergebung,
denn wahre Verbundenheit beruht darauf, dass man
seine Wahrheit mitteilt. Honesty Lab ist ein neuer
Anbieter dieser bekannten Praxis, veranstaltet in den
USA Seminare, bietet Online-Kurse und Telecoaching.
Gründer John Rosania: »Es gibt einen Unterschied
zwischen Vergebung mit dem ganzen Körper und
intellektueller Vergebung. Ersteres ist eine echte
Veränderung, ein Loslassen im Körper und bewirkt
eine Welle wahrer Vergebung und Wertschätzung.
Letzteres ist das, was die meisten Menschen unter
Vergebung verstehen – ein Akt des Willens: ›Du
solltest deinen Eltern vergeben, damit du deiner
Wege gehen kannst.‹ Ersteres ist sehr wirkungsvoll
und wurzelt in Ehrlichkeit, Letzteres ist Schauspielerei.«
Weitere Informationen gibt's auf honesty-lab.com
oder radikaleehrlichkeit.de.

FÜSSELN SIE
MIT EINEM TENNISBALL

WER EINEN TENNISBALL BESITZT, HAT ZUGANG ZU EINER DER EINFACHSTEN ENTSPANNUNGSTECHNIKEN ÜBERHAUPT. UNSERE FÜSSE ERFÜLLEN EINE WICHTIGE AUFGABE. SIE TRAGEN UNS, WOHIN WIR WOLLEN, NOCH DAZU OFT IN SCHUHEN, DIE NICHT OPTIMAL SIND. WENN WIR IHNEN FÜNF BIS ZEHN MINUTEN AM TAG UNSERE

VOLLE AUFMERKSAMKEIT SCHENKEN, KANN SICH DAS auch auf den restlichen Körper auswirken. Außerdem können Sie überall üben, zum Beispiel am Schreibtisch bei der Arbeit oder während Sie in der Küche das Abendessen vorbereiten.

Wenn man mit den Füßen über einen Tennisball rollt, kann man damit die Faszien lockern (Seite 137). Diese einfache Akupressurtechnik entspannt verhärtete Muskeln und Faszien in den Füßen. Dadurch verringern sich die Belastung und der Druck auf Zehen und Zehengelenke, was wiederum das Gleichgewicht verbessert sowie Stressabbau und Wohlbefinden im ganzen Körper fördert. Spüren Sie, wie nach nur drei bis fünf Minuten die Herzfrequenz sinkt, sich die Atmung vertieft und sich eine zufriedene Ruhe einstellt.

UND SO GEHT'S:

SCHRITT 1 Stellen Sie sich auf eine Unterlage, die etwas Reibung bietet – Teppich oder Yogamatte. Schieben Sie einen Tennisball unter das Gewölbe eines Fußes und verlagern Sie langsam das Gewicht darauf.

SCHRITT 2 Krümmen Sie die Zehen um den Ball und machen Sie eine Art Faust. Rollen Sie den Ball nach fünf Wiederholungen zu einem anderen Teil des Fußes.

SCHRITT 3 Sobald Sie eine empfindliche Stelle finden, verstärken Sie den Druck so weit es geht und halten ein paar Sekunden. Suchen Sie die nächste empfindliche Stelle und wiederholen Sie den Vorgang. Bearbeiten Sie so den ganzen Fuß.

SCHRITT 4 Wenn Sie mit einem Fuß fertig sind, stellen Sie sich mit beiden Füßen auf den Boden. Es sollte ein deutlicher Unterschied spürbar sein. Mit dem anderen Fuß wiederholen.

Hinweis: Die Massage kann gelegentlich schmerzen. Das ist normal. Gehen Sie bei stark stechenden Schmerzen zu einer anderen Stelle weiter.

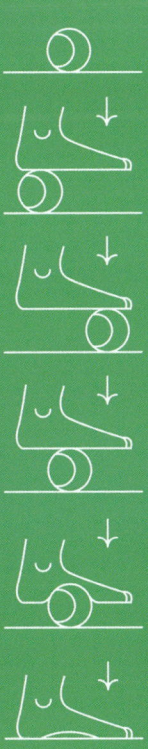

SEXUAL HEALING

SEX IST EINE DER WIRKSAMSTEN WOHLFÜHLSTRATEGIEN, DIE ES FÜR DEN MENSCHEN GIBT. DIESER EIN-
FACHE, LUSTVOLLE AKT GERÄT OFT IN VERGESSENHEIT – BESONDERS, WENN MAN ÄLTER WIRD. DABEI WIRD
DIE LISTE DER POSITIVEN AUSWIRKUNGEN AUF DIE GESUNDHEIT IMMER LÄNGER UND LÄSST SICH NUR SCHWER

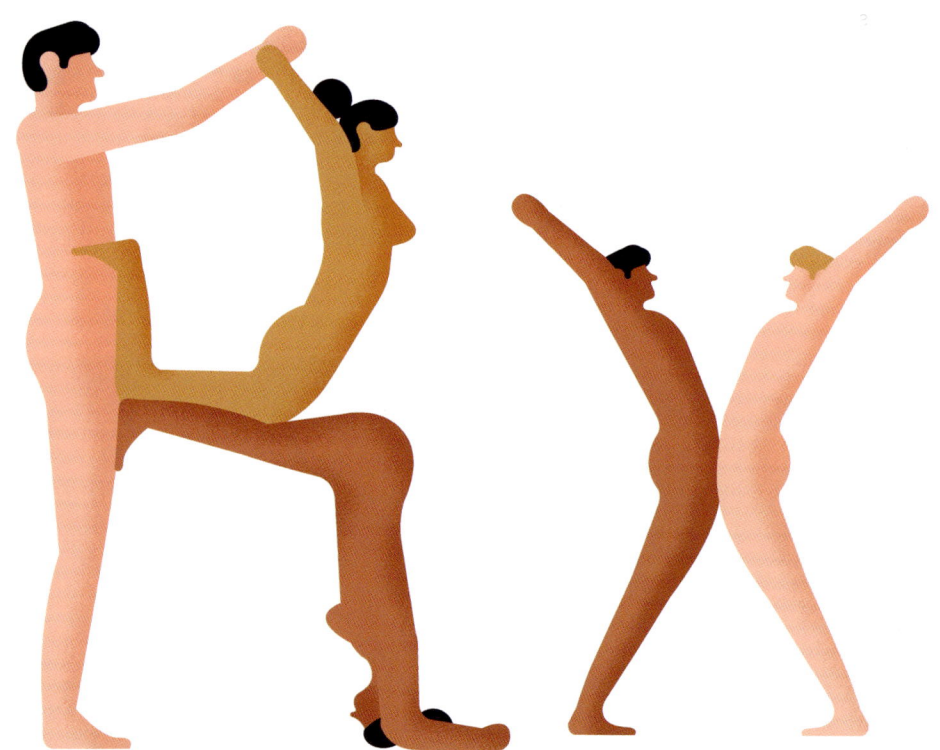

IGNORIEREN. DENNOCH KANN ES PROBLEMATISCH
sein, der Sexualität oberste Priorität einzuräumen. Falls
Sie wie viele moderne Menschen kaum noch Lust auf
Sex haben, sollten Sie zuerst an Schlafmangel denken. Er
ist der größte Lustkiller, denn aus der Sicht des Körpers
verhält es sich so: Ist die Energie für lebensnotwendige
Aufgaben knapp, tritt weniger Wichtiges wie lustvoller
Sex in den Hintergrund. (Umgekehrt kann es Verlangen
und Orgasmusfähigkeit steigern, wenn Sie bestens aus-
geruht sind.)

Zweitens sollten Sie Ihre Bewegungsgewohnheiten prüfen:
Finden Sie etwas, das Sie bewegt (Seite 119), und spüren
Sie, wie ein neues Gefühl für Ihren Körper und sein
Verlangen erwacht. Drittens wäre da noch die Tendenz,
Produktivität über Intimität und Sinnlichkeit zu stellen. Nur
Sie können eine Neubewertung vornehmen, aber ich
möchte Sie ermutigen, der berauschenden Sogwirkung
wartender Aufgaben zu widerstehen und sich Zeit für Sex
zu nehmen – ob mit Partner oder allein. Regelmäßiger
Sex stärkt Beziehung oder Selbstliebe, lässt die Haut

strahlen und sorgt für bessere Laune. Er macht gesünder *und* glücklicher.

SEX ...

BAUT STRESS AB: Sind Sie wütend, ängstlich, besorgt oder überfordert? Lenken Sie diese geistige Erregung in bessere Bahnen, zum Beispiel das Liebesspiel! Sie werden sich anschließend besser fühlen.

STÄRKT DIE ABWEHRKRÄFTE: Regelmäßiger Sex sorgt dafür, dass das Immunsystem in Topform bleibt. Wenn oft etwas läuft, niest und schnieft man selten.

VERBRENNT KALORIEN: Ein durchschnittliches Schäferstündchen ist mit einer kurzen Einheit auf dem Laufband zu vergleichen – und macht viel mehr Spaß!

WIRKT SCHLAFFÖRDERND: Guter Sex stößt die Ausschüttung schlaffördernder Endorphine an, die Sie ins Land der Träume entführen.

BESEITIGT INKONTINENZ: Sex stärkt die Beckenbodenmuskulatur, welche Gebärmutter, Blase und Darm stützt, und verbessert dadurch die Harnkontrolle.

BREMST DEN ALTERUNGSPROZESS: Liebe statt Botox. Ein aktives Sexualleben fördert die Ausschüttung von Hormonen wie Testosteron und Östrogen, bremst so den Alterungsprozess und lässt den Körper jung und vital aussehen. Sex lässt die Haut im Anschluss an die Zärtlichkeiten danach noch lange erstrahlen. Er verbessert die Durchblutung, pumpt mehr Sauerstoff in die Haut und sorgt damit für ein frischeres Aussehen. Er kurbelt die Kollagenproduktion an, was Hauterschlaffung und Altersflecken vorbeugt.

LINDERT SCHMERZEN: Aus »Heute nicht, Schatz. Ich habe Kopfschmerzen« könnte: »Heute bitte, Schatz. Ich habe Kopfschmerzen«, werden. Bei sexueller Erregung und beim Orgasmus wird Oxytocin ausgeschüttet, das die Freisetzung schmerzstillender Endorphine bewirkt.

WENN SIE DIVERSE HOCHGLANZMAGAZINE ABONNIERT HABEN, herrscht an Sextipps kein Mangel. Es gibt aber auch andere Möglichkeiten, sich zu informieren. Die erfrischend unverblümte und lehrreiche Internetseite OMGYes.com widmet sich der »Wissenschaft der Lust«. Sie klärt Frauen – und ihre Partner – mit wirklichkeitsnahem Wissen auf, wie man Orgasmen bekommt und steigert.

STÄRKT DAS SELBSTBEWUSSTSEIN: Wenn Sie sich im Schlafzimmer blicken lassen, fällt Ihnen das auch im Leben leichter. Es stärkt das Selbstwertgefühl, wenn man einem anderen Menschen Lust bereitet und die eigenen sexuellen Wünsche erfüllt werden. Diese Ausstrahlung hilft auch im Gespräch mit Kunden, bei kreativen Vorhaben, im Umgang mit Freunden und Familie.

MACHT GLÜCKLICH: Sex macht glücklicher als Geld. Laut einer Studie der US-Wirtschaftsforschungsorganisation National Bureau of Economic Research beschert eine Ehe mit regelmäßigem Geschlechtsverkehr das gleiche Glücksniveau wie ein zusätzliches Einkommen von 100 000 Dollar im Jahr.

Falls Sie kaum noch Lust auf Sex haben, sollten Sie zuerst an Schlafmangel denken.

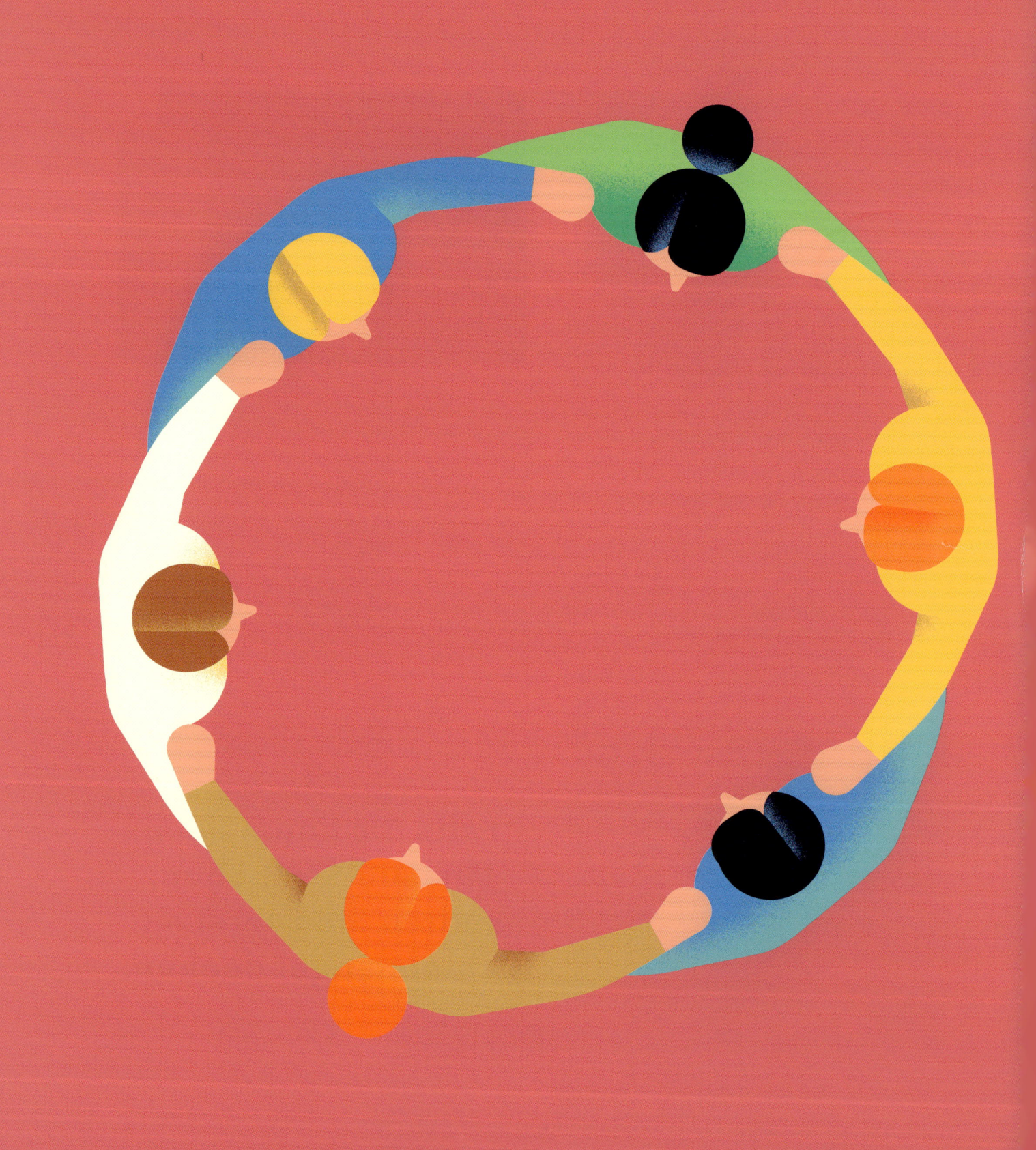

VERBUNDEN-
HEIT

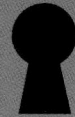

DER MENSCH LEBT SEIT URZEITEN IN EINEM NETZ
der Verbundenheit: mit der Natur, die uns Nahrung
und Obdach gibt; mit Jahreszeiten und Wetter, die
unseren Alltag diktierten; und vor allem miteinander.
Wir lebten in Gruppen, in denen jeder seine Aufgabe
hatte und alle aufeinander angewiesen waren. Obwohl
das Leben oft schwer und brutal war, hat sich unser
Körper nach den Vorgaben der Natur entwickelt und
war unsere Sicht von unserem Platz in der Welt geprägt.

Heute kippt die Situation ins andere Extrem. Wir sind auf
Unabhängigkeit bedacht, abgeschnitten von Verwandten
und der Natur, und die Zeit für Freunde ist knapp. In großen
Städten ist es schwerer, Anschluss zu finden, und in einer
Zeit zersplitterter Aufmerksamkeit ist wahre Nähe trotz
ständiger Hintergrundkommunikation oft flüchtig. Früher
waren eher ältere Menschen von Einsamkeit bedroht, heute
gibt es keine Altersbeschränkung. Menschen sind jung
und einsam oder kämpfen in der Lebensmitte darum, einen
Sinn zu finden. Und obwohl die westliche Medizin diese
Dinge eher abtut, sind sie in meinen Augen für die Gesundheit entscheidend. Unsichtbare Faktoren wie feste
Bindungen, Sinnhaftigkeit und Zugehörigkeit haben ebenso
großen Einfluss wie alles, was man im Labor messen kann.
Sie schenken Sicherheit, Selbstvertrauen und ein gesundes
Selbstverständnis – die Eckpfeiler robusten Wohlbefindens,
die widerstandsfähig machen gegen Krankheiten und Stress.

Drei Stränge der Verbundenheit tragen dazu bei, Sie in
einem sinnerfüllten Leben zu verankern: Die Beziehung
zur Natur (dem Makrokosmos, der Sie umgibt); zu einigen
Menschen, die Sie gut kennen und die Sie sehen, wie Sie
sind; und zur eigenen Gefühlswelt mit ihrem Auf und Ab.
Nutzen Sie die Vorschläge für diesen Ring des Mandalas,
um diese drei Stränge zu aktivieren. Dann werden sie Sie
in schweren wie in schönen Augenblicken sicher halten.

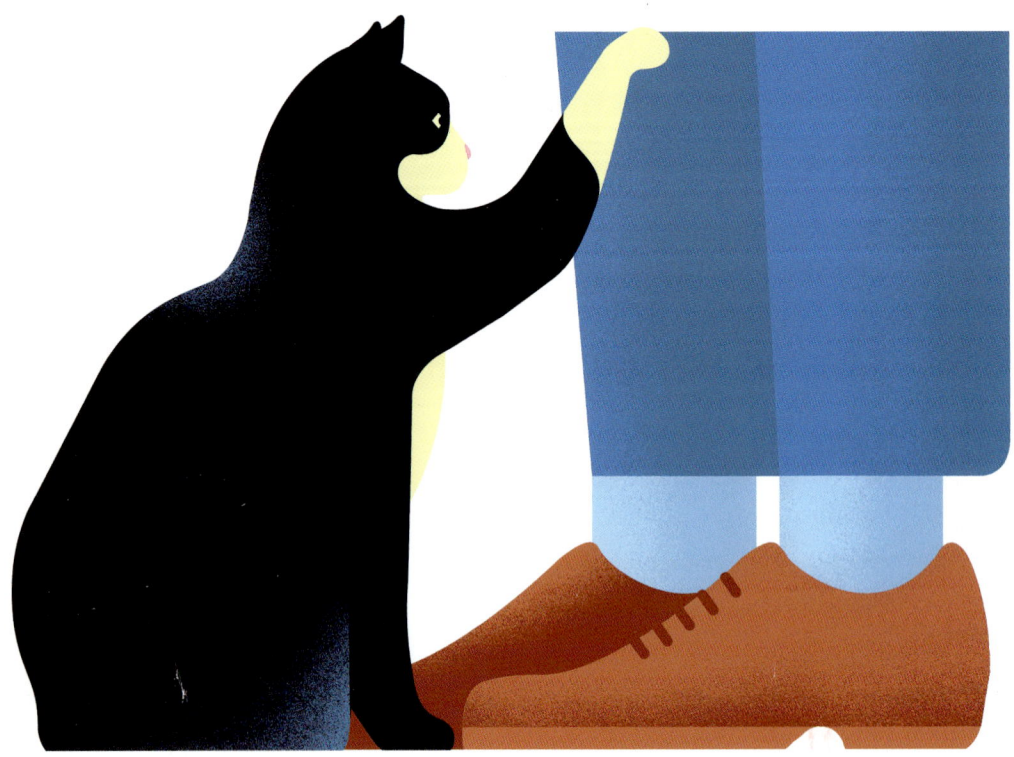

LIEBEN SIE EIN HAUSTIER

WAU! ODER *MIAU!* MÖGLICHERWEISE KANN DIE FREUNDSCHAFT ZU EINEM TIER MEHR FÜR SIE TUN ALS JEDES SUPERFOOD. STUDIE UM STUDIE ZEIGT, DASS HAUSTIERBESITZER GESÜNDER UND GLÜCKLICHER SIND. WENN MAN FÜR EIN TIER SORGT, IST DAS AUF VERSCHIEDENEN EBENEN FÖRDERLICH FÜR DIE GESUNDHEIT: ES

REDUZIERT STRESS, STÄRKT HERZ UND KREISLAUF UND zwingt Sie dazu, bei jedem Wetter aus dem Haus zu gehen und sich zu bewegen (bei Katzen eher weniger). Vor allem aber werden Sie für die Pflege eines Haustiers mit einer sicheren Bindung an ein anderes Lebewesen belohnt. Die gegenseitige Abhängigkeit und bedingungslose Liebe stärken tagaus, tagein Ihr Zugehörigkeits- und Sinnempfinden.

Die Entscheidung für ein Haustier sollte gut überlegt sein. Tiere brauchen Hingabe, Spielzeiten und Hunde tägliche

Spaziergänge, von Futter und Tierarztbesuchen ganz zu schweigen. Doch der Nutzen für die körperliche, emotionale und geistige Gesundheit ist unschätzbar. Wenn Sie kein Tier halten können, helfen Sie ehrenamtlich im Tierheim, nehmen Tiere in Pflege, versorgen die Tiere von Freunden. Auch so können Sie die Zuneigung von Vierbeinern erfahren.

Finden Sie ein Tier in Not über tiervermittlung.de, tierheimhelden.de oder das örtliche Tierheim.

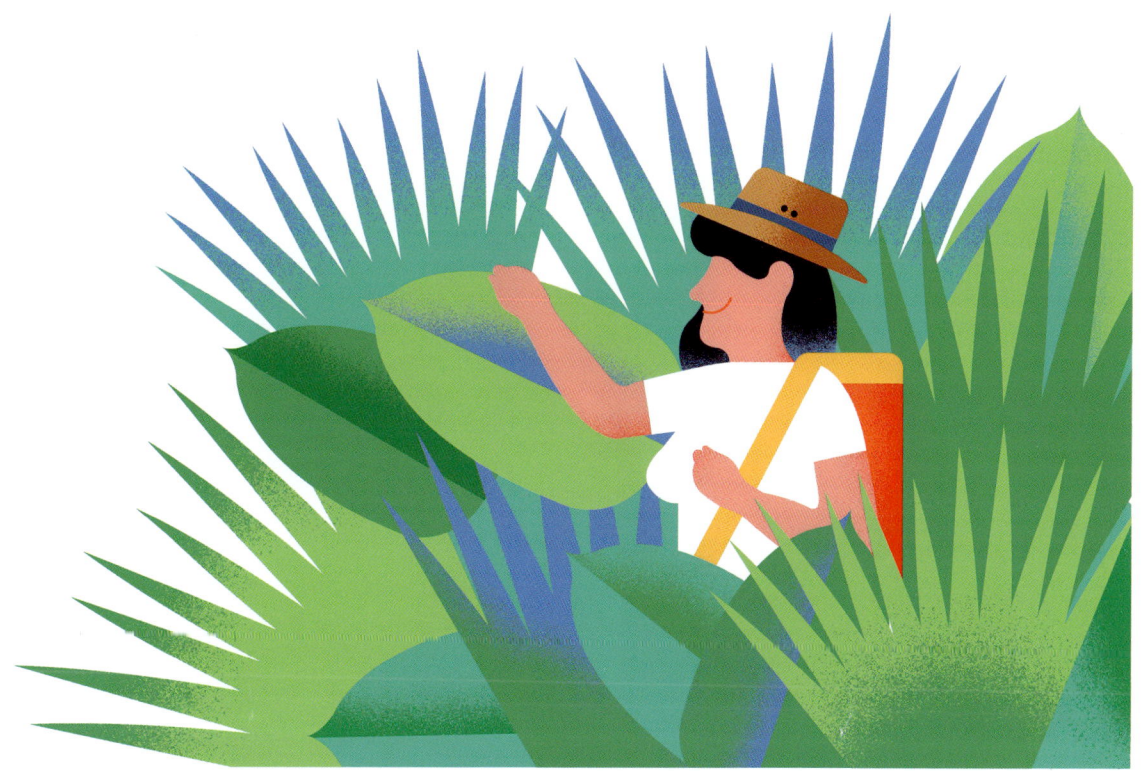

AB INS GRÜNE
(ODER ZUMINDEST INS FREIE!)

WENN WIR SIE [MUTTER ERDE] AUF DIESE WEISE, MIT ALL IHREN TUGENDEN, SEHEN, WERDEN WIR BEHUT-
SAMER AUF IHR GEHEN UND SIE UND ALL IHRE KINDER SANFTER BEHANDELN. –THICH NHAT HANH

DIES IST EINE VERORDNUNG FÜR DEN BESUCH VON Parks, Wanderwegen, Seen oder Wiesen. Wenn Sie sich bewusst ins Grüne begeben, bekommen Sie etwas von Ihrem ursprünglichen Menschsein zurück: körperliche Ruhe und ein optimiertes Immunsystem sowie ruhiges geistiges Gewahrsein und einen Kopf, der die Umgebung aufmerksam wahrnimmt, aber nicht unablässig denkt. Die Natur weckt alle Sinne und hilft Ihnen damit, in diesen Zustand zu gelangen – sie nährt Augen und Ohren sanft mit Reizen, die Ihre Berührung einladen und Ihren Geruchssinn wecken (sodass ein führender Forscher auf dem Gebiet der Naturtherapie sogar glaubt, dass die Duftstoffe der Kiefern krebshemmende »Killerzellen« auf

den Plan rufen). Wenn Sie sich Zeit in der Natur gönnen und die Atmosphäre mit allen Sinnen aufsaugen, schöpfen jene Persönlichkeitsteile neue Kraft, die im Alltag abgestumpft und unterdrückt werden: Sie finden zu sich selbst zurück. Die Harvard T. H. Chan School of Public Health fand heraus, dass Erwachsene im Durchschnitt nur fünf Prozent des Tages an der Luft sind. Verbringen Sie jeden Tag, zumindest aber jede Woche ein wenig Zeit im Grünen. Es ist ebenso lebenswichtig, wie Gemüse zu essen.

In Japan und Südkorea existieren formalisierte Wellnesspraktiken dazu. Das japanische *Shinrin Yoku* etwa lässt sich mit »Waldbaden« übersetzen. Dabei taucht man still

in die Atmosphäre des Waldes ein, um sein Wohlbefinden wiederzuerlangen und einen gestressten Geist zu beruhigen. Diese preiswerte und wirksame Maßnahme ist teils körperliche Aktivität, teils Naturtherapie (und man muss sich zum Baden nicht mal ausziehen!). Wenn man nichts weiter tut, als in der Erfahrung der Natur gegenwärtig zu sein, wird eine Kette positiver Reaktionen in Gang gesetzt: Der Parasympathikus springt an, der Cortisolspiegel sinkt und der präfrontale Cortex – Ihre ehrgeizige Kommandozentrale – macht Pause, während sich eine Art Weichzeichner aufs Bewusstsein legt. Sie können von Reizüberflutung auf Genuss schalten, negative Gedankengänge loslassen, den Geist erfrischen und sogar Zugang zu einer Quelle der Kreativität und Konzentration erhalten.

Wie man weiß, steigert die Betrachtung der Natur auch Einfühlungsvermögen und Selbstlosigkeit. Mit etwas Erde zwischen den Zehen könnte die Wirkung sogar noch stärker ausfallen. Eine neue Studie ergab, dass bestimmte Bodenbakterien die Ausschüttung des Wohlfühlhormons Serotonin bei Mäusen erhöhen, weshalb der Kontakt mit der Erde selbst ein stimmungsaufhellender Faktor sein könnte. In den USA nutzen »Ökotherapeuten« die Naturerfahrung bei körperlichen und geistigen Leiden als kostengünstige, nebenwirkungsfreie therapeutische Alternative, die oft auch die soziale Anbindung stärkt, da sich im Park oder beim Wandern die Wege Gleichgesinnter buchstäblich kreuzen.

Sie sind eher der Typ, der die Elemente beim Wandern, Radfahren oder Skilaufen in der Natur erleben will, statt sie zu kontemplieren? Auch Sie profitieren. Die Bewegung im Grünen übertrifft das Training im Studio nachweislich dahingehend, dass die Anstrengung als geringer empfunden wird, Motivation und Vergnügen größer sind. (Das sagt schon der Menschenverstand, wird nun aber auch wissenschaftlich bestätigt.) Sie dürfen nur nicht vergessen, sich trotzdem Ihrer Umgebung bewusst zu sein, Ablenkungen zu minimieren und jeden Anblick, Klang und Geruch mit allen Sinnen wahrzunehmen. Kinder können bei diesen Expeditionen dafür sorgen, dass Sie die Details bewusst wahrnehmen.

Wie viel Natur ist nötig, um den größten Nutzen zu erzielen? Finnische Forscher, die Therapien gegen Depressionen entwickeln, verordnen mehrere kurze Naturerfahrungen pro Woche, wobei ein 40-minütiger Spaziergang deutlich gemütsaufhellend wirkt. Natur- und Waldtherapeuten in den USA empfehlen als Einstieg sieben kontemplative Spaziergänge in sieben Wochen. Auch einfache Schritte wie im Botanischen Garten Mittagspause zu machen oder im Park zu sitzen und die Wolken zu beobachten, können erfrischen – zwei Tipps für gehetzte Stadtbewohner.

Lassen Sie sich von Kultautor Edward Abbey inspirieren: »Die Wildnis ist kein Luxus, sie ist eine Notwendigkeit für den menschlichen Geist.« Wer sich über die Grenzen des Alltags in die unerforschte Wildnis wagt, erlebt die intensivste Erholung – eine Studie ergab eine 50-prozentige Steigerung der geistigen Leistung nach einer dreitägigen Rucksacktour – und stärkste transzendente Wirkung. Die ungezähmte Natur belebt Sie im Innersten, wenn Sie abgestumpft oder desillusioniert sind. Sie erinnert Sie daran, dass Sie wie Sonne, Mond und Sterne ein Teil des Kosmos sind.

SO KOMMEN SIE IN DEN GRÜNEN BEREICH

- FINDEN SIE WANDERPARTNER mit wanderpartner-gesucht.com, wanderforum.de, wander-freunde. com, singlewandern.de. Organisierte Familientouren bietet renatour.de.

- NEHMEN SIE EIN WALDBAD. Kursleiter(innen) dazu finden Sie auf netzwerk-waldbaden.com.

- BETEILIGEN SIE SICH AN EINEM URBANEN GARTENPROJEKT, treten Sie einem Verein für Vogelbeobachtung bei, engagieren Sie sich in einer Umwelt- und Aufräumgruppe oder machen Sie eine Kräuterführung oder -wanderung in Ihrer Nähe.

- MACHEN SIE CAMPING: camping-and-co.com, pincamp.de oder camping-info vermitteln Plätze. Komfortabel zelten können Sie mit tentrr.com.

JEDEN TAG
EINE GUTE TAT

SAGEN SIE DEM ZUGBEGLEITER EIN AUFRICHTIGES »DANKESCHÖN«. LASSEN SIE MIT FREUNDLICHEM WIN-
KEN EINEN FAHRER VOR SICH EINSCHEREN. SEHEN SIE NACH IHRER BETAGTEN NACHBARIN, TRINKEN SIE KAF-
FEE UND LACHEN SIE MIT IHR. EINE GUTE TAT HILFT NICHT NUR DEM EMPFÄNGER, SONDERN VERBINDET SIE

VORÜBERGEHEND MIT DER GANZEN WELT. SIE schafft einen Augenblick der Nähe, der *Ihnen* wohltut, während Sie anderen Gutes tun.

Wenn Sie gut zu anderen sind, ohne eine Gegenleistung zu erwarten, spüren Sie das »Helper's High«: die Lust- und Belohnungszentren *Ihres* Gehirns reagieren, als wären Sie der Empfänger der guten Tat. Der Serotoninspiegel steigt, Cortisolspiegel und Blutdruck sinken – da das Liebes- und Bindungshormon Oxytocin freigesetzt wird, welches das Herz-Kreislauf-System unterstützt und damit das Herz schützt – und der Körper produziert schmerzstillende Endorphine. Wenn Sie zur Ängstlichkeit neigen, kann es erwiesenermaßen helfen, jeden Tag Gutes zu tun: Ihre Stimmung steigt, Ihr Selbstvertrauen wächst und Sie sind mit dem Leben zufriedener. Vielleicht bekommen Sie sogar einen Energieschub – ein neues Gefühl für die eigene Kraft und Stärke.

Der vielleicht größte Nutzen aber ist, dass Sie dadurch von einer einseitigen Perspektive, aus der persönliche Probleme überwältigend erscheinen können, zu einer gemeinsamen Lebenserfahrung gelangen. Für einen Augenblick denken Sie daran, dass wir alle im gleichen Boot sitzen. Freundlichkeit ist universell, überwindet vermeintliche Grenzen und ist ganz einfach – ein Hintergrund, eine Erklärung oder ein komplexes gesellschaft-

liches Ritual sind nicht nötig. Wenn Sie Gutes tun, denken Sie weder an die Vergangenheit noch sorgenvoll an die Zukunft. Das »Hier und Jetzt« füllt Ihr ganzes Bewusstsein und verankert Sie in der Gegenwart. Mit Ihrer Freundlichkeit lassen Sie den anderen außerdem wissen, dass Sie ihn *sehen* – und bestätigen, dass er hierhergehört. In einer Zeit großer Einsamkeit ist das eine wirkungsvolle Geste, obwohl Sie eigentlich nur eine Tasse Tee kochen wollten. Mitgefühl und Achtsamkeit gehen Hand in Hand.

Machen Sie eine – unverlangte – gute Tat am Tag zu einer gesunden Gewohnheit. Der Umfang spielt keine Rolle. Würdigen Sie mit einem echten Kompliment, wie eine Aufgabe gelöst wurde. Lauschen Sie einer Bekannten, die Gehör sucht. Helfen Sie jemandem, mit dem Sie sonst nichts zu tun haben. Oder lächeln Sie freundlich und stellen Sie Blickkontakt her, obwohl Ihnen nicht danach zumute ist. Machen Sie anonym eine Freude und zahlen Sie zum Beispiel die Maut für die Person im Wagen hinter Ihnen oder heben Sie Müll auf (zum Wohle der Gemeinde und der Umwelt). Es ist wie ein Muskel, den man trainieren kann und der mit der Beanspruchung wächst. Außerdem ist es ansteckend: Wenn andere eine gute Tat beobachten, werden Wohlfühlsubstanzen ausgeschüttet und sie zu ähnlichen Taten angeregt. So verhelfen wir einander zu mehr Präsenz, Verbundenheit und sogar Gesundheit!

>> **Machen Sie eine – unverlangte – gute Tat am Tag zu einer gesunden Gewohnheit.** <<

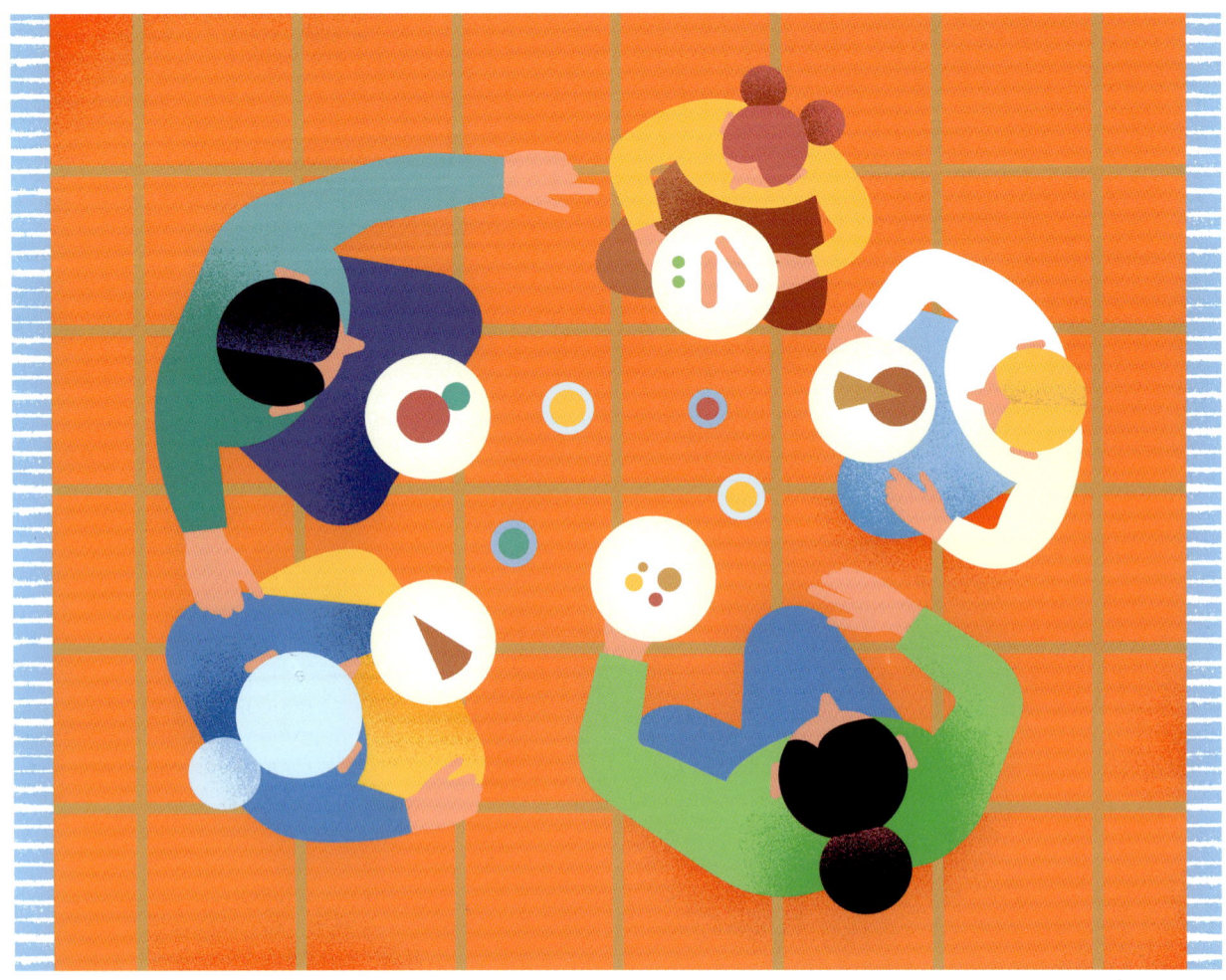

MITEINANDER ESSEN,
MITEINANDER REDEN

WENN MAN SICH MIT ANDEREN VERSAMMELT, UM GEMEINSAM ZU ESSEN, IST DAS EINFACH UND DOCH SO WICHTIG. VIELLEICHT NEHMEN SIE IHRE MAHLZEITEN BEREITS MIT FAMILIENMITGLIEDERN ODER ARBEITS-KOLLEGEN EIN; VIELLEICHT ESSEN SIE RUCKZUCK ALLEIN IM STEHEN AN DER KÜCHENTHEKE ODER WÄHREND

DER ARBEIT AM SCHREIBTISCH. SO ODER SO GEHÖRT es zu einem ausgewogenen und glücklichen Leben dazu, dass Sie sich bewusst machen, was Sie essen, aber auch wie (und mit wem) Sie essen.

Gemeinsames Kochen und Essen sind seit jeher fester Bestandteil des menschlichen Alltags. Der Mensch ist für gemeinsame Mahlzeiten gemacht – ob er früher mit anderen Stammesmitgliedern das Abendessen jagte, zubereitete, über dem Feuer grillte und aß, oder heute mit Geschwistern, Eltern und Großeltern Gemüse hackt, Fleisch schneidet und Eintopf mit der Familie verzehrt. Leider verlieren die Mahlzeiten in unserer Zeit ständiger Arbeitsüberlastung und Hyperkonnektivität an Bedeutung. Man isst nebenbei: Brötchen werden im Auto verschlungen, Smoothies im Eilschritt auf dem Gehweg geschlürft, Mittag- und Abendessen vor Computer, Fernsehgerät oder Telefon verspeist. Das Essen im Familienkreis verschwindet, und damit auch die menschliche Wärme, Freude und Verbundenheit gemeinsamer Mahlzeiten sowie eine gesunde Beziehung zum Essen. Wenn niemand hinsieht, kann es leicht sein, dass man nicht so sehr darauf achtet, was man sich einverleibt.

Egal, ob Sie einem lebhaften Haushalt vorstehen oder allein leben: Es wird mehr Frieden und Stabilität – und Lachen! – in Ihr Leben bringen, wenn Sie sich regelmäßig mit anderen an einen Tisch setzen (das *Hinsetzen* ist entscheidend). Nur der Mensch ritualisiert den Nahrungsverzehr und gibt auch denen etwas ab, die nicht zur Familie gehören. Der Tisch ist die Leinwand dieses artspezifischen Vorgangs. Einst war der Tisch der Mittelpunkt des Hauses, um den sich Jung und Alt versammelten, um gemeinsam das ursprünglichste aller menschlichen Bedürfnisse zu stillen: den Hunger.

Der Tisch spielt auch heute noch eine wichtige Rolle – wenn wir es wollen. Seine Fläche bietet Platz für Nahrung, die sättigt und nährt (und uns, wenn sie gut ist, auch erfreut). Sie dient als Anker für die Erfahrung als Gemeinschaft und als Individuum. Gemeinsame Mahlzeiten sind feste Zeiten für Gespräche. Sie verleihen dem Tag sowohl eine Form als auch Grenzen und sind eine wichtige Möglichkeit, ein paar Dinge loszuwerden. Die einfache Frage: »Wie war dein Tag?«, bringt das Gespräch in Schwung, lädt zum Nachdenken ein und erlaubt uns, unsere Erlebnisse zu erzählen. Regelmäßige gemeinsame Mahlzeiten tun allen Menschen gut, besonders Kindern. Sie helfen

ihnen, sich wahrgenommen und geborgen zu fühlen, und lehren die Größeren, Verpflichtungen nachzukommen (»Abendessen ist um 18 Uhr – komm nicht zu spät!«). Es ist anstrengend, jeden Abend ein Essen für die ganze Familie auf den Tisch zu bringen. Peilen Sie trotzdem mindestens drei gemeinsame Mahlzeiten pro Woche an. Das Essen muss keine Restaurantqualität haben. Zuweilen genügt es, gemeinsam am Tisch zu sitzen. Erlauben Sie sich an besonders langen oder anstrengenden Tagen, den Lieferservice zu bestellen (den gesündesten, den Sie finden können!).

SO KLAPPT ES MIT DEN MAHLZEITEN

JEDER BRINGT ETWAS MIT. Es ist einfach, in den Genuss gemeinsamer Mahlzeiten zu kommen. Scharen Sie einmal wöchentlich ein paar Freunde oder Familien um sich. Sorgen Sie mit witzigen kulinarischen Themen für Abwechslung und bitten Sie Ihre Freunde, jedes Mal einen neuen Gast mitzubringen. Essen Sie jedes Mal woanders, damit Sie nicht immer mit dem schmutzigen Geschirr dastehen.

VERPFLICHTEN SIE SICH, mehrmals pro Woche in der Gruppe oder mit der Familie zu Abend zu essen. Behandeln Sie diese Mahlzeiten wie andere feste Termine, dann werden sie für alle schnell zur Gewohnheit.

GEMEINSCHAFT STATT PERFEKTIONISMUS. Kein Stress mit Gourmetstandards! Bereiten Sie frische, nahrhafte Zutaten ganz einfach zu. Wählen Sie Gerichte, für die Sie nur ein einziges Kochgeschirr brauchen (grillen Sie Fleisch und Gemüse im Ofen, kochen Sie Suppen und Eintöpfe im Schongarer, servieren Sie Zutaten auf Schneidbrettchen mit Dips). Konzentrieren Sie sich auf die Menschen, nicht aufs Kochen.

GETEILTE VERANTWORTUNG. Für gemeinsame Mahlzeiten braucht man Zeit zur Vorbereitung und zum Saubermachen. Teilen Sie die Pflichten, damit nicht alles an einer Person hängen bleibt. Geben Sie allen Beteiligten eine Aufgabe. Schon kleine Kinder können beim Tischdecken helfen. Betrachten Sie die Mahlzeit vom Einkauf bis zum Abwasch als Gemeinschaftsprojekt. Ermutigen Sie alle

mitzumachen und sich zu verpflichten, währenddessen sämtliche Mobilgeräte wegzulegen.

ESSEN IM FREIEN fühlt sich goldrichtig an. Begeistern Sie Ihre Leute für Open-Air-Kulinarik – ob auf der Feuerleiter Ihrer Stadtwohnung, im Stadtpark oder im eigenen Garten. Schüren Sie den Grill an oder stellen Sie ein einfaches, aber köstliches Picknick auf die Beine.

TÖPFE UND PFANNEN AUF DEN TISCH. Alle können mithelfen, die großen Servierplatten herumzureichen. Mit Gerichten wie Pizza oder Burritos und verschiedenen Zutaten können Sie auch ein Do-it-yourself-Element einbauen. Kinder jeden Alters werden es lieben!

SUCHEN SIE NACH SUPPER-CLUBS. Auch Singles können mit anderen zu Abend essen! Wer im Internet unter »Social Dining«, »Social Dinner« oder »Essen mit Fremden« sucht, wird fündig. Bei outstandinginthefield.com finden Sie inzwischen auch in Europa Gourmetangebote »ab Hof«. Kulinarische Abenteurer können über Internetportale die örtliche Gastronomieszene oder eine spezielle Länderküche erkunden, Restaurants mit Gemeinschaftstischen bringen Menschen zusammen und auch Kochkurse sind Orte, an denen sich Fremde am Schneidbrett versammeln, um gemeinsam etwas zu lernen und zu speisen. Eine schnelle Internetsuche sollte vielversprechende Hinweise auf diese Möglichkeiten ergeben.

Es gehört zu einem ausgewogenen und glücklichen Leben dazu, dass Sie sich bewusst machen, was Sie essen, aber auch wie (und mit wem) Sie essen.

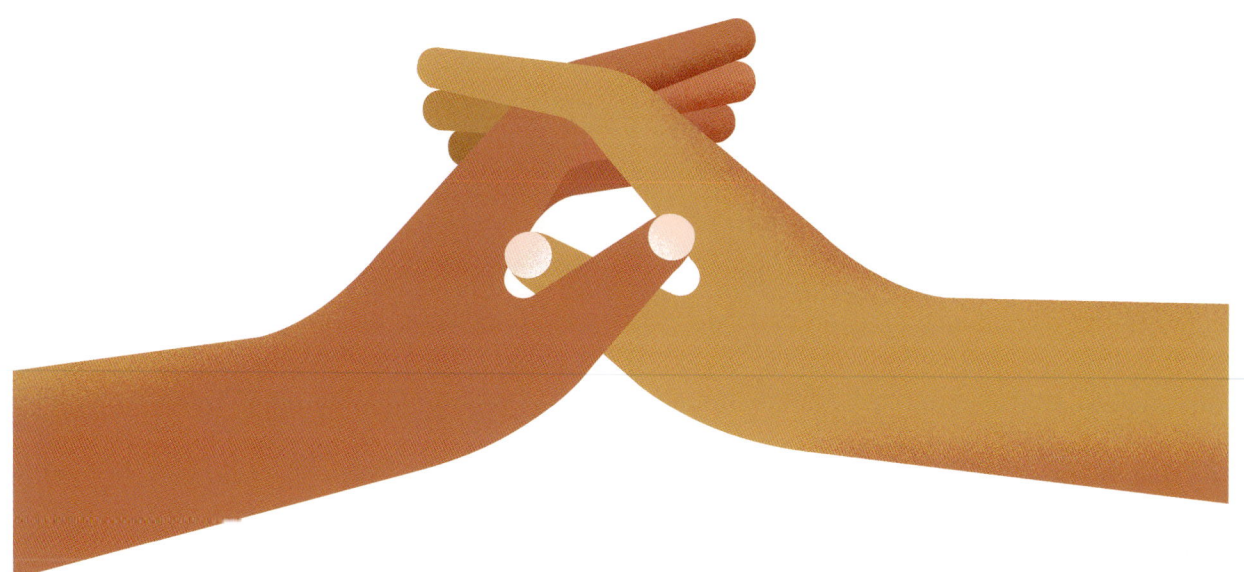

BERÜHREN UND BERÜHRT WERDEN

HEUTE SCHON BERÜHRT WORDEN? WAHRSCHEINLICH NICHT, DENN IN UNSERER GESELLSCHAFT HERRSCHT BERÜHRUNGSMANGEL. BEGRÜSSUNGEN ZWISCHEN FREUNDEN UND BEKANNTEN WERDEN DISTANZIERTER. FAMILIENMITGLIEDER VERBRINGEN MEHR ZEIT »ZUSAMMEN, ABER ALLEIN«, VERTIEFT IN DIE VORGÄNGE

AUF EINEM BILDSCHIRM ODER IN DIE ARBEIT. MANCHmal wissen wir nicht, *wie* wir Fürsorge durch Berührung »richtig« zum Ausdruck bringen sollen. Wir sollten uns davon nicht bremsen lassen, da uns der Mangel an Kontakt schadet. Werden Kleinkinder nicht berührt, steigt das Risiko späterer sozialer, emotionaler und körperlicher Probleme, während liebevolle Berührungen zu einer gesunden Entwicklung des Gehirns und einem stabilen Selbstbild führen. Das Bedürfnis nach körperlicher Zuwendung ändert sich nicht wesentlich, wenn wir erwachsen werden.

Die beruhigende Berührung eines Freundes oder geliebten Menschen, eines vertrauenswürdigen Therapeuten oder begeisterten Tanzpartners verrät Körper und Gehirn, dass Sie Unterstützung haben. Spannungen können sich lösen, Stress wird abgebaut und das Immunsystem angekurbelt,

um Sie vor häufigen Viren zu schützen. Eine feste, ernst gemeinte Umarmung wirkt noch stärker: Sie erzeugt erstens ein Gefühl von Vertrauen und Sicherheit, ermöglicht den offenen und ehrlichen Umgang und fördert so gesunde Beziehungen. Sie aktiviert zweitens die Druckrezeptoren der Haut und stößt damit eine Kettenreaktion an. Dabei wird unter anderem der Vagusnerv angeregt, ein wichtiger Bestandteil des Parasympathikus, sodass Sie entspannen. Außerdem wird Oxytocin ausgeschüttet. Diese stimmungsaufhellende, bindungsfördernde Substanz – der Schlüssel zur frühen Mutter-Kind-Bindung – steigert das Selbstwertgefühl und reduziert Empfindungen von Angst und Einsamkeit. Eine gute Umarmung flutet Sie mit entspannenden Wohlfühlsubstanzen und kann Sie wieder mit Ihrer Gefühlswelt – Ihrer emotionalen Erfahrung – in Einklang bringen, zu der Sie vielleicht schlecht Zugang finden.

Sie brauchen keine körperliche Beziehung, um mehr Körperkontakt zu bekommen. Wenn Sie jedoch in einer Beziehung oder Familie leben, sollten Sie beobachten, wie oft Sie sich berühren. Das könnte seltener sein, als Sie denken.

TIPPS FÜR MEHR KÖRPERKONTAKT

- NUTZEN SIE EINE FORM der Körper- oder Energie-arbeit (wobei der Körper sanft behandelt, aber kaum berührt wird) wie die Akupunktur. Wählen Sie einen Therapeuten, dem Sie vertrauen. Massieren Sie sich regelmäßig (Seite 200).

- GEHEN SIE ZUR MANIKÜRE ODER PEDIKÜRE.

- MACHEN SIE EINEN TANZKURS. Das Angebot reicht von traditionellen Paartänzen wie Salsa bis zum stärker experimentellen »Kontakttanz«.

- ÜBEN SIE SICH IN DER BEDACHTEN BERÜHRUNG. Legen Sie eine Hand auf den Arm des Gesprächs-partners, um zu zeigen, dass Sie aufmerksam zuhören, oder eine Hand auf den Rücken eines Menschen, dem es schlecht geht.

- NEHMEN SIE SICH VOR, den Partner oder andere Familienmitglieder fünfmal täglich fest zu umarmen, und beobachten Sie, wie dies die Harmonie fördert (oder hilft, Zwistigkeiten zu lindern).

- SPIELEN SIE SPIELE MIT KÖRPEREINSATZ. Machen Sie Akrobatik und Yoga. Nehmen Sie die Kinder hucke-pack. Raufen Sie spielerisch miteinander.

- TRAGEN SIE KLEINE KINDER AM KÖRPER, stillen Sie sie und/oder lassen Sie im elterlichen Bett schlafen.

- NEHMEN SIE AN EINER PROFESSIONELL ORGA-NISIERTEN KUSCHELPARTY teil (alle-kuschelpartys. de) – einer risikolosen Veranstaltung rund um gesunde Berührung und Kommunikation ohne sexuelle Aspekte.

- KÜMMERN SIE SICH UM EIN HAUSTIER (Seite 215).

UMARMUNGS-KNIGGE

Bei Berührungen gibt es Grenzen, die respek-tiert werden müssen. Damit Berührungen von allen Beteiligten als harmlos empfunden wer-den, muss man die persönliche Distanz wah-ren, körperliche und verbale Signale senden und empfangen. Nur so kann man sicher sein, dass der andere berührt werden will. Stellen Sie Blickkontakt her und breiten Sie zum Beispiel die Arme aus. Falls Umarmungen ein neues Element in Ihrer Freundschaft sind, fragen Sie: »Darf ich dich umarmen?«

- LERNEN SIE DAS MASSIEREN und bieten Sie Ange-hörigen und Freunden Massagen an.

- TESTEN SIE ACROYOGA (acroyoga.org) – eine befrei-ende Bewegungspraxis mit Partnerübungen, die Sie über Berührung und Bewegung mit anderen verbindet.

- UND NATÜRLICH… bringen Sie mehr Intimität und Sex in Ihr Leben (Seite 210).

>> **Freundlichkeit ist wie ein Muskel, den man trainieren kann und der mit der Beanspruchung wächst.** <<

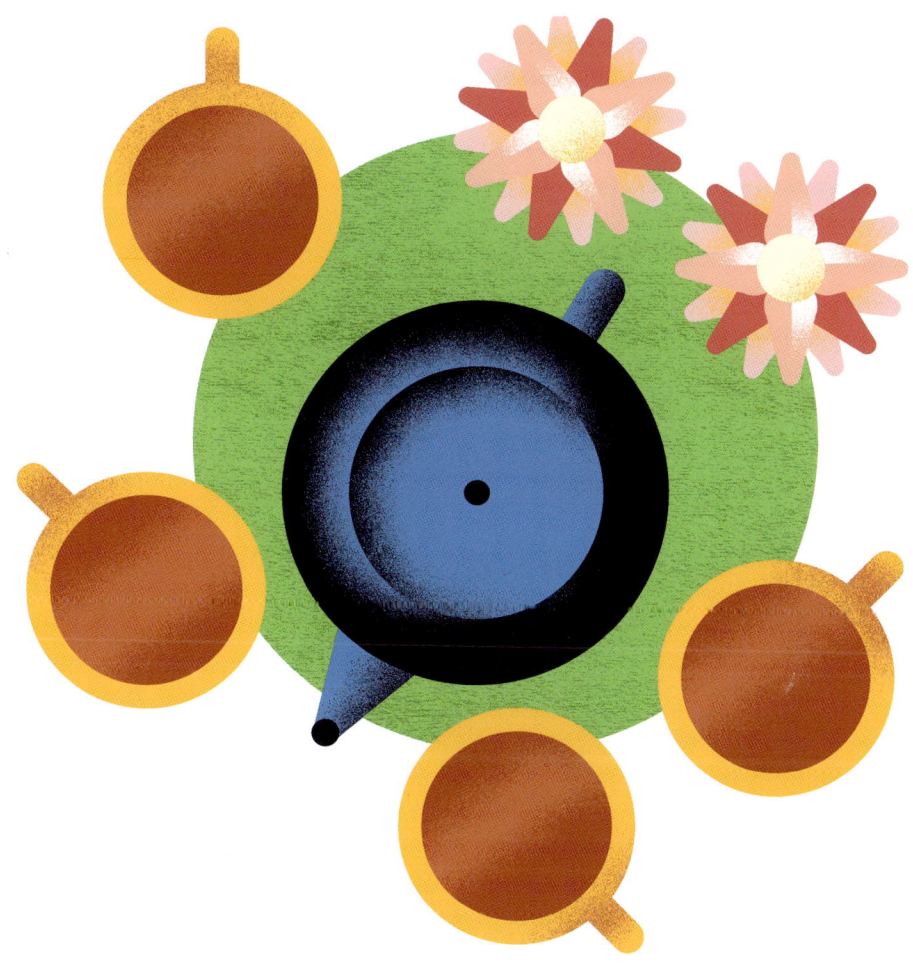

RÜCKKEHR DER **RITUALE**

»WIR HUNGERN SOWOHL NACH GEMEINSCHAFT ALS AUCH NACH SPIRITUELLER VERBUNDENHEIT, DENJE-
NIGEN GEFÜHLEN, DIE MAN IM BEDEUTSAMEN AUSÜBEN VON RITUALEN FINDET«, SCHREIBT MEINE LANG-
JÄHRIGE FREUNDIN **BARBARA BIZIOU** IN *SAHNEHÄUBCHEN FÜR DIE SEELE*.

**WELLNESS-
EXPERTIN**

Sie unterrichtet praktische Spiritualität und lehrt, alltägliche Begebenheiten mit Sinn zu erfüllen, um die Welt besser zu verstehen, das Bewusstsein zu erweitern und das Mysterium des Lebens zu spüren. Schon immer bindet der Mensch Rituale in den Alltag ein. Die Teezeremonie war ein Freundschaftsritual; bei der Schwitzhütte ging es ums Loslassen; Einschnitte vom Erwachsenwerden über die Ehe bis zur Trauer werden mit Ritualen begangen, die uns mit der gemeinsamen menschlichen Erfahrung verbinden und uns das Gefühl geben, getröstet und gehalten zu sein.

Kleine persönliche Rituale können die Hektik des Tages durchbrechen. Sie lassen die Zeit langsamer vergehen und verbinden Sie mit einer Ebene, die oft unter dem Banalen verschwindet: Ihrem historischen, mit Ihren Ahnen verbundenen zeitlosen Aspekt. Sie können einer zerrissenen Woche einen gleichmäßigen Rhythmus verleihen und sogar hektische Tage bereichern. Das können einfache Dinge sein, die den Alltag schöner machen: Decken Sie abends den Tisch mit Sets und Kerzen, entwickeln Sie eine entspannende Abendroutine (Seite 110) – für sich, nicht nur für Ihre Kinder! – oder verbringen Sie morgens Zeit mit Kontemplation, Meditation oder Tagebuchschreiben (Seite 228), bevor Sie Ihre Energie für andere einsetzen.

Persönliche Rituale können auch größere gemeinschaftliche Aktionen sein, um bestimmte Meilensteine zu feiern – den Abschluss eines großen Projekts, die bevorstehende Geburt oder Adoption eines Kindes, die Eröffnung eines neuen Geschäfts – oder um die großen Veränderungen im Leben zu bewältigen. Kleine oder große Handlungen werden dadurch zum Ritual, dass sie bewusst eine vorübergehende Bewusstseinsveränderung bewirken und Ihnen helfen, To-do-Listen und Überlebensmodus hinter sich zu lassen und Kontakt zu etwas Wesentlicherem aufzunehmen. Barbara lehrt, dass das Gehirn nicht zwischen echtem und symbolischem Handeln unterscheidet: Wenn Sie beschließen, dass Ihre Dusche ein Ritual zur Reinigung von Stress und Angst ist, wird das Gehirn das so verstehen und die Dusche Ihnen helfen, zu entspannen und neue Kraft zu schöpfen.

Wenn Sie Ihr Leben mit Ritualen bereichern, müssen Sie dabei nicht unbedingt mit Feuer, Blumen und Gesang arbeiten. Sie können eigene Rituale schaffen, indem Sie eine Absicht fassen und eine feste Abfolge von Schritten einhalten: Sie beginnen mit einem klaren Anfang, lassen alles andere für einen Augenblick hinter sich, erzeugen mit einem oder zwei Gegenständen eine Art heiligen Raum und planen ein Ende, das Gelegenheit zur Kontemplation bietet. Ein heiliger Raum kann bereits dadurch entstehen, dass Sie eine besondere Teekanne und Teetassen verwenden oder beim morgendlichen Sonnengruß ätherische Öle versprühen. Diese einfachen Gesten schließen Ihre Erfahrung ein und grenzen sie vom normalen Alltag ab. Barbara wird von ihren Schülerinnen und Schülern oft um ein Freundschaftsritual gebeten, um Verbindungen zu stärken und Beziehungen zu vertiefen. Sie erklärt: »Indem Sie Rituale in Ihre Freundschaft einbringen, jenseits der normalen Zeit und des normalen Raums, schaffen Sie gezielt die Voraussetzungen, unter denen jede Beziehung besser erblühen und wachsen kann.«

Die folgende einfache Struktur lässt sich um weitere Elemente ergänzen, die Barbara in ihren Büchern und auf ihrer Internetseite barbarabiziou.com verrät.

EIN FREUNDSCHAFTSRITUAL

1. **VERSAMMELN SIE EINE GRUPPE VON FREUNDEN.** Bilden Sie einen Stuhlkreis. Stellen Sie eine Schale mit Perlen in die Mitte und geben Sie jedem ein Stück Faden.

2. **WENDEN SIE SICH AN DIE PERSON ZU IHRER LINKEN** und erzählen Sie, weshalb Sie die Freundschaft zu ihr besonders schätzen, zum Beispiel: »Liz, du warst für mich da, als meine Mutter ins Krankenhaus musste.« »Jordan, ohne deine Unterstützung hätte ich das Studium nicht geschafft.« »Joanne, du rückst die Dinge immer in die richtige Perspektive.« »Mark, du bist jederzeit für ein Abenteuer bereit.«

3. **WENN SIE FERTIG SIND, NEHMEN SIE EINE PERLE AUS DER SCHALE** und geben sie der Person, zu der Sie gerade gesprochen haben. Sprechen Sie reihum zu allen Anwesenden.

4. **NUN WIEDERHOLT DER NÄCHSTE DAS RITUAL,** spricht zu den Anwesenden und verteilt Perlen, bis jeder einmal an der Reihe war.

5. **AM ENDE HAT JEDER EINE PERLENSCHNUR FÜR EIN ARMBAND ODER EINE KETTE.** Sie können dieses Symbol für die Unterstützung durch Ihre Freunde auch an der Wand oder im Auto aufhängen.

HÖREN SIE NIE AUF DAZUZULERNEN

DIE SCHULE IST VIELLEICHT (SCHON LANGE) VORBEI. HÖREN SIE TROTZDEM NICHT AUF ZU LERNEN. ES SPIELT KEINE ROLLE, OB SIE GERADE DEN ABSCHLUSS GEMACHT HABEN ODER IN RENTE GEGANGEN SIND: DAS GEHIRN MUSS SICH EIN LEBEN LANG HERAUSFORDERUNGEN STELLEN UND NEULAND ERKUNDEN. ES HAT

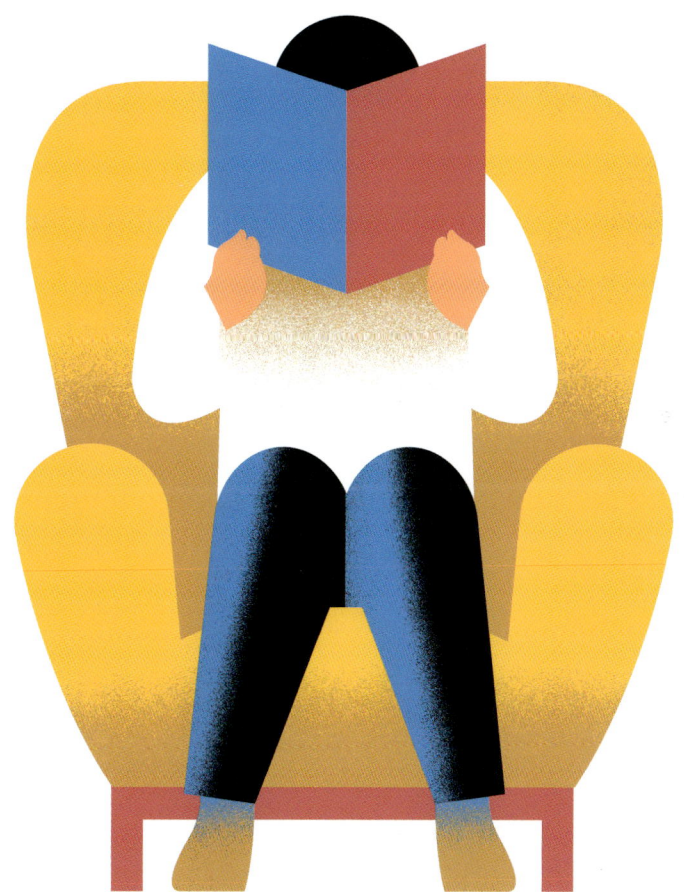

KLARE VORTEILE, WENN DIE GRAUEN ZELLEN FIT BLEI-ben. Studien zeigen: Wer Neues probiert, schafft neue Nervenverbindungen. Dies kann degenerativen Erkrankungen wie Demenz vorbeugen und steigert das Selbstwertgefühl. Fazit? Es fühlt sich gut an, etwas zu lernen – denn für das Lernen sind wir gemacht.

Das Erlernen neuer Dinge ist sogar ein fundamentaler Aspekt psychischen Wohlbefindens: Wir sind auf Fortschritt und Entwicklung programmiert. Jedes Mal, wenn wir uns auf ein neues Konzept einlassen, zwingen wir uns zu wachsen und unser Leben zu erweitern. Wenn wir auf diese Weise wachsen, fühlen wir uns inspiriert, kompetent

und lebendiger. Es gibt sogar ein Wort dafür: *Eudaimonie.* Dieser Begriff aus dem Griechischen bedeutet etwa »das Meiste aus dem Leben machen« und ist heute wichtiger denn je. Die Wissenschaft entdeckt gerade: Wer sich bemüht, Neues zu lernen, findet mehr Sinn und Erfüllung und dadurch mehr Glück und Gesundheit im Leben. Eudaimonie kann den Cortisolspiegel senken, die Immunfunktion steigern und den Schlaf fördern.

Zum Glück muss Lernen nicht heißen, mit einem Buch zu büffeln. Falls Sie nicht der wissenschaftliche Typ sind – und einige der hellsten Köpfe sind das nicht –, können Sie das Gehirn anderweitig fordern. Alles Neue hält es frisch und aktiv. Sie können etwas Neues kochen, einen unbekannten Weg nehmen oder über ein Thema sprechen, von dem Sie nichts wissen. Sie können einen Töpferkurs machen, Zumba oder Yoga ausprobieren oder ein neues Brettspiel mit den Kindern spielen. Kreuzworträtsel und Sudoku leisten Ihnen in öffentlichen Verkehrsmitteln Gesellschaft, Sprachkurse und TED-Talks bringen beim Autofahren (oder im Stau) Bewegung ins Denken.

Wenn Sie Angst haben, etwas Neues zu lernen, im Hip-Hop-Kurs unbeholfen auszusehen oder im Portugiesischkurs albern zu klingen, bedenken Sie: Um etwas zu lernen, müssen Sie Ihre Komfortzone verlassen. In diesem etwas ungemütlichen Bereich werden Sie mehr Sie selbst und entdecken neue Seiten an sich. Eine solche Erkundungstour kann erfrischend sein angesichts der immer gleichen Plackerei, die viel von unserem modernen Leben ausmacht. Wenn Sie sich Zeit für den wöchentlichen Makramee- (Strick-, Goldschmiede-, Glasbläserei-) Kurs nehmen, lassen Sie das Alltagsselbst, etablierte Rollen und Identitäten hinter sich. Wenn Sie sich Zeit nehmen, Neues zu lernen, wachsen Sie über Ihre Aufgaben und Pflichten hinaus – sind mehr als nur Mutter, Vater, Arbeitnehmer oder Ehepartner. Sie verkörpern Neugier und neue Chancen.

Ein strukturierter Kurs ist etwas Herrliches (an Online-Kursen ist nichts auszusetzen, aber nichts geht über die Energie in einem Raum voller Menschen, die gemeinsam lernen). Doch man braucht keinen Lehrplan, um etwas zu lernen. Nach der buddhistischen Vorstellung vom *Anfängergeist* haben wir in jedem Augenblick die Chance zu lernen und zu wachsen. Einige spirituelle Traditionen glauben sogar, wir würden in jeder Minute neu geboren. Sie können zum Beispiel beschließen, die Menschen in Ihrem Leben mit neuen Augen zu sehen: Weigern Sie sich, ein bestimmtes Verhalten von Freunden, Kollegen und Familienmitgliedern zu erwarten, und lassen Sie sich überraschen. Sie können das ganze Leben mit Anfängergeist wahrnehmen. Probieren Sie es aus und sehen Sie, was passiert.

NEHMEN SIE SICH VOR, JEDE WOCHE

ETWAS NEUES ZU LERNEN:

PENDELN SIE ZUR ARBEIT? Dann nehmen Sie eine neue Route oder ein neues Transportmittel.

MELDEN SIE SICH ZU EINEM KURS in einem künstlerischen oder handwerklichen Bereich an, mit dem Sie noch nie zu tun hatten (Zeichnen, Malen, Bildhauerei, Grafikdesign, Stricken etc.).

SCHLIESSEN SIE SICH EINEM LITERATURZIRKEL AN (oder gründen Sie ihn!).

ETABLIEREN SIE EINEN KOCHCLUB (bereiten Sie 14-tägig oder einmal im Monat ein neues Gericht zu).

LERNEN SIE EINE NEUE SPRACHE an der Volkshochschule oder der örtlichen Universität.

MACHEN SIE EINEN SPAZIERGANG in einer unbekannten Gegend oder gehen Sie einen neuen Wanderweg.

BRINGEN SIE SICH DAS HEIMWERKERN BEI (YouTube kann dabei äußerst hilfreich sein).

EXPERIMENTIEREN SIE MIT GARTENARBEIT.

BELEGEN SIE EIN SCHREIB- ODER RHETORIKSEMINAR.

BITTEN SIE IHR KIND, IHNEN ETWAS NEUES BEIZUBRINGEN (einen Witz, einen Tanz oder ein kompliziertes Begrüßungsritual).

FINDEN SIE DURCHS SCHREIBEN
ZU SICH ZURÜCK

DAS SCHREIBEN IST EINE DER BESTEN UND KOSTENGÜNSTIGSTEN MÖGLICHKEITEN DER GEISTIGEN UND EMOTIONALEN SELBSTFÜRSORGE. WENN MAN SEINE GEDANKEN ZU PAPIER BRINGT, HILFT DAS, SCHWIERIGE GEFÜHLE ZU VERARBEITEN, KOMPLEXE PROBLEME ZU LÖSEN, DEN KREATIVEN FUNKEN ZU ZÜNDEN UND IDEEN

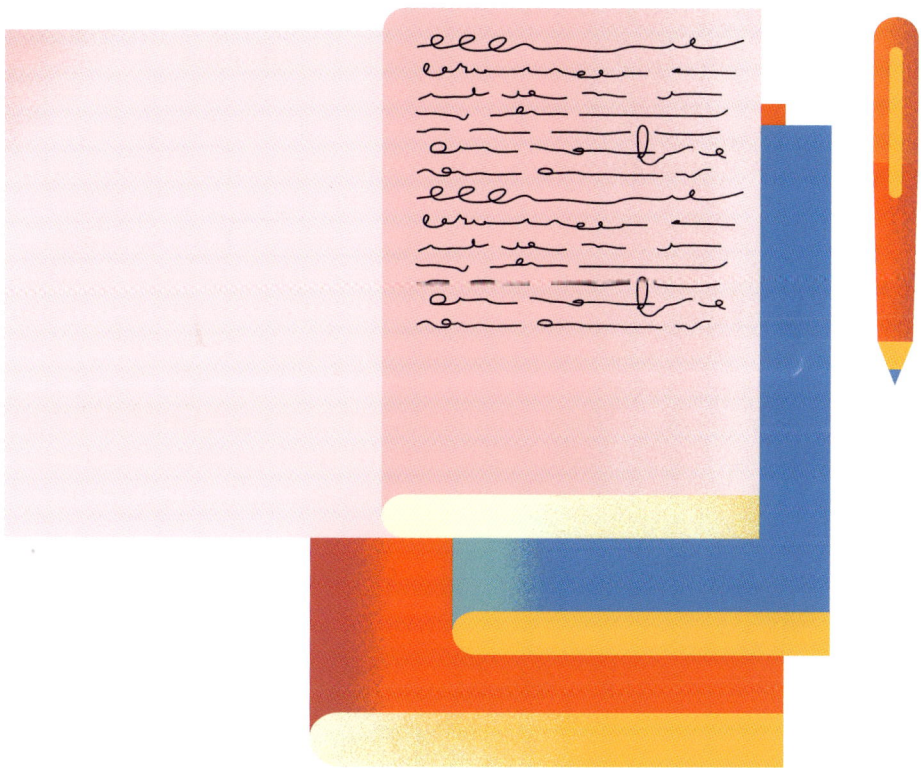

ZUM LEBEN ZU ERWECKEN. MAN KANN TAGEBUCH-schreiben oder freies Schreiben dazu sagen. Die Bezeichnung ist unwichtig – genau wie die Methode. Gemeint ist Ihre Art zu schreiben. Es ist eine vertrauliche Sache zwischen Ihnen und einem Blatt Papier. Sie müssen weder Germanistik studiert haben noch die große Literatur schätzen, um durchs Schreiben zu sich zurückzufinden. Sie brauchen nur Block und Bleistift und den Wunsch, sich besser kennenzulernen oder Erleichterung zu finden.

Es ist nicht das Ziel, einen geschliffenen Aufsatz zu schreiben. Sogar die Grammatik tritt in den Hintergrund, denn das Schreiben dient dazu, unbewusste Gefühle zu Tage zu fördern, eine Beziehung oder Situation anders zu betrachten oder in einem vor Gedanken, Fragen oder Ideen schwirrenden Herzen oder Kopf Platz zu schaffen. Das freie Schreiben ohne Korrigieren, Optimieren, Urteilen kann Dinge offenbaren und helfen, angestaute Gefühle loszulassen. Wenn wir uns nicht darum kümmern, können

sie sich einnisten, Platz wegnehmen, uns auslaugen oder gar krank machen. Viele Menschen schlafen besser, wenn sie quälende Gedanken zu Papier gebracht haben und sie nicht mehr die ganze Nacht in ihrem Kopf herumspuken. Das freie und aufrichtige Schreiben bedarf anfangs sicherlich einer gewissen Übung. Sobald Sie den Bogen raushaben, registrieren Sie vielleicht überrascht, welche Wahrheiten sich auf die Seite ergießen.

Sie schreiben nur für sich, aber Sie sind nicht allein. Es gibt hervorragende Hilfsmittel für den Einstieg oder als Stütze. Ein zeitloser Klassiker sind die »Morgenseiten« – ein Tipp aus dem Buch *Der Weg des Künstlers* von Julia Cameron. Grid Diary bietet Fragen als Schreibanstöße. Sie können auch ein Onlinetool wie 750words.com nutzen. Schreiben Sie, wie es für Sie am besten ist. Wenn Sie mit der Hand schreiben, hat das etwas Besonderes. Laut Julia Cameron liegt das daran, dass es die innere Verbundenheit stärkt, weil sich das Denken verlangsamt, um sich der Schreibgeschwindigkeit anzupassen.

Freies Schreiben – mit Hand oder Tastatur – aktiviert auch das Unterbewusstsein, wo die guten (echten) Themen gespeichert sind. Es ist ein therapeutischer Prozess, da es äußerst aufschlussreich und erlösend sein kann, ohne Ziel oder Korrekturen zu schreiben.

UND SO GEHT'S:

Das freie Schreiben ist immer hilfreich. Am meisten aber erreichen Sie, wenn Sie sich einen realistischen Zeitrahmen setzen. Das können fünf bis zehn Minuten jeden Morgen vor dem Aufstehen oder 20 Minuten jeden Abend vor dem Einschlafen sein – aber legen Sie sich fest und halten Sie sich daran.

Beginnen Sie mit dem, was Ihnen in diesem Augenblick durch den Kopf geht: einem Gefühl, einer Irritation, einem Traum, einer Angst. Be-Well-Ritualexpertin Barbara Biziou empfiehlt, zu jedem dieser drei Schlüsselsätze etwas zu schreiben: »Ich fühle mich …«, »Ich brauche …«, »Ich will …«.

Haben Sie angefangen, sollten Sie die geplante Zeit über schreiben – auch, wenn Sie gelangweilt oder hibbelig sind (dann schreiben Sie eben, dass Sie gelangweilt oder hibbelig sind!). Die Hand sollte immer in Bewegung bleiben. So kann das Unterbewusstsein entspannen und offenbaren, was es verbirgt. Korrigieren Sie weder Rechtschreibung noch Stil und sorgen Sie sich nicht wegen der Zeichensetzung.

Wenn die Zeit um ist, legen Sie den Stift weg. Biziou empfiehlt die Abschlussfrage: »Was muss ich jetzt wissen?«, um Verbindung mit der inneren Weisheit aufzunehmen. Die Frage wird schon bald unnötig sein. Möglicherweise fließt das, »was Sie wissen müssen«, einfach aus Ihrer Feder und schenkt überraschende Einsicht.

Sie müssen weder Germanistik studiert haben noch die große Literatur schätzen, um durchs Schreiben zu sich zurückzufinden.

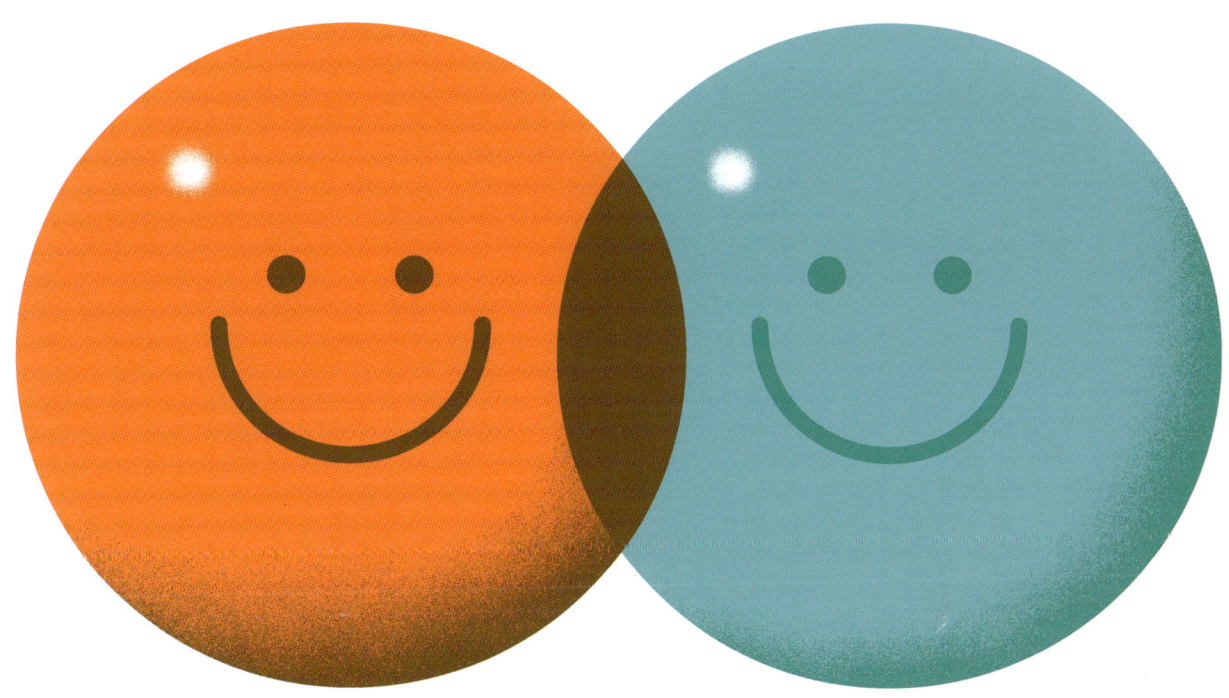

PFLEGEN SIE FREUNDSCHAFTEN

IN DER KINDHEIT UND JUGEND GEHÖRTEN FREUNDSCHAFTEN ZU IHREM LEBEN. MIT IHREN SCHULFREUN-
DEN KONNTEN SIE TIEFE UND BEDEUTSAME BEZIEHUNGEN PFLEGEN, OHNE DEN DRUCK, WIE ERWACHSENE
EINE FAMILIE VERSORGEN, RECHNUNGEN ZAHLEN, EINE KARRIERE AUFBAUEN ZU MÜSSEN. MIT ZUNEHMEN-

DEM ALTER KÖNNEN SICH PRIORITÄTEN ÄNDERN, DAS
Bedürfnis nach guten Freundschaften aber bleibt. Ungefähr 20 Prozent der Menschen klagen über zu viel Zeit
allein, und ein Drittel der US-Amerikaner über 45 Jahren
bezeichnet sich als einsam.

Verständlich, dass wir uns nach Gesellschaft sehnen. Dauerhafte Freundschaften sind für ein erfülltes Leben wichtig.
Sie fördern Optimismus und Verbundenheit und verbessern so Gesundheit und Langlebigkeit. Das Vertrauen,

dass jemand mit Ihnen durch dick und dünn geht, verlän-
gert das Leben. Doch für einen vielbeschäftigten Erwachsenen ist wahre Freundschaft nicht selbstverständlich. Es
kann schwer sein, Freunde zu finden, die einen wirklich
verstehen, oder die Zeit aufzubringen, um eine Bekannt-
schaft zu einer echten Freundschaft reifen zu lassen. Bei
straffen Zeitplänen, häufigen Umzügen und umwälzenden
Veränderungen können Freundschaften auf der Strecke
bleiben. Doch für neue Freunde ist es nie zu spät.

SO FINDEN SIE NEUE FREUNDE:

1 Fassen Sie den klaren Vorsatz. Wenn Sie es nicht wirklich wollen, wird nichts passieren.

2 Machen Sie jede Woche einen Schritt Richtung Freundschaft. Besuchen Sie eine Veranstaltung und sprechen Sie jemanden an, den Sie interessant finden, oder beleben Sie eine eingeschlafene Freundschaft. Sie können sich auch mit Apps wie Bumble auf die Suche begeben, wo Sie über die BFF-Funktion potenzielle platonische Freunde finden können.

3 Seien Sie proaktiv. Machen Sie den nächsten Schritt, wenn Sie eine Verbindung spüren. Laden Sie ihn oder sie zum Kaffee, Abendessen oder Wandern ein.

4 Bleiben Sie dran, wenn Sie einen netten Menschen kennengelernt haben. Schlagen Sie rasch ein weiteres Treffen vor – wie beim Dating.

5 Sagen Sie Ja, wenn man Sie einlädt! Freundschaften entstehen nicht, während Sie sich daheim ins Bett kuscheln und Netflix schauen.

6 Kein Smalltalk: Starten Sie gute Gespräche (der Kern wahrer Freundschaften) nicht mit »Was machen Sie so?«, sondern mit »Was liegt Ihnen am Herzen?«.

7 Lernen Sie zuzuhören. Vertrauen und Nähe entstehen dadurch, dass man sich gehört fühlt. Hören Sie gut zu, wenn ein neuer Freund mit Ihnen spricht.

8 Erleben Sie gemeinsam Abenteuer. Gemeinsame Erfahrungen verbinden sehr stark – besonders, wenn es Herausforderungen zu bewältigen gilt.

9 Finden Sie Gleichgesinnte. Viele Freundschaften entstehen beim Fitness oder Yoga. Trainingspartnerapp.de ermöglicht den Kontakt zu anderen, die den gleichen Sport machen möchten. Wer regelmäßig in einem Studio, auf einem Court oder Wanderweg auftaucht, findet automatisch Anschluss.

10 Werden Sie kreativ. Vielleicht kann Ihr Hund den Kontakt herstellen! Happy-pet-club.de ermöglicht es Ihnen, unter die Leute zu kommen – mit Bälle werfen für die Hunde, einem Plausch und etwas Bewegung für ihre Besitzer. So bringen Sie beide Schwung in Ihr Sozialleben und finden neue Freunde.

11 Nehmen Sie Ablehnung nicht persönlich. Sie gehört dazu. Lehnt eine potenzielle Freundin eine Einladung ab, heißt das nicht, dass Sie kein guter Mensch sind. Es heißt vielleicht nur, dass sie gerade keine Kapazitäten hat, um eine neue Beziehung aufzubauen.

Dauerhafte Freundschaften sind für ein erfülltes Leben wichtig.

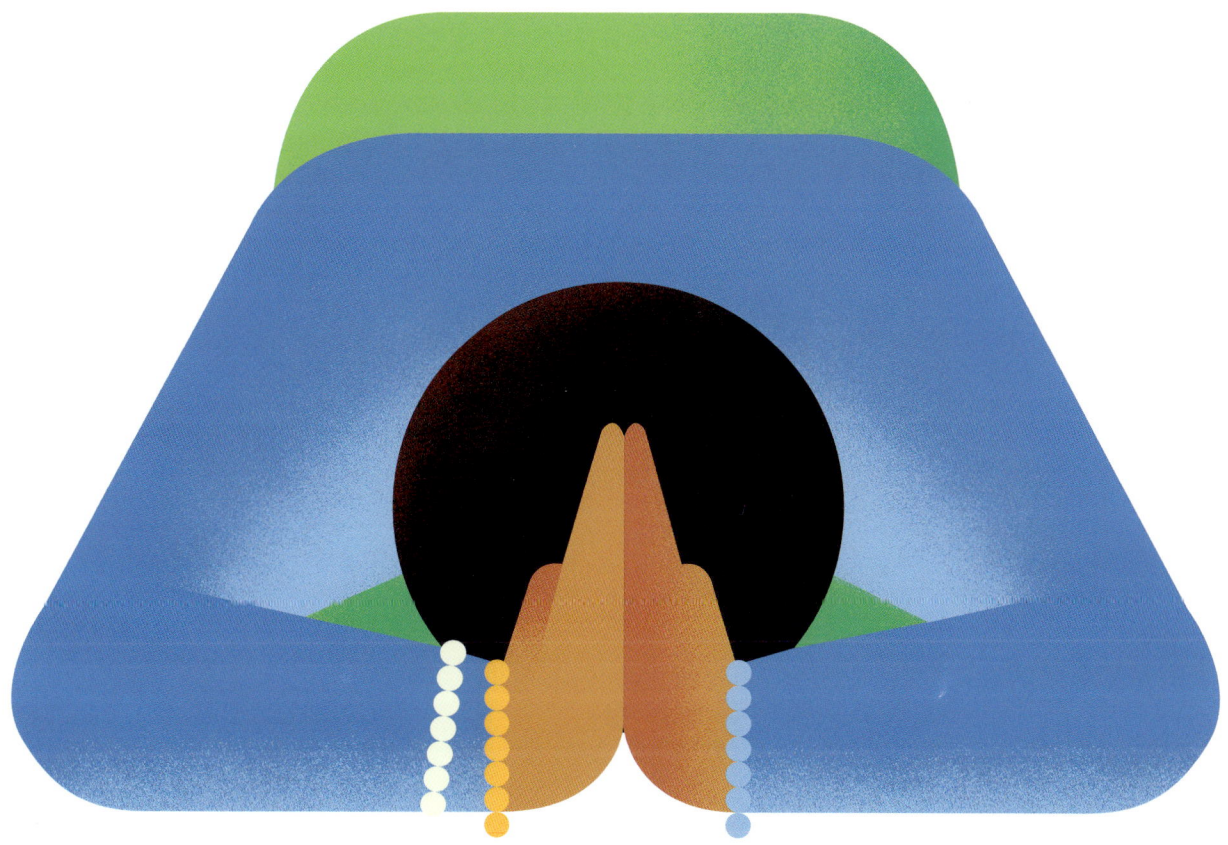

SEIEN SIE DANKBAR FÜR DAS,
WAS SIE HABEN

DIES IST DIE STUNDE DER DANKBARKEIT. NIE WURDE SO VIEL DARÜBER BERICHTET WIE HEUTE. DER BEGRIFF PRANGT AUF SELBSTHILFEBÜCHERN UND SCHMÜCKT NOTIZBÜCHER. SOCIAL-MEDIA-POSTS WERDEN MIT DEM HASHTAG #DANKBARKEIT VERSEHEN. UND WIR BRAUCHEN SIE DRINGENDER DENN JE. WIR LEBEN IN EINER

ZEIT DER POLITISCHEN TURBULENZEN, DER CHRONI-schen Depressionen und Ängste und des unablässigen Strebens nach mehr. Da können Frieden, Zufriedenheit und Glück unrealistisch oder einfach unerreichbar scheinen. Dankbarkeit bietet einen Ausweg aus diesem Dilemma.

Dankbar sein heißt, die Aufmerksamkeit auf das Gute im Leben zu richten. Dankbarkeit ist keine komplexe Philosophie, die der spirituellen Elite vorbehalten ist, sondern eine einfache, aber wirksame Möglichkeit, eine neue Sicht aufs Leben zu bekommen. Wenn Sie die Welt mit dankbaren Augen sehen, wird allmählich mehr Gutes geschehen.

Forscher haben festgestellt, dass Dankbarkeit mehr angenehme Gefühle, ein tieferes Empfinden für positive Erfahrungen, einen besseren Umgang mit schwierigen Situationen, mehr Gesundheit und stärkere Beziehungen begünstigt. Als Arzt beeindruckt mich oft, dass Patienten, die für etwas im Leben dankbar sind, Gesundheitsprobleme besser bewältigen und leichter wieder auf die Füße kommen.

Gutes zu schätzen ist leicht. Doch die Dankbarkeit gilt als Übung, weil man sich tatsächlich darin üben muss. Ohne Gewahrsein kippt unsere Einstellung leicht ins Negative. Wir machen Inventur, und alle Mängel und Unzulänglichkeiten scheinen in grellen Farben hervorzustechen, während das Gute in den Hintergrund rückt. Wenn Sie sich in Dankbarkeit üben, sind Sie bewusst mit dem zufrieden, was Sie haben, und sehnen sich nicht nach dem, was Ihnen fehlt. Wie bei jeder neuen Praxis gilt, dass auch die Dankbarkeitsmuskeln durch Training gestärkt und neue Abläufe einstudiert werden müssen.

Die Philosophie der Dankbarkeit beruht auf der Vorstellung, dass jeder Augenblick Gelegenheit zur Wertschätzung bietet. Wenn Sie das Positive sehen, tun Sie keineswegs, als ob eine verletzende oder schwierige Situation in Ordnung wäre. Es ist nicht Ihr Ziel, sich zu blauäugigem Optimismus zu zwingen. Vielmehr schulen Sie sich darin, das Gute zu sehen, das Sie umgibt oder Seite an Seite mit einer Herausforderung existiert, und die weiteren Auswirkungen dieser Sichtweise zu beobachten: Ein positiver Gedanke führt oft zum nächsten.

Die Praxis der Dankbarkeit wird Ihr Leben nur positiv beeinflussen, wenn Sie sie in den Alltag integrieren.

ANLEITUNG ZUR DANKBARKEIT:

FASSEN SIE DEN FESTEN VORSATZ, SICH IN DANKBARKEIT ZU ÜBEN. Trotzdem werden Sie zwangsläufig immer wieder in alte Gewohnheiten zurückfallen. Sie werden sich dabei ertappen, wie Sie jammern oder sich mit anderen vergleichen, innehalten und zur Dankbarkeit zurückfinden. Dieser Vorgang wird sich ständig wiederholen. Der Vorsatz, dankbar zu sein, wird Sie immer wieder zurückbringen.

FÜHREN SIE DANKBARKEITSTAGEBUCH. Sie können abends vor dem Einschlafen schnell eine Liste machen oder ausführlicher von den positiven Dingen, Gefühlen und Erfahrungen des Tages berichten. Nichts ist zu wichtig oder zu unbedeutend. Vielleicht haben Sie auf dem Weg zur Arbeit eine schöne Blume gesehen oder sich nach dem Mittagessen ein köstliches Stück dunkle Schokolade gegönnt. Vielleicht war Ihre Präsentation gelungen oder Sie hatten einen allerliebsten Moment, als Sie Ihr Kind zu Bett brachten. Es findet sich immer etwas Gutes. Sie müssen nur Ausschau danach halten.

SPRECHEN SIE DANKBARKEITSGEBETE. Viele spirituelle Traditionen kennen Gebete der Dankbarkeit. Sie können sich auch selbst etwas ausdenken und morgens beim Aufwachen und abends vor dem Einschlafen beten. Bringen Sie Ihre Dankbarkeit für das Gute im Leben wie Gesundheit, geliebte Menschen, Ihr Zuhause, finanzielle Sicherheit, kreativen Ausdruck und Karrieremöglichkeiten zum Ausdruck. Sie können für alles und mit der folgenden Affirmation sogar für Dinge danken, die noch kommen werden: »Ich bin dankbar für all die Segnungen, die bereits auf dem Weg zu mir sind.«

In turbulenten Zeiten bietet Dankbarkeit einen Ausweg.

FINDEN SIE IHREN KREIS

DER RUF NACH GEMEINSCHAFT WIRD LAUTER. DIES ZEIGT DIE BELIEBTHEIT VON MUSIK-, YOGA- UND KUNSTFESTIVALS, WO TEILNEHMER TAGELANG MIT DER FAMILIE ZELTEN, SOWIE VON SEMINAREN, WO MENSCHEN WISSEN AUSTAUSCHEN UND KURSE GEBEN.AM EINEN ENDE DES SPEKTRUMS FINDET MAN

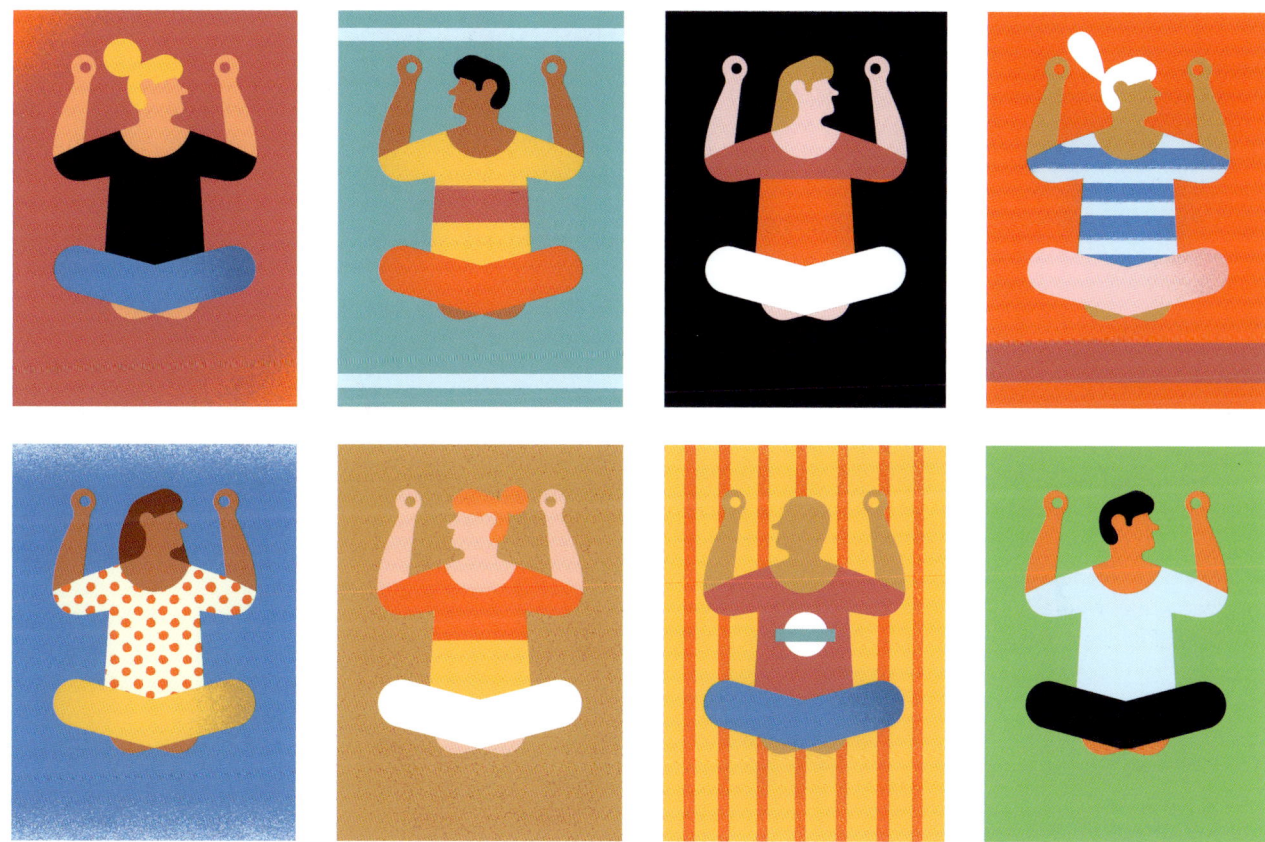

VOLLMOND- UND SONNWENDZIRKEL, AM ANDEREN absolvieren Teams Hindernisparcours in anspruchsvollem Gelände; aber immer versammeln sich Einzelne, um in der Gruppe authentische Erfahrungen zu machen. Dieser Geist wird in der Gesamtbevölkerung durch vermehrte Gruppenbildung deutlich. Bisher Unbekannte teilen Interessen wie die gesunde Ernährung oder das Wandern. Auch Aktivismus und Demonstrationen boomen. Nach

Jahrzehnten des Alleinlebens und der Kleinfamilien kehrt sogar die Wohngemeinschaft zurück.

Ich halte die kollektive Suche nach Anschluss für eine wachsende Reaktion auf die isolierende Wirkung unserer übermäßig technologisierten Welt. Wir wünschen uns echte Gemeinschaft – Menschen, die unsere Träume teilen, unseren Schmerz mit uns tragen und uns um 2 Uhr morgens

abholen, wenn wir mit dem Wagen liegenblieben. Manchmal entsteht eine solche Gemeinschaft automatisch aus dem erweiterten Familienkreis, aber oft auch nicht.

Wenn man Gruppenurlaub macht oder mit Freunden ausgeht, ist das nicht ganz das Gleiche, wie seine Art Mensch, seinen persönlichen Kreis zu finden. Denn dazu braucht es gemeinsame Erfahrungen, die Anstrengung und Engagement erfordern und denen oft ein gemeinsames Ziel oder eine Mission zu Grunde liegt. Es gibt eine gewisse *gegenseitige Abhängigkeit*, bei der sich die Einzelnen zur Erfüllung von Grundbedürfnissen aufeinander verlassen, sowie eine Beständigkeit, die über ein kurzes Strohfeuer und ein paar Begegnungen hinausgeht. Eine solche Gruppe ist meist auch eine Herausforderung. Echte Bindung entsteht aus Verwundbarkeit, gewissen Unannehmlichkeiten sowie dem aufrichtigen Wunsch nach Geben und Nehmen. Im besten Fall ergeben sich auch Bindungen zwischen den Generationen, gehören Kinder und Senioren zur Gruppe. So können dauerhafte Beziehungen entstehen.

Wie findet oder gründet man eine solche Gruppe? Zunächst müssen Sie Ihre Gewohnheiten ändern. Erweitern Sie Ihre Kreise und gehen Sie dorthin, wo sich Gruppen bilden. Fahren Sie zu einem Festival oder einer Messe, auch wenn der Weg weit ist und Sie von Dixiklos nicht begeistert sind. Schließen Sie sich bei einem Wellness- oder Bildungsretreat einer Gruppe an oder besuchen Sie einen Kräuterkongress, um etwas über Heilpflanzen lernen. Versammeln Sie Leute zu Ausflügen in die Natur oder suchen Sie sich eine Outdoor-Gruppe (Seite 216). Sie können sich auch mit anderen Eltern zusammentun, um gemeinsam die Kinder zu betreuen (wo es durchaus ebenso wild zugehen kann). Testen Sie verschiedene Gruppen über meetup.com, finden Sie einen Sport, der Sie begeistert (Seite 119), oder engagieren Sie sich in Meditationsgruppe, Kirche, Tempel, Moschee oder einer anderen spirituellen Gruppe. Arbeiten Sie ehrenamtlich an öffentlichen Projekten, um engagiert gemeinsam etwas zu schaffen. Und wenn Sie Ihrer Gruppe überdrüssig werden, machen Sie eine Pause, aber werfen Sie nicht hin. Kommen Sie zurück und fangen Sie von vorne an.

GANZ IHR STIL: EIN BUNTER STRAUSS VOLL INSPIRATION

Welche Art von Gruppe weckt Ihr Interesse? Lassen Sie sich von dieser abwechslungsreichen Mischung inspirieren.

WANDERLUST.COM/FESTIVALS

FAMILYFORESTFEST.COM

OUTWARDBOUND.DE

TOUGHMUDDER.DE

DASROTEZELT.DE

SUCHEN SIE »KRÄUTERFESTIVAL« ODER -»KONGRESS«

ANDERS-BESSER-LEBEN.DE

MORNINGGLORYVILLE.COM

Im besten Fall ergeben sich auch Bindungen zwischen den Generationen.

HELFEN SIE ANDEREN

IN MEINEM HEIMATLAND SÜDAFRIKA IST DIE UBUNTU-PHILOSOPHIE EIN GRUNDPFEILER DES LEBENS. UBUNTU HEISST: »WAS UNS MENSCHLICH MACHT, IST DIE MENSCHLICHKEIT, MIT DER WIR EINANDER BEGEGNEN.« IN DEN USA GIBT ES KEINEN KONKRETEN AUSDRUCK DAFÜR, DOCH DER BEGRIFF *SEVA* (»SELBSTLOSER DIENST

ZUM WOHLE DER GEMEINSCHAFT«) AUS DER YOGA-philosophie hat die gleiche Bedeutung. Wenn Sie aus reiner Nächstenliebe – um anderen zu helfen – Zeit und Mühe in eine Sache investieren, empfinden Sie mehr Zugehörigkeit und Verbundenheit, eine stärkere »gemeinsame Menschlichkeit«, was in unserer polarisierten Kultur oft schwer zu finden ist. Außerdem bekommen Sie die Möglichkeit, Teil der Lösung in einer Welt zu werden, die manchmal voll lähmender Probleme zu sein scheint.

Auf körperlicher Ebene geht ehrenamtliches Engagement mit besserer Gesundheit und geringerer Sterblichkeit in älteren Bevölkerungsschichten einher. Es steigert das Selbstwertgefühl, reduziert Stress und Depressionen. Forscher vermuten, dass die positive Wirkung auf mehr Lebenssinn zurückzuführen ist: Sie widmen sich einer Sache, die Ihnen wichtig ist. Ich würde vermuten, dass es noch weiter geht. Wenn Sie anderen – vor allem in Ihrer Gemeinde – helfen, können Sie den Ort und die Menschen, mit denen Sie zusammenleben, besser verstehen und sich besser einfühlen. Sie fühlen sich stärker verwurzelt und lernen Menschen kennen, denen Sie sonst nie begegnet wären, was Ihren Alltag bereichert. Mit Ihren Fähigkeiten fördern Sie gemeinsame Ziele, was die Zufriedenheit und ein Gefühl von Sinnhaftigkeit stärkt. Heute kommen viele Menschen über Initiativen am Arbeitsplatz zum freiwilligen Engagement. Sie geben den Teilnehmern Gelegenheit, Kontakte zu knüpfen und mehr Sinn in der Arbeit zu finden. Die Teilnahme an erfolgreichen Aktionen – zum Beispiel Projekten, die mit einfachen und erweiterbaren Lösungen bei wichtigen, aber vernachlässigten Bedürfnissen ansetzen – hilft, das Engagement zur Gewohnheit zu machen.

Seva kann eine kleine Sache sein, wie mit Tierheimhunden Gassi zu gehen, Mahlzeiten für Senioren auszufahren oder bei einer Müllsammelaktion mitzumachen. Es kann auch ein lebensverändernder Einsatz sein, um irgendwo Häuser oder sanitäre Anlagen zu bauen. Fragen Sie Freunde nach ihren Erfahrungen und erkundigen Sie sich nach freiwilligen Initiativen am Arbeitsplatz, um das passende Projekt zu finden. Auch manche Yogastudios bieten Gelegenheiten zum Helfen oder Auslandsprojekte an. United Way Germany ist problemlos im Internet zu finden und zeigt viele Möglichkeiten auf, sich zu engagieren. Freiwilligenagenturen geben Anregungen und informieren über Initiativen, denen Sie sich anschließen können. Ihr persönliches Engagement könnte mit einer guten Tat im unmittelbaren Umfeld beginnen. Sie können zum Beispiel Menschen, die etwas Gesellschaft und eine Mahlzeit brauchen, zu einem einfachen, gesunden und mit Liebe gekochten Essen einladen.

Ehrenamtliches Engagement geht mit besserer Gesundheit einher.

FEIERN SIE KLEINE SIEGE

VERHEDDERN SIE SICH AUF DEM WEG ZU MEHR GESUNDHEIT NICHT IN IDEALVORSTELLUNGEN. ES IST VER-
LOCKEND, »DER GESUNDHEIT« NACHZUJAGEN WIE DEM HEILIGEN GRAL UND ZU GLAUBEN, WENN ERNÄH-
RUNG, NAHRUNGSERGÄNZUNG, BEZIEHUNG UND JOB PERFEKT SIND, WÜRDE IHR KÖRPER EINWANDFREI

FUNKTIONIEREN UND SIE HÄTTEN NIE EINEN SCHLECH-
ten Tag. Ironischerweise kann dieses ängstliche Streben
nach Perfektion eher hinderlich sein, wenn Sie gesund
werden und bleiben wollen, da es die Realität leugnet:
Gesundheit ist dynamisch, immer im Fluss und für jeden
Menschen anders. Ein garantiertes Gleichgewicht gibt es
nicht, und danach zu streben kann Sie verrückt machen.

In Gesundheitsdingen muss man auch loslassen können.
Werden Sie möglichst bewusst, treffen Sie die bestmög-
lichen Entscheidungen und suchen Sie sich echte Unterstützung. Aber warten Sie dann ab, dass die angestoßenen
Veränderungen Gleichgewicht und Widerstandskraft
wiederherstellen: Machen Sie den Weg frei. Es kann sich
kontraproduktiv auswirken und die Verwirrung vergrößern,
wenn Sie von einer Methode zur nächsten springen – wie
es heute so beliebt ist. Senken Sie gegebenenfalls Ihre
Maßstäbe, sonst kann es schnell zur Selbstsabotage
kommen, wenn die Veränderungen nicht mit der erwar-
teten Geschwindigkeit, in der gewünschten Reihenfolge
oder anders eintreten als gedacht.

Würdigen Sie deshalb unbedingt auch kleine Erfolge,
wenn Sie etwas für die Gesundheit tun. Notieren Sie, *was*

funktioniert und *inwiefern* sich Ihre Erfahrung verändert –
selbst wenn es Kleinigkeiten sind: die Freude darüber,
dass Sie morgens so früh schon auf den Beinen sind, frische
grüne Suppe mögen oder die zehn Minuten Bewegung
leichter gefallen sind als am Tag davor. Feiern Sie täglich
die Veränderungen, denn Fortschritt besteht aus vielen
kleinen Schritten.

Falls Ihre Ausgangssituation unbewältigbar scheint, möchte
ich Sie bitten, sie mit neuen Augen zu sehen: Verstehen
Sie Krankheit oder Ungleichgewicht als Aufforderung – zu
lassen, was nicht funktioniert, einen neuen Weg einzu-
schlagen und Ihre Lebensweise zu verändern. Wenn Ihr
Verstand diese Sicht der Dinge akzeptiert und eine mitfüh-
lende Haltung sich selbst gegenüber einnimmt, wird der
erste Schritt zu wahrer Heilung möglich.

Viele Patienten sagen im Nachhinein, ihre Gesundheitsprobleme hätten eine intensive Beschäftigung mit den
Fragen angestoßen, wer sie sind, was ihnen wichtig ist,
was ihrem Leben Sinn gibt und wie sie dies zum Ausdruck
bringen können. Diese Einstellung macht es nicht leichter,
sich den Herausforderungen zu stellen. Aber sie kann
helfen, sie mit der Zeit besser zu verstehen.

Feiern Sie täglich die Veränderungen, denn Fortschritt besteht aus vielen kleinen Schritten.

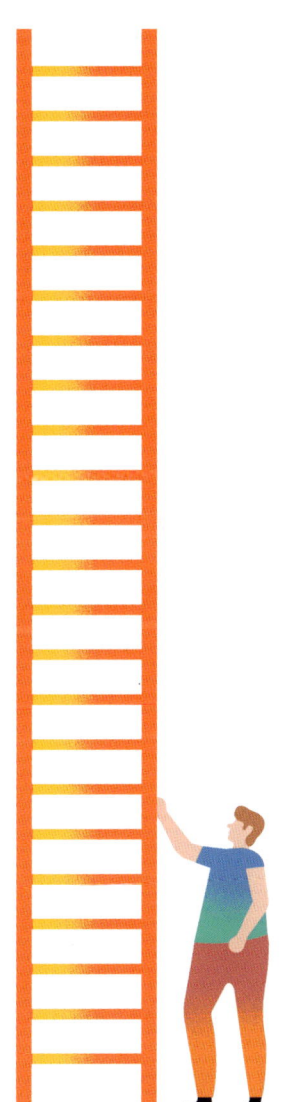

STREBEN SIE NACH SINN, NICHT NACH GLÜCK

DIE ÄLTESTEN UND VITALSTEN MEINER PATIENTIN-
nen und Patienten haben oft eines gemeinsam: ein sinnerfülltes Leben. Sie halten an einer persönlichen Motivation fest, die sie leitet, während sie den (Heraus-)Forderungen des Lebens begegnen. Sie fühlen sich einer Rolle, einer Identität oder einer Reihe von Aktivitäten verbunden, die sie und ihre Gemeinschaft als sinnvoll empfinden. Es ist buchstäblich das, wofür sie leben.

Doch seine persönliche Bestimmung findet man nicht über Nacht und nur selten auf schlagzeilenträchtige Weise. Sie entsteht meist nicht durch ein plötzliches Aha-Erlebnis oder eine lebensverändernde Arbeit. Sie erwächst aus der Verpflichtung gegenüber einer bestimmten Weise, im Auf und Ab des Lebens gegenwärtig zu sein. »Bestimmung« ist ein zentraler Begriff unserer Zeit. Gerade die unter 40-Jährigen werden von einem Hunger nach Sinn getrieben, und – online – kann es den Anschein haben, als hätte sich jeder seinen von einer persönlichen Mission getragenen Weg gebahnt.

Ich habe Jason Wachob, einen meiner liebsten – und extrem selbstmotivierten – New Yorker Unternehmer um seine Gedanken für ein sinnerfülltes Leben gebeten. Jason ist Gründer des Wellness-Imperiums mindbodygreen.com und ein echter Experte in Sachen Gesundheit.

WELLNESS-EXPERTE

Heute streben sehr viele Menschen nach einem sinnerfüllten Leben – und das ist gut! Aber wir sind so sehr daran gewöhnt, Dinge *sofort* zu bekommen, dass wir das Gleichgewicht verloren haben. Wir leben in einer Zeit sofortiger Befriedigung. Wenn ich etwas essen will, kommt es in zehn Minuten; wenn ich etwas bei Amazon bestelle, kommt es am nächsten Tag. Das führt dazu, dass viele

Menschen von einer Erfahrung oder Arbeit zur nächsten springen. Sie jagen der Erkenntnis ihrer Berufung hinterher, sind am Ende aber frustriert und sogar ziemlich verwirrt. Denn diese rastlose Suche kann eine Form von Beschäftigung und Ablenkung sein. Sie schenkt keine tiefe Erfahrung, keine Zufriedenheit.

Mein eigener Weg ist alles andere als glatt verlaufen, und ich musste mich immer wieder dafür entscheiden. Ich habe gelernt, dass man seine Berufung nicht plötzlich entdeckt – es sei denn, man hat großes Glück. Die wenigsten haben eine spontane Erkenntnis. Das Gefühl von Berufung entsteht und wächst mit den kleinen Dingen, die Sie tun, und den Entscheidungen, die beeinflussen, wie Sie dem Leben begegnen. Es geht nicht darum, jeden Tag höchste Erfüllung zu erleben – um eine Vorstellung von immerwährender Glückseligkeit. Sondern darum, Zeit in kleine Dinge zu investieren, die Ihnen wichtig sind.

Ich starte mit einer persönlichen Praxis in den Tag, um mit meiner Bestimmung verbunden zu bleiben, und meditiere unmittelbar nach dem Aufwachen 20 Minuten. Danach nehme ich mir Zeit, um dankbar zu sein: für meine Gesundheit, Frau, Tochter, Mutter, Kollegen. Es macht mich fit für das, was kommt. Es verleiht dem, was ich tue und weshalb ich hier bin, einen Sinn – egal, wohin der Tag mich führt, ob er gut ist oder schwierig.

BESTIMMUNG ALS PRAXIS

Die Suche nach der eigenen Bestimmung beginnt mit der Frage: »Was bringt mich zum Strahlen?« Nehmen Sie sich morgens immer erst ein wenig Zeit, um den Tag geistig durchzugehen. Gibt es einen Moment, der Zufriedenheit beschert? Das kann etwas ganz Banales sein: Sie bringen Ihr Kind zur Schule, gehen mit einer Kollegin spazieren oder kaufen auf dem Markt Gemüse. Wenn der Moment gekommen ist, nehmen Sie zur Kenntnis, wie Sie sich dabei körperlich und geistig *fühlen* – geerdet, kompetent, verbunden, geschätzt, liebevoll oder geliebt. All dies sind Facetten von Sinnhaftigkeit und Bestimmung! Diese kleine Achtsamkeitspraxis sät Samen der Sinnhaftigkeit, die mit der Zeit wachsen. Sie fördern jene »strahlende« Vitalität, die von sinnerfüllten Menschen ausgeht – ein Eckpfeiler von Gesundheit und Langlebigkeit.

Man entdeckt seine Bestimmung nicht. Sie entsteht dadurch, dass man Leidenschaften und Interessen verfolgt und Zeit in die kleinen Dinge investiert, die einem wichtig sind.

MEHR ERFAHRUNGEN,
WENIGER DINGE

ZUM STREBEN NACH GLÜCK SAGT DIE PSYCHOLOGISCHE FORSCHUNG, DASS PERSÖNLICHE ERFAHRUNGEN DAUERHAFTER ZUFRIEDENHEIT BESCHEREN ALS MATERIELLE DINGE. STUDIEN ZEIGEN: NACH GRÖSSEREN ANSCHAFFUNGEN BERICHTEN DIE MENSCHEN ANFANGS VON EINEM ÄHNLICH GROSSEN GLÜCK WIE

BEI EINIGEN IHRER BESTEN PERSÖNLICHEN ERFAH-rungen, zum Beispiel Reisen, Konzerten und Treffen mit geliebten Menschen. Im Laufe der Zeit aber schwindet die Zufriedenheit mit Gegenständen, während die Freude über die Erfahrungen wächst. Unser Denken »gewöhnt« sich an einen Gegenstand, und er verliert seinen Reiz. Vielleicht vergleichen Sie ihn sogar mit dem, was andere haben, und stellen fest, dass er dabei schlecht wegkommt. Umgekehrt werden die Erinnerungen an eine Erfahrung, die Anekdoten, die Sie darüber erzählen, und die Beziehungen, die daraus entstehen, zu einem wichtigen Teil Ihrer Lebensgeschichte, was eine tiefere Zufriedenheit

schenkt. Wenn Sie in der Erinnerung oder im Gespräch darauf zurückkommen, werden die Glücksgefühle neu entfacht.

Falls Sie Geld übrig haben, sollten Sie es deshalb lieber ins Tun und ins Sein als ins Haben investieren. Aber denken Sie daran, ganz in der Erfahrung gegenwärtig zu sein, und vergessen Sie Selfies. Sie behalten mehr in Erinnerung, wenn Sie voll dabei sind und alle Einzelheiten mit Augen, Ohren und Sinnen wahrnehmen, als wenn Sie ganz von dem Versuch in Anspruch genommen sind, alles zu dokumentieren.

Gefühle der Zufriedenheit entstehen eher durch Erfahrungen als durch Gegenstände. Falls Sie Geld übrig haben, sollten Sie es deshalb lieber ins Tun und ins Sein als ins Haben investieren.

GÖNNEN SIE SICH MEHR SPASS

ERWACHSENSEIN IST EINE ERNSTE ANGELEGENHEIT – VOR ALLEM IN ERNSTEN ZEITEN. DA IST ES UMSO WICHTIGER, GELEGENHEITEN FÜR UNBEFANGENES, SORGLOSES VERGNÜGEN ZU SCHAFFEN. DABEI KÖNNEN SIE NICHT NUR KÖRPERLICH UND GEISTIG DIE FLÜGEL ENTFALTEN; ES FÖRDERT AUCH DAS STAUNEN, DIE

NEUGIER UND DEN FLUSS DER KREATIVITÄT. ES BAUT Stress ab und setzt Wohlfühlendorphine frei. Spaß hilft auch, die Verbindung zu anderen zu vertiefen: Viele dauerhafte Freundschaften sind aus kindischen Abenteuern und gemeinsamem Herumalbern entstanden.

Spaß hat keinen anderen Zweck und kein höheres Ziel, als Freude zu schenken. Beobachten Sie Tiere, die herumtollen, sich im Dreck wälzen, jagen, japsen und herumstolzieren – oder kleine Kinder, die das Gleiche tun. Der Wunsch, spontan etwas zu tun, das Vergnügen bereitet, ist angeboren und natürlich. Warum tun wir es dann so selten, wenn wir älter werden? Wir gelangen zu der Überzeugung, dass verantwortungsvolles Verhalten wichtiger sein sollte als Leichtigkeit. Ich empfehle, diese Einstellung zu überdenken und dem Spaß einmal die Woche Vorrang zu geben. Eine vergnügte Stunde kann mehr für Ihr Wohlbefinden tun als viele wohlgemeinte, aber todernste gesundheitsfördernde Maßnahmen.

Das kann eine Wohnzimmerdisco sein (allein oder mit anderen), eine Partie Paddelball am Strand, Hufeisenwerfen im Park oder eine Runde Fangen mit Ihren Kindern auf dem Spielplatz. Sie könnten mit Freunden eine Comedyserie schauen, einen Abend mit einer ungewöhnlichen Gruppenaktivität wie Malen, Töpfern oder dynamischen Spielen für alle Altersgruppen verbringen. Vielleicht ist es etwas total Verrücktes, das nur Ihnen einfällt und Sie von innen heraus strahlen lässt. Die meisten Menschen kennen *irgendetwas*, das für ihr kindliches Selbst der pure Spaß ist – wenn wir es nur zu Wort kommen ließen.

Wenn der Termin – »Sonntagmorgen: Tanzen!« – nicht im Kalender steht, könnte Ihr verantwortungsbewusstes Selbst dafür sorgen, dass Sie Ihren Vorsatz vergessen und im »Arbeitsmodus« bleiben. Verhindern Sie dies, indem Sie sich Mitverschwörer (jeden Alters) suchen und sich zu mindestens einer kurzen Aktion pro Woche verpflichten, die nur dem einen Zweck dient, Spaß zu haben.

Eine vergnügte Stunde kann mehr für Ihr Wohlbefinden tun als viele wohlgemeinte, aber todernste gesundheitsfördernde Maßnahmen.

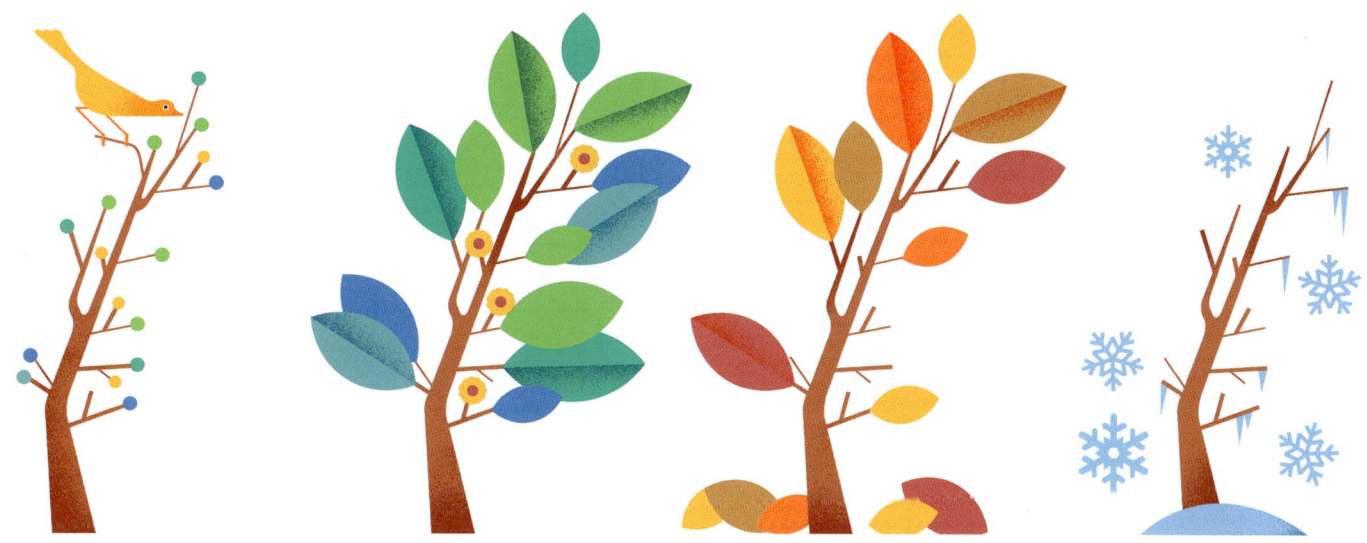

WÜRDIGEN SIE DIE JAHRESZEITEN

NACH DER CHINESISCHEN MEDIZIN SIND WIR EIN MIKROKOSMOS IM MAKROKOSMOS. KÖRPER UND PSY-CHE WERDEN VOM NATÜRLICHEN UMFELD TIEFGREIFEND BEEINFLUSST. SIE PASSEN UND GLEICHEN SICH DEN RHYTHMEN UND SCHWANKUNGEN DES TAGES UND DER NACHT, DES KLIMAS UND NATÜRLICH DER JAHRES-

ZEITEN AN. DIESE VERÄNDERUNGEN SIND SO FEIN, dass unser Bewusstsein sie oft nicht wahrnimmt, da wir es nicht mehr gewohnt sind, darauf zu achten. Dennoch beeinflussen sie, wie wir funktionieren und empfinden! Dies ist einer der Gründe, weshalb Akupunkteure ihren Patienten Behandlungen für einen reibungslosen Übergang der Jahreszeiten empfehlen. In der westlichen Gesundheitspflege ist so etwas keineswegs alltäglich.

Doch das sollte es sein. Die Jahreszeiten können heute seltsam abwesend sein: Ihr E-Mail-Eingang sieht im Frühjahr kaum anders aus als im Herbst; die Erwartungen an Ihre Verfügbarkeit oder Ihr Energieniveau sind im tiefsten Winter nicht anders als im Hochsommer. Doch in Ihrem Inneren verfolgt eine viel ältere, ursprünglichere Uhr den Wechsel der Jahreszeiten. Wenn Sie diese angeborene innere Uhr respektieren, fließt alles besser. Sie können erahnen, wann Sie zusätzliche Unterstützung brauchen, und sich einen Reim auf Ihre Empfindungen machen. Energie, Aktivität und Appetit dürfen schwanken. Sie kämpfen nicht mehr dagegen an oder erwarten, dass Sie sich jeden Tag gleich fühlen sollten. Die Würdigung der Jahreszeiten ist eine uralte Möglichkeit, den eigenen Platz in dem Makrokosmos kennenzulernen, in dem Sie leben. Das ist in der zersplitterten modernen Welt ein wahres Geschenk.

WELLNESS-EXPERTIN

Harriet Beinfield ist eine der führenden amerikanischen TCM-Therapeutinnen und hat das Buch *Traditionelle Chinesische Medizin: Grundlagen – Typenlehre – Therapie* verfasst. Sie ist eine wichtige Mentorin, geschätzte Freundin und seelenverwandte Heilerin. Hier ihre Tipps für Einklang mit den Jahreszeiten:

Wenn Sie die Jahreszeiten verstehen, können Sie sich auch besser auf sich selbst einstellen. Sie können die Jahreszeiten nutzen, um bestmöglich für sich zu sorgen. Frühling ist eine ausgelassene Zeit des Neubeginns. Womöglich brauchen Sie weniger Schlaf, und die Welt lädt ins Freie ein. Gehen Sie raus – bei jedem Wetter! In dieser Zeit wirkt eine starke erneuernde Kraft. Nutzen Sie sie, wenn Sie Veränderungen planen. Vielleicht empfinden Sie ein Gefühl von Fülle, einen Wunsch nach Klarheit und Neuanfang. Der Frühling unterstützt neue Ideen, Gewohnheiten oder eine Entgiftung.

Der Sommer ist eine Zeit der Vergnügungen. Die längeren Tage laden zu einer Änderung der Routine und Lockerung des Terminplans ein. Suchen Sie nach unverplanten Stunden, um in der Natur einfach zu »sein«. Es ist eine Zeit unbekümmerter Freude: Lassen Sie To-do-Listen auch mal liegen. Jetzt passen leichte, frische Gerichte aus der Fülle der Natur, und Sie können Rohkost besser verdauen.

Im Herbst finden wir in Vorbereitung auf den Winter zu strukturierten Rhythmen zurück. Es ist eine Zeit der Disziplin, in der Sie analysieren sollten, wo Sie im Leben mehr oder weniger gut organisiert sind; in der Sie eine Hierarchie der Dinge erstellen, die Ihnen wichtig sind, und prüfen, ob Sie sich daran halten. In der Küche werden Sie mehr Mahlzeiten planen, Vorräte auffüllen und Lebensmittel einmachen.

Wenn das Rad sich weiterdreht und der Winter (*yin*) uns nach innen ruft, werden Sie vermehrt Lebensmittel wie Wurzelgemüse verzehren, die unter der Erde wachsen. Sie kochen Suppen, Eintöpfe und Brühen aus, um die Nährstoffe tief aus den Knochen zu ziehen. Tragen Sie dem Bedürfnis Rechnung, das Tempo zu drosseln, nachzudenken und zu ruhen. Üben Sie sich im Neinsagen (Seite 197), wenn Sie möchten. Im Winter sinken Dinge ein, und wir erinnern uns daran, dass wir aus dem Hamsterrad aussteigen können, wenn wir wollen. Falls Sie sich mit neuen Gewohnheiten schwertun, lassen Sie sich Zeit. Bald kehrt die energetisierende Kraft des Frühlings zurück.

Ich empfehle auch, viermal jährlich Inventur zu machen. Fragen Sie: »Welche Bedeutung hat diese Jahreszeit für mich? Womit bin ich zufrieden/unzufrieden, was kann ich neu erfinden? Was wird sich in meiner Umgebung, an meinem Lebensstil ändern?« Wenn Sie auf diese Weise Bestandsaufnahme machen, den jahreszeitlichen Wandel mit Sonnwend- und Tagundnachtgleichefeiern würdigen oder sich in die Natur versenken, verleihen Sie Ihrem Leben Rhythmus und Dimension. Das stellt in unserer schnelllebigen Welt sicher, dass Jahreszeiten und Jahre nicht nahtlos ineinander übergehen.

Nach der chinesischen Medizin sind wir ein Mikrokosmos im Makrokosmos. Körper und Psyche werden tiefgehend von der natürlichen Umgebung beeinflusst.«

SINGEN SIE!

EIN AYURVEDAHEILER ERKLÄRTE MIR EINST, DAS MÄCHTIGSTE INSTRUMENT DER HEILUNG SEI DAS SINGEN. WENN SIE DIE STIMME ERHEBEN, HEBT SICH AUCH IHRE STIMMUNG, UND WENN SIE SICH MÜDE, MACHTLOS ODER ENTRECHTET FÜHLEN, ERINNERT DAS ERSCHALLEN IHRER STIMME SIE DARAN, DASS SIE HANDELN UND

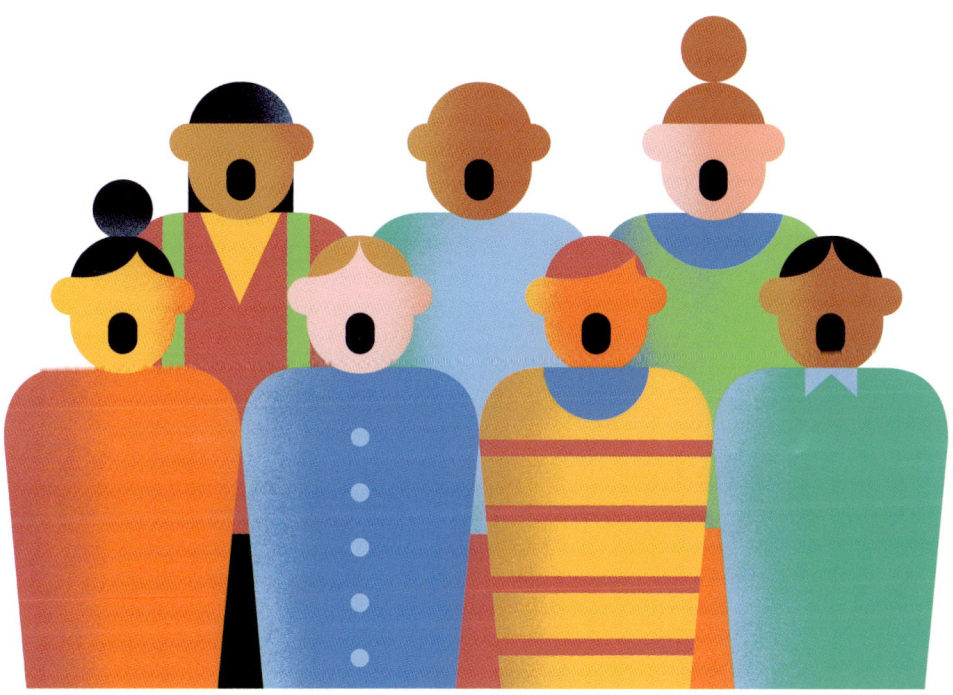

IN DER WELT ETWAS BEWIRKEN KÖNNEN. BEIM gemeinsamen Singen erzeugt die harmonische Resonanz der Einzelstimmen eine greifbare Ganzheitserfahrung; eine Resonanz, die Sie im Körper als Schwingung wahrnehmen und die sämtliche Überzeugungen transzendiert, dass wir alleine oder unbedeutend seien. Singen Sie beim Abspülen, im Auto, mit den Kindern oder gehen Sie zum Karaoke. Laden Sie Freunde zu einem Essen mit Gitarre und Gesang.

Noch schöner ist es in der Gruppe, zum Beispiel beim Kirtan, dem Singen spiritueller Wechselgesänge in einem Yogastudio. Oder finden Sie einen Chor oder eine Gesangs-

gruppe über meetup.com (suchen Sie in der Kategorie »Musik«). Und haben Sie keine Scheu, allein hinzugehen – wie die meisten anderen auch. Um sich einem Chor anzuschließen, bedarf es keiner spirituellen Zugehörigkeit. Heute verbinden Gesangsgruppen weltliche und geistliche Musik. Es gibt Rock- und Popchöre und alternative Gruppen für jeden Geschmack, auch A-cappella-Gruppen für Frauen wie Sweet Adelines International. Sehen Sie sich ein paar davon an: Wenn die Schwingung in der ersten nicht gleich passt, probieren Sie die nächste, bis die Harmonie stimmt. (Falls Sie lieber musizieren als singen: Es gibt auch Instrumentalgruppen für Amateure.)

WAS TUN ...

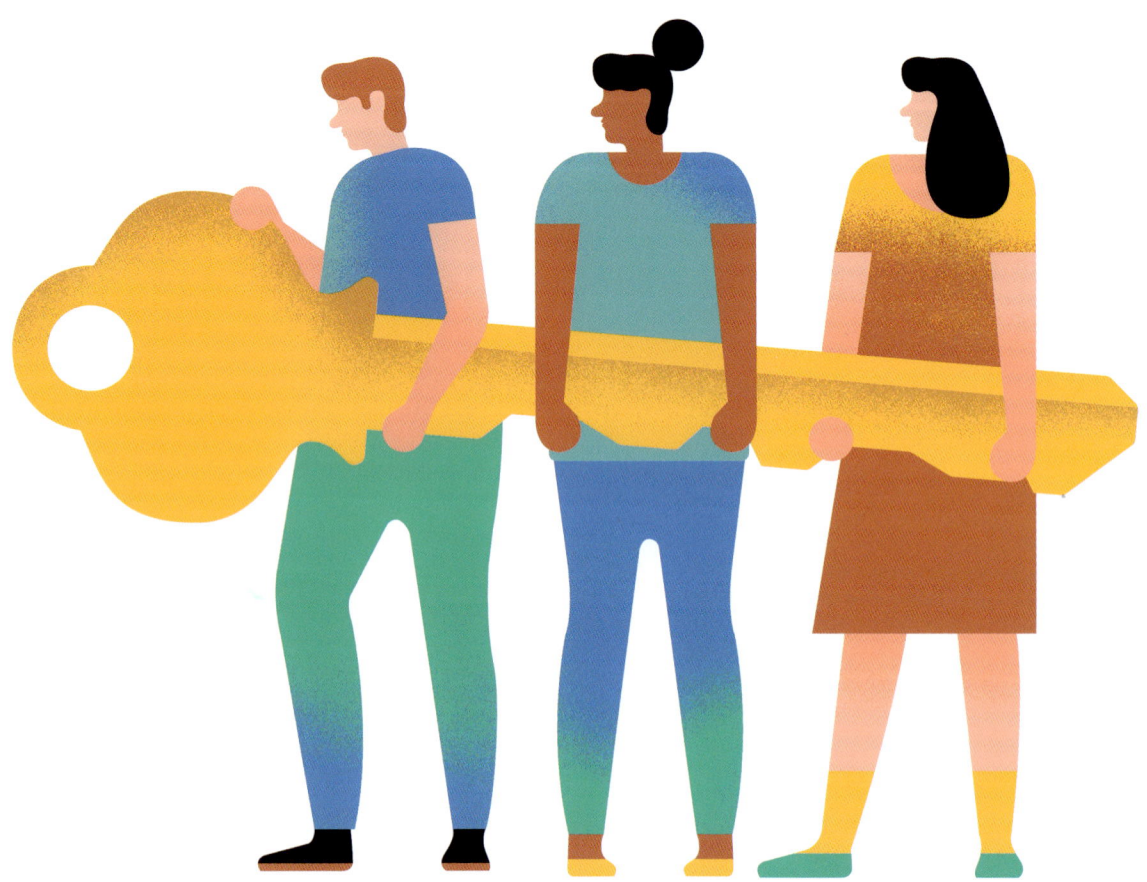

SIE SIND NUN MIT DEN 108 FORMELN VERTRAUT, die von fundamentaler Bedeutung für unser Wohlbefinden sind, und können sie gezielt gegen spezielle Beschwerden einsetzen. Die folgenden elf Strategien sind Grundprogramme gegen die häufigsten Leiden meiner Patienten und kombinieren Maßnahmen aus dem Mandala der Guten Medizin. Beschreibungen der einzelnen Schritte finden Sie auf den angegebenen Seiten in diesem Buch oder auf bewell.com und drfranklipman.com. Nutzen Sie den »Turbo« zur Verstärkung.

Jeder Mensch muss ab und an ein individuelles Feintuning vornehmen, um Gesundheitsprobleme restlos zu lösen. Es gibt aber auch allgemeine Schritte, die ich allen Patienten verordne, damit sie angehen können, was nicht in Ordnung ist. Ich empfehle auch Ihnen, hier zu beginnen. Betrachten Sie diesen Leitfaden zur Beseitigung gesundheitlicher Probleme als erste Anlaufstelle zur Linderung alltäglicher Beschwerden und setzen Sie an der Wurzel an.

WENN SIE TRÄGE SIND UND NEUEN SCHWUNG BRAUCHEN

GRUNDPROGRAMM:

MACHEN SIE 2 WOCHEN ELIMINATIONSDIÄT, UM UNVERTRÄGLICHE NAHRUNGSMITTEL AUFZUSPÜREN UND ZU STREICHEN, Seite 90.
ESSEN SIE REICHLICH GEMÜSE, Seite 58.
MACHEN SIE SCHLAF ZUR PRIORITÄT, Seite 97.
BEWEGEN SIE SICH TÄGLICH: DAS KÖNNEN 10 MINUTEN SPORT, Seite 121, oder ein langer, gemütlicher Spaziergang sein, Seite 125.
PRAKTIZIEREN SIE JEDEN TAG EINE DER FOLGENDEN NEUEN GEWOHNHEITEN:

- Verbringen Sie Zeit in der Natur, Seite 216.
- Machen Sie Technikpause, Seite 186.
- Lächeln, lachen und von vorn, Seite 205.
- Singen Sie!, Seite 244.

TURBO:

BEKÄMPFEN SIE WÄHREND DER ELIMINATIONSDIÄT auch chronische subklinische Infektionen, um das Mikrobiom ins Gleichgewicht zu bringen. Verwenden Sie beispielsweise Berberinsulfat, Schwarznussschalen oder Grapefruitkernextrakt. Wir nutzen sie im Rahmen der Be-Well-Entgiftungskur.
VERBANNEN SIE INDUSTRIELL VERARBEITETE NAHRUNGSMITTEL (mit der Kühlschrank- und Vorratsorganisation, Seite 71).
PRAKTIZIEREN SIE INTERVALLFASTEN, Seite 88.

....

WENN SIE ABNEHMEN MÖCHTEN

GRUNDPROGRAMM:

MACHEN SIE 2 WOCHEN ELIMINATIONSDIÄT, um unverträgliche Nahrungsmittel aufzuspüren und zu streichen, Seite 90, und sanieren Sie Ihren Darm, Seite 174. Weitere Informationen finden Sie auf bewell.com.

STREICHEN SIE ZUCKER in jeglicher Form, Seite 26.
REDUZIEREN SIE FERTIGPRODUKTE, Seite 38.
ESSEN SIE KOHLENHYDRATARM – besonders wenn die Blutwerte einen hohen Blutzuckerspiegel, HbA1c, Fructosamine und Nüchternblutzucker offenbaren, Seite 85.
ESSEN SIE ACHTSAM, Seite 66.
ESSEN SIE VIEL STÄRKEARMES GEMÜSE, Seite 58.
MACHEN SIE SCHLAF ZUR PRIORITÄT, Seite 97.
INTENSIVIEREN SIE DAS KRAFTTRAINING, Seite 122.
WÄHLEN SIE EINE ODER ZWEI ENTSPANNUNGSMETHODEN, Seite 181.

TURBO:

PRAKTIZIEREN SIE INTERVALLFASTEN an zwei oder drei Tagen die Woche, Seite 88.
ZIEHEN SIE EINE KETOGENE ERNÄHRUNG IN ERWÄGUNG, Seite 84.
KLÄREN SIE DIE FOLGENDEN BLUTWERTE mit einem kompetenten Arzt (am besten mit Kenntnissen in funktioneller Medizin):

- umfassendes Stoffwechselprofil einschließlich Blutfette
- großes Blutbild
- DHEAS
- hochsensitive Messung des C-reaktiven Proteins (hs-CRP)
- freies Testosteron
- Gesamt-Testosteron
- Progesteron (bei Frauen)
- Östradiol (bei Frauen)
- Hämoglobin A1c (HbA1c)
- Nüchternblutzucker
- Fructosamine
- Schilddrüsenwerte (THS, freies T4, freies T3, reverses T3 und Schilddrüsenantikörper)
- 25-Hydroxy-Vitamin-D3

....

WENN SIE SICH OFT ÜBERFORDERT UND ÄNGSTLICH FÜHLEN

GRUNDPROGRAMM:

MEDITIEREN SIE TÄGLICH (Sie können mit 5 Minuten am Morgen beginnen), Seite 194.
MACHEN SIE ATEMÜBUNGEN während des Tages, Seite 184, und/oder Restorative Yoga, Seite 206.
MACHEN SIE TECHNIKPAUSE (reduzieren Sie den Gebrauch sozialer Medien), Seite 186.
ERGÄNZEN SIE ADAPTOGENE, Seite 67, und L-Theanin, Seite 112).
STREICHEN SIE ZUCKER, Seite 26.
ÜBEN SIE SICH IN DANKBARKEIT, Seite 232.
VERBRINGEN SIE ZEIT IN DER NATUR, Seite 216, und beruhigen Sie das Nervensystem mit Earthing, Seite 161.

TURBO:

SANIEREN SIE IHREN DARM – Ängste haben oft mit einer unausgewogenen Darmflora zu tun, Seite 174; weitere Informationen finden Sie auf bewell.com.
WÄHLEN SIE EIN BIS ZWEI MÖGLICHKEITEN, Kontakt zu anderen aufzunehmen, und nutzen Sie sie jede Woche, Seite 213.
SAGEN SIE NEIN ZU VERPFLICHTUNGEN, Seite 197, und planen Sie Freizeit ein, Seite 198.
KLÄREN SIE DIE FOLGENDEN BLUTWERTE mit einem kompetenten Arzt (am besten mit Kenntnissen in funktioneller Medizin):

- Magnesiumgehalt in den roten Blutkörperchen
- 25-Hydroxy-Vitamin-D3
- Homocystein
- MTHFR-Mutation
- Progesteron (bei Frauen)

....

WENN SIE AUFGETRIEBEN UND GEBLÄHT SIND

GRUNDPROGRAMM:

ESSEN SIE ACHTSAM und kauen Sie gut, Seite 66.
MACHEN SIE 2 WOCHEN ELIMINATIONSDIÄT, um unverträgliche Nahrungsmittel aufzuspüren und zu streichen, Seite 90.
WENN SIE SICH VEGETARISCH ERNÄHREN, viel Getreide und Hülsenfrüchte essen, sollten Sie diese einweichen, um den Lektingehalt zu senken, Seite 37.
SANIEREN SIE IHREN DARM, Seite 174; weitere Informationen finden Sie auf bewell.com.

TURBO:

Wenn die genannten Maßnahmen keine Besserung bringen, müssen Sie genauer nachforschen und vielleicht:

- Chronische subklinische Infektionen beseitigen. Klären Sie mit einem Arzt, ob Sie eine Candidainfektion (Darmpilzerkrankung), Parasiten oder eine bakterielle Infektion haben, und beseitigen Sie sie mit antimikrobiell wirksamen Kräutern oder Medikamenten. Im Falle einer Candidainfektion sollten Sie hefehaltige und fermentierte Nahrungsmittel meiden.
- Prüfen, ob Sie empfindlich auf FODMAPs reagieren. Die Nahrungsmittel in dieser Gruppe enthalten größere Mengen bestimmter Mehrfachzucker, die Blähungen, einen aufgetriebenen Bauch und andere Magen-Darm-Beschwerden verursachen. Weitere Informationen zu diesem komplexen Thema finden Sie auf bewell.com.

MACHEN SIE YOGA, Seite 206, und/oder leichtes Faszientraining, Seite 137, für die Bauchgegend, um die Luft durch den Körper zu befördern.
MEDITIEREN SIE TÄGLICH, um das Nervensystem zu beruhigen, Seite 194.

....

WENN SIE STÄNDIG MÜDE SIND

GRUNDPROGRAMM:

LASSEN SIE IHR BLUT UNTERSUCHEN, um einen Vitaminmangel auszuschließen (besonders, wenn Sie sich vegetarisch ernähren). Klären Sie folgende Werte mit einem kompetenten Arzt:

- umfassendes Stoffwechselprofil einschließlich Blutfette
- großes Blutbild
- Blutsenkungsgeschwindigkeit
- hochsensitive Messung des C-reaktiven Proteins (hs-CRP)
- DHEAS
- Cortisol
- Schilddrüsenwerte (THS, freies T4, freies T3, reverses T3 und Schilddrüsenantikörper)
- freies Testosteron
- Gesamt-Testosteron
- antinukleäre Antikörper (ANA)
- Rheumafaktor
- Borreliose und Co-Infektionen
- Antikörper (IgG und IgM) gegen das Epstein-Barr-Virus
- MTHFR-Mutation
- Homocystein
- Vitamin B12, Folsäure und 25-Hydroxy-Vitamin-D3
- Eisen
- Eisenbindungskapazität (EBK)
- Ferritin
- Jod
- Magnesiumgehalt in den roten Blutkörperchen
- Selen
- Zink

MACHEN SIE 2 WOCHEN ELIMINATIONSDIÄT, um unverträgliche Nahrungsmittel aufzuspüren und zu streichen, Seite 90.

SETZEN SIE DIE INNERE UHR ZURÜCK und praktizieren Sie die im dritten Kapitel beschriebenen Maßnahmen für Schlafrhythmus und Schlafhygiene, Seite 98.

BEWEGEN SIE SICH TÄGLICH (es hat sich gezeigt, dass Krafttraining, Seite 122, im Kampf gegen chronische Erschöpfung am wirksamsten ist).

UNTERSTÜTZEN SIE BEI STRESS DEN KÖRPER MIT ADAPTOGENEN, Seite 67, und senken Sie die Koffeinaufnahme.

PLANEN SIE IHRE NAHRUNGSERGÄNZUNGSSTRATEGIE (achten Sie darauf, ein Multivitaminpräparat und Coenzym Q10 für die Mitochondrien zu nehmen), Seite 172.

TURBO:

VERBRINGEN SIE ZEIT IN DER NATUR, Seite 216, und ziehen Sie dabei die Schuhe aus, Seite 161.

MEDITIEREN SIE TÄGLICH, Seite 194.

MACHEN SIE RESTORATIVE YOGA (vor allem abends, Seite 206).

>> **Ein Symptom ist keine lästige Störung, die um jeden Preis beseitigt werden muss, sondern ein Hinweis darauf, dass irgendetwas im Körper aus dem Gleichgewicht geraten ist.** <<

WENN SIE VERSTOPFT SIND

GRUNDPROGRAMM:

MACHEN SIE ZWEI WOCHEN ELIMINATIONSDIÄT, um unverträgliche Nahrungsmittel aufzuspüren und zu streichen, Seite 90.
ERGÄNZEN SIE FERMENTIERTE LEBENSMITTEL und/oder Probiotika, Seite 54.
TRINKEN SIE VIEL GEFILTERTES WASSER, Seite 154.
ESSEN SIE ETWAS LEICHTES ODER FLÜSSIGES (zum Beispiel pürierte Suppen) zu Abend. Hören Sie drei Stunden vor dem Schlafengehen auf zu essen, um Ihrer Verdauung eine Pause zu gönnen.
NEHMEN SIE JEDEN ABEND MAGNESIUMCITRAT oder Magnesiumoxid, Seite 112.
REGEN SIE DIE VERDAUUNG AN, indem Sie vor den Mahlzeiten 1 Esslöffel Apfelessig in 1 Glas Wasser geben und trinken und/oder Bitterstoffe nehmen, Seite 176, sowie nach den Mahlzeiten Fenchelsamen kauen oder mit Wasser überbrühen und den Tee trinken.
BEWEGEN SIE SICH TÄGLICH und bauen Sie Drehhaltungen aus dem Yoga und/oder eine sanfte Bauchmassage (legen Sie sich auf den Rücken und massieren Sie im Uhrzeigersinn) in Ihr Programm ein.
FINDEN SIE EINEN RHYTHMUS, damit Sie jeden Tag zur gleichen Zeit Stuhlgang haben. Ziehen Sie in Erwägung, die Füße auf einen WC-Hocker zu stellen, um die Ergonomie zu optimieren.

TURBO:

WENN MAGNESIUM NICHT REICHT, Versuchen Sie es mit Triphala (einer ayurvedischen Kräutermischung). In akuten Fällen kann Swiss Kriss vorübergehend helfen (ein pflanzliches Abführmittel auf Senna-Basis), aber gewöhnen Sie sich nicht daran.
MEDITIEREN SIE TÄGLICH und nutzen Sie weitere Maßnahmen aus dem Entspannungskapitel zum Stressabbau, Seite 194.
GEBEN SIE LEINSAMEN (und Chiasamen, falls verträglich) vor dem Mixen in Ihre Smoothies, Seite 67.
ERHÖHEN SIE DEN ANTEIL GESUNDER FETTE in der Ernährung, Seite 30.

PROBIEREN SIE DIE COLON-HYDRO-THERAPIE bei einem Anbieter Ihres Vertrauens aus.
NUTZEN SIE ANTIMIKROBIELL WIRKSAME KRÄUTER zum Ausgleich der Darmflora, Seite 176.
SCHLIESSEN SIE EINE SCHILDDRÜSENUNTERFUNKTION AUS.

WENN SIE AN SODBRENNEN ODER SÄUREREFLUX LEIDEN

GRUNDPROGRAMM:

MACHEN SIE 2 WOCHEN ELIMINATIONSDIÄT, um unverträgliche Nahrungsmittel aufzuspüren und zu streichen, Seite 90.
ESSEN SIE KOHLENHYDRATARM, Seite 85 (dies bessert die Symptome in vielen Fällen).
ERGÄNZEN SIE FERMENTIERTE LEBENSMITTEL und/oder Probiotika, Seite 54.
REGEN SIE DIE VERDAUUNG AN, indem Sie vor den Mahlzeiten 1 Esslöffel Apfelessig in 1 Glas Wasser geben und trinken und/oder Bitterstoffe nehmen, Seite 176.
FALLS SIE PROTONENPUMPENHEMMER gegen Säurereflux nehmen, verringern Sie unter ärztlicher Aufsicht nach und nach die Dosis; plötzliches Weglassen kann zu einem Absetzeffekt führen.
INFORMIEREN SIE SICH ÜBER NAHRUNGSERGÄNZUNGSMITTEL für den Magen-Darm-Trakt oder gegen Sodbrennen, die einen oder mehrere der folgenden Stoffe enthalten, oder nehmen Sie sie einzeln ein:
- DGL (deglycyrrhizinierter Süßholzextrakt): 400–800 mg, 30 Minuten vor den Mahlzeiten
- Mastix: 250–500 mg, 30 Minuten vor den Mahlzeiten, oder 1000 mg vor dem Schlafengehen
- Zink-Carnosin-Komplex: etwa 75 mg täglich
- Aloe Vera: etwa 2 EL täglich
- Probiotikum: 30–100 Milliarden Bakterien

WENN SIE STÄNDIG KRANK SIND

GRUNDPROGRAMM:

LASSEN SIE IHR BLUT UNTERSUCHEN, um einen Vitaminmangel auszuschließen (besonders, wenn Sie sich vegetarisch ernähren). Klären Sie folgende Werte mit einem kompetenten Arzt:

- umfassendes Stoffwechselprofil einschließlich Blutfette
- großes Blutbild
- Blutsenkungsgeschwindigkeit
- hochsensitive Messung des C-reaktiven Proteins (hs-CRP)
- Schilddrüsenwerte (THS, freies T4, freies T3, reverses T3 und Schilddrüsenantikörper)
- antinukleäre Antikörper (ANA)
- Borreliose und Co-Infektionen
- Antikörper (IgG und IgM) gegen das Epstein-Barr-Virus
- MTHFR-Mutation
- Homocystein
- Vitamin B12
- Vitamin A
- 25-Hydroxy-Vitamin-D3
- Folsäure
- Eisen
- Eisenbindungskapazität (EBK)
- Ferritin
- Selen
- Zink

MACHEN SIE 2 WOCHEN ELIMINATIONSDIÄT, um unverträgliche Nahrungsmittel aufzuspüren und zu streichen, Seite 90.
ERGÄNZEN SIE FERMENTIERTE LEBENSMITTEL und/oder Probiotika, Seite 54.
MACHEN SIE SCHLAF ZUR PRIORITÄT, Seite 97, und planen Sie Freizeit ein, Seite 198.
SICHERN SIE EINE AUSREICHENDE VITAMIN-D-ZUFUHR mittels Sonnenbestrahlung oder Nahrungsergänzungsmitteln, Seite 156.
NEHMEN SIE NICHT WAHLLOS ANTIBIOTIKA, Seite 143.

VERWENDEN SIE ADAPTOGENE, wenn Sie im Stress sind, Seite 67.
KOCHEN SIE MIT KOKOSÖL (es hat eine natürliche antimikrobielle Wirkung) und trinken Sie Knochenbrühe (um die Abwehrkräfte zu stärken), Seite 43.
TRINKEN SIE TEES ODER TONIKA aus immunstärkenden Pflanzen wie Kalmegh, Sonnenhut, Holunder und Tragant.
WÜRZEN SIE GROSSZÜGIG mit Knoblauch, Ingwer und Gelbwurzel, Seite 82.
ZIEHEN SIE IN BETRACHT, YIN QIAO ODER GAN MAO LING ZU NEHMEN – klassische chinesische Mischungen zur Stärkung der Abwehr (Sie können eine oder beide nehmen).

TURBO:

BEWEGEN SIE SICH TÄGLICH, Seite 120.
NUTZEN SIE JEDEN TAG ZWEI BIS DREI TIPPS AUS DEM ENTSPANNUNGSKAPITEL, um Stress abzubauen, Seite 181.
STELLEN SIE EINEN GEZIELTEN PLAN ZUR NAHRUNGSERGÄNZUNG nach den Ergebnissen der Blutuntersuchung auf. Nehmen Sie unter anderem ein gutes Multivitaminpräparat, Seite 172.
ZIEHEN SIE EINE VOLLSTÄNDIGE ENTGIFTUNG mit antimikrobiell wirksamen Kräutern in Erwägung, um die Darmflora zu verbessern (siehe bewell.com).
GEHEN SIE REGELMÄSSIG IN DIE INFRAROTSAUNA, Seite 178.

WENN SIE BENOMMEN SIND UND NICHT SO KLAR DENKEN KÖNNEN, WIE SIE GERNE WÜRDEN

GRUNDPROGRAMM:

MACHEN SIE 2 WOCHEN ELIMINATIONSDIÄT, um unverträgliche Nahrungsmittel aufzuspüren und zu streichen, Seite 90.
SANIEREN SIE IHREN DARM, Seite 174; weitere Informationen finden Sie auf bewell.com.

STELLEN SIE IHRE MEDIKAMENTE AUF DEN PRÜF-STAND, Seite 143: Machen Statine oder andere verschreibungspflichtige Mittel Sie benommen?

MACHEN SIE SCHLAF ZUR PRIORITÄT und stellen Sie die innere Uhr neu ein, Seite 97.

BEWEGEN SIE SICH TÄGLICH, Seite 120.

MEDITIEREN SIE TÄGLICH, Seite 194.

NEHMEN SIE GEZIELT NAHRUNGSERGÄNZUNGS-MITTEL: Nehmen Sie neben Vitamin D und Fischöl (am besten Krillöl; es sollte ungefähr 1000 mg DHA enthalten) jeden Tag entzündungshemmendes Curcumin (nach Beipackzettel), ein Adaptogen wie Rosenwurz (*Rhodiola rosea*) sowie Alpha-Liponsäure (ein starkes Antioxidans, das die Funktion der Mitochondrien steigert und Konzentrationsprobleme oft beseitigt; beginnen Sie mit 300 mg am Tag).

TURBO:

MACHEN SIE SICH STARK! Krafttraining (mit Gewichten) steigert die geistige Leistung wirksamer als ein tonisierendes Training, Seite 122.

TRINKEN SIE HÄUFIG KNOCHENBRÜHE, Seite 43.

WENN SIE AKNE ODER ANDERE HAUTPROBLEME HABEN

GRUNDPROGRAMM:

MACHEN SIE 2 WOCHEN ELIMINATIONSDIÄT, um unverträgliche Nahrungsmittel aufzuspüren und zu streichen, Seite 90 (Milchprodukte, Zucker und industriell verarbeitete Produkte sind meist die Übeltäter). Meist dauert es länger als zwei Wochen, bis eine schlechte Haut besser wird. Um Fortschritte zu sehen, sollten Sie die Eliminationsdiät deshalb so lange wie möglich einhalten.

SANIEREN SIE IHREN DARM, Seite 174; weitere Informationen finden Sie auf bewell.com.

TRINKEN SIE HÄUFIG KNOCHENBRÜHE, Seite 43.

NEHMEN SIE NICHT WAHLLOS ANTIBIOTIKA, Seite 143.

SCHÜTZEN SIE DAS ÖKOSYSTEM HAUT (damit das Mikrobiom der Haut wieder ins Gleichgewicht findet),

Seite 155. Dazu gehört auch ein klarer Schnitt bei den verwendeten Hautpflegeprodukten.

TURBO:

VERDÜNNEN SIE 1 ESSLÖFFEL APFELESSIG in 1 Glas Wasser, trinken Sie diese Mischung vor jeder Mahlzeit und tragen Sie sie auf die Haut auf, um ihr Mikrobiom zu schützen.

NEHMEN SIE PROBIOTIKA, Seite 176.

NUTZEN SIE JEDEN TAG ZWEI BIS DREI TIPPS AUS DEM ENTSPANNUNGSKAPITEL, um Stress abzubauen, Seite 181.

GEHEN SIE REGELMÄSSIG IN DIE INFRAROTSAUNA, um Giftstoffe auszuschwitzen und die Poren zu reinigen, Seite 178.

GEBEN SIE KOLLAGENPULVER in Smoothies, Suppen und Eintöpfe, um die Haut zu unterstützen, Seite 67.

WENN DER ARZT SAGT, SIE HÄTTEN HOHE CHOLESTERINWERTE

GRUNDPROGRAMM:

INFORMIEREN SIE SICH ÜBER CHOLESTERIN – warum es lebensnotwendig, kein guter Marker für die Gesundheit und keineswegs das A und O bezüglich der Untersuchungsergebnisse und es nicht immer gut ist, es zu senken – auf bewell.com.

BITTEN SIE IHREN ARZT, WEITERZUSUCHEN – vor allem wenn es Herzerkrankungen oder andere Risikofaktoren in der Familie gibt. Bitten Sie ihn, weitere Entzündungsmarker zu prüfen: hochsensitive Messung des C-reaktiven Proteins (hs-CRP), Fibrinogen und Lp-PLA$_2$ (Lipoprotein-assoziierte Phospholipase A$_2$), Lipoprotein-Subfraktionierung (Messung der Teilchengröße des LDL-Cholesterins), Apolipoprotein B und Lipoprotein (a), Homocystein, Fettsäurewerte, Magnesiumgehalt in den roten Blutkörperchen und Gentests (zur Bestimmung erblicher Risikofaktoren). Sie liefern weitere Puzzlestücke und versetzen Sie und Ihren Arzt in die Lage, ein maßgeschneidertes Programm zusammenzustellen – ob mit cholesterinsenkenden Mitteln oder

ohne. Hat Ihr Arzt kein Interesse an einem Blick unter die Kühlerhaube, ist es vielleicht Zeit zum Wechseln.

ERNÄHREN SIE SICH KOHLENHYDRATARM (die vielleicht wichtigste Maßnahme), Seite 85. Im Rahmen dieser Umstellung sollten Sie Zucker ganz weglassen, Seite 26, stärkehaltiges Gemüse und Wurzelgemüse durch grünes Blattgemüse und Kreuzblütengewächse ersetzen, Seite 58, gesunde Fette verzehren, Seite 30, fettarme Fertigprodukte meiden, sich bei jeder Mahlzeit in der Zusammenstellung des Perfekten Tellers üben, Seite 23, und die Wahl der Öle prüfen, Seite 76.

BEWEGEN SIE SICH TÄGLICH, Seite 120.

MACHEN SIE SCHLAF ZUR PRIORITÄT, Seite 97.

NEHMEN SIE FOLGENDE NAHRUNGSERGÄNZUNGSMITTEL:

- Krillöl: 2–3 g/Tag
- Coenzym Q10: 200 mg/Tag
- Magnesium: 300–500 mg/Tag
- Bergamotte (das Nahrungsergänzungsmittel, nicht das ätherische Öl): 1 mg/Tag
- Niacin (Vitamin B3): Beginnen Sie mit 250 mg/Tag und erhöhen Sie die Dosis alle paar Wochen um 250 mg auf maximal 750–1000 mg/Tag. Bei Überdosierung kann es zu unerwünschter Hautrötung kommen.

TURBO:

MEDITIEREN SIE TÄGLICH, um den Cortisolspiegel zu senken und so Entzündungsprozesse zu reduzieren, Seite 194.

GEHEN SIE REGELMÄSSIG IN DIE INFRAROTSAUNA, soweit möglich, Seite 178.

DANK

DIESES BUCH WAR EINE REIZVOLLE, BEGLÜCKENDE Aufgabe und für mich als Autor das bisher intensivste Gemeinschaftsprojekt. Ich stehe tief in der Schuld des »Dorfes« von Mitmenschen, die es Wirklichkeit werden ließen.

Ohne die außergewöhnlich talentierte Amely Greeven hätte ich es nicht geschafft. Sie versteht alles, trifft immer den Nagel auf den Kopf, ist sprachlich und konzeptuell hervorragend und lässt mich viel cooler klingen, als ich wirklich bin. Sie versteht es, sie versteht es wirklich.

Das Buch soll Menschen aller Altersgruppen ansprechen, besonders Generation Y. Da ich nicht zu dieser Generation gehöre, musste ich ein Team um mich scharen, das in der aktuellen Kultur zu Hause ist. Amanda Carney ist Be-well-Gesundheits-Coach und meine rechte Hand. Sie brachte Leben, Licht und Organisation in dieses Buch. Sie ist unerschütterlich, immer freundlich und warmherzig – von ihrer Brillanz und ihrem Wissen ganz zu schweigen. Sie half beim Aufbau des Dream-Teams, das alles Wirklichkeit werden ließ – angefangen bei Panos Galanopoulos, Dave Schnapper und dem Designteam von PG&Co., die dem Buch seinen fantastischen Look verpassten. Sie fanden unseren Illustrator Giacomo Bagnara, begleiteten ihn auf Schritt und Tritt und erweckten die einzelnen Konzepte mit Mitteln der Kunst und des Designs zum Leben. Giacomos hervorragende Arbeit spricht für sich selbst. Wir hatten großes Glück, ihn im Team zu haben.

Meine langjährige Agentin Stephanie Tade hatte von Anfang an einen Riesenspaß mit diesem Buch. Sie ist unbeirrbar in ihrem Rückhalt, ihrem Rat und ihrer Freundschaft.

Mein aufrichtiger Dank gilt meiner außerordentlichen Lektorin Deb Brody, die auch dann ruhig blieb, wenn es mal turbulenter zuging (Tipp: Bücher mit Illustrationen und vielen von ihrer Ansicht überzeugten Beteiligten können eine Herausforderung sein). Ich danke dir, Deb, dass du immer für das gekämpft hast, was das Beste für das Buch war, und dich nicht verzettelt hast. Danke.

Ich danke Heidi Krupp und ihrem Team dafür, dass sie von den Botschaften in diesem Buch so begeistert waren und geholfen haben, sie überall zu verbreiten.

Nicht unerwähnt bleiben sollen die wunderbaren, loyalen Mitarbeiter des Eleven Eleven Wellness Center, ohne die ich nichts von alledem tun könnte. Sie sorgen dafür, dass die Praxis wie am Schnürchen läuft, und machen mein Leben so viel leichter.

Ich danke meiner Tochter Alison und ihrem Mann Zach, die dafür sorgen, dass ich nicht abhebe, und stets bereit sind, mir brutal ehrliches Feedback zu geben. Wirklich!

Ich danke meiner unglaublichen Frau Janice, die es seit über 40 Jahren mit mir aushält, mich unterstützt, liebt und meine stärkste Verbündete ist.

Zu guter Letzt danke ich meinen Patientinnen und Patienten, von denen ich ständig lerne und die mich unaufhörlich inspirieren, nach Möglichkeiten zu suchen, die Welt für alle schöner und gesünder zu machen.

REGISTER